Das Medizinalwesen im Königreich Westphalen
in Vorstellung und Wirklichkeit

Beiträge zur Wissenschafts- und Medizingeschichte

Marburger Schriftenreihe

Herausgegeben von Irmtraut Sahmland

Band 10

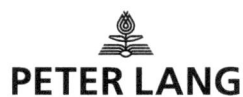

Daniel B. Weisenstein

Das Medizinalwesen im Königreich Westphalen in Vorstellung und Wirklichkeit

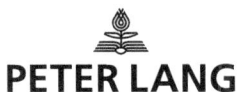

Bibliografische Information der Deutschen Nationalbibliothek
Die Deutsche Nationalbibliothek verzeichnet diese Publikation
in der Deutschen Nationalbibliografie; detaillierte bibliografische
Daten sind im Internet über http://dnb.d-nb.de abrufbar.

Zugl.: Marburg, Univ., Diss., 2019

Umschlagabbildung:
Quelle: GStA PK, V. HA Königreich Westphalen, Nr. 6780,
Gehaltsetats der Beamten der Medicinalpolizei für 1810;
Schreiben des Innenministers über die Ausgaben
im Distrikt Kassel, 1. Januar 1810.

Gedruckt auf alterungsbeständigem, säurefreiem Papier.
Druck und Bindung: CPI books GmbH, Leck

D4
ISSN 2198-0152
ISBN 978-3-631-80717-0 (Print)
E-ISBN 978-3-631-81485-7 (E-Book)
E-ISBN 978-3-631-81486-4 (E-Book)
E-ISBN 978-3-631-81487-1 (E-Book)
DOI 10.3726/b16801

© Peter Lang GmbH
Internationaler Verlag der Wissenschaften
Berlin 2020
Alle Rechte vorbehalten.

Peter Lang – Berlin · Bern · Bruxelles · New York ·
Oxford · Warszawa · Wien

Das Werk einschließlich aller seiner Teile ist urheberrechtlich
geschützt. Jede Verwertung außerhalb der engen Grenzen des
Urheberrechtsgesetzes ist ohne Zustimmung des Verlages
unzulässig und strafbar. Das gilt insbesondere für
Vervielfältigungen, Übersetzungen, Mikroverfilmungen und die
Einspeicherung und Verarbeitung in elektronischen Systemen.

Diese Publikation wurde begutachtet.

www.peterlang.com

Meiner Familie gewidmet

Danksagung

Zuallererst möchte ich Frau Prof. Dr. phil. Irmtraut Sahmland ganz herzlich für die Anregung zu dieser Arbeit, ihre hilfreiche Anleitung, ihre unvergleichlich gute und engagierte Betreuung, ihr fortwährendes Interesse und die in mich investierte Zeit sowie das in mich gesetzte Vertrauen danken.

Zudem danke ich den Mitarbeitern der Emil-von-Behring-Bibliothek Marburg für die Weiterleitung von Nachrichten, die Bearbeitungen von notwendigen Formularen und die Aufrechterhaltung der Kommunikation sowie der Organisation gemütlicher Doktorandentreffen.

Ein weiterer Dank gilt Frau Dr. Ingeborg Schnelling-Reinicke vom Geheimen Staatsarchiv Preußischer Kulturbesitz in Berlin-Dahlem für die Erstellung eines Überblicks über die dort lagernden Archivalien und die Betreuung vor Ort sowie allen Mitarbeitern der von mir besuchten Archive.

Weiterhin danke ich Herrn Prof. Dr. Axel Karenberg von der Universität Köln für rasche und zielführende Tipps bezüglich wichtiger Literaturhinweise.

Ein großer Dank gilt meiner Familie. Zuallererst meinen Eltern, die mich in Liebe aufgezogen und bisher in allen Dingen meines Lebens ohne Erwartung einer Gegenleistung unterstützt haben, meiner Mutter, die mir mit ihren regelmäßigen Anrufen Abwechslung verschaffte und mir dadurch nicht nur ein Stück Heimat durch das Telefon verschickte, sondern auch die nötige Mutterliebe als seelische Unterstützung zur Bewältigung dieser Arbeit schenkte, und meinem Vater – mein größter Kritiker, mein treuester Fan, mein bester Freund. Weiterhin danke ich meiner Schwester für gelegentliche Ratschläge bei Computerproblemen.

Zuletzt möchte ich mich bei meinen Kindern bedanken, die mir jeden Tag vor Augen führen, was wirklich wichtig ist. Meiner Frau danke ich für ihre unerschütterliche Gelassenheit und Liebe, die mir zu jeder Zeit dieser Arbeit einen starken und verlässlichen Rückhalt gaben und mir stets bestätigten, warum wir seit 17 Jahren unzertrennlich sind.

Inhaltsverzeichnis

Einleitung 13

I Errichtung, Aufrechterhaltung und Niedergang eines Modellstaates 19
    I.1   Verwaltung 20
    I.2   Innere Verhältnisse 26

II Einführung in das Medizinalwesen 33
    II.1   Die medizinische Polizei 33
    II.2   Einblicke in das französische Gesundheitswesen nach der Französischen Revolution 40
    II.3   Die französische Medizin unter Napoleon Bonaparte 42
          II.3.1 Zwei-Klassen-Medizin 44
          II.3.2 Die Pariser Hôpitaux 50
          II.3.3 Medizin im Krieg 53
          II.3.4 Bilanz des französischen Gesundheitswesens unter Napoleon 64

III Chancen für eine Medizinalreform im Modellstaat Westphalen? Ausgangslage, Vorstellungen und Ziele 67
    III.1 Anfrage des Dr. Gebhardi zu Witzenhausen 73
    III.2 Vorstellungen des Chirurgen Garnier 75
    III.3 Der Wunsch eines anonymen Autors auf Beibehaltung der Medizinalkollegien 78
    III.4 Vorstellungen des J. F. Niemann, Präsident des Medizinalkollegiums Halberstadt 80
    III.5 Reflexionen des Dr. Ficker zu Paderborn 88
    III.6 Standpunkte des Medizinalkollegiums zu Magdeburg ... 93
    III.7 Vorstellungen des Medizinalkollegiums zu Kassel 95

IV	Gesundheitswesen in der Praxis: Strukturelle Anpassungsschwierigkeiten	103
IV.1	Physikatsdurchtrennungen und Besoldungskomplikationen	103
IV.2	Die Sorgen der Medizinalkollegien	122

V	Fortschrittliche Elemente in der Medizinalpolitik der Westphalenzeit	133
V.1	Die Pocken und die Anfänge ihrer Prävention mittels Vakzination	133
V.2	Die Beförderung der Vakzination im Königreich Westphalen	144
V.3	Von den Hospitälern	167

VI	Fazit: Die vereitelte Reform im Gesundheitswesen der Westphalenzeit	183

VII	Anhang	191
VII.1	Politische Ereignisse im Vorfeld der Gründung des Königreichs Westphalen	191
VII.2	Einblicke in das französische Gesundheitssystem vor der Französischen Revolution	198
VII.3	Zusammenfassung des Schreibens des Dr. Gebhardi im Februar 1808	202
VII.4	Zusammenfassung des Schreibens des Chirurgen Garnier im April 1808	203
VII.5	Zusammenfassung des Schreibens des J. F. Niemann vom 23.03.1809	203
VII.6	Zusammenfassung des Schreibens des Präfekten des Elbe-Departements vom 04.07.1809 mit den Ausarbeitungen des Dr. Weinschenck	207
VII.7	Die Komitees zur Verbreitung der Kuhpockenimpfung im Elbe- Departement	213

VII.8   Aufruf zur Impfung durch den Kuhpockenausschuss zu
        Paderborn 214

VII.9   Die vom Centralausschuss zur Beförderung der
        Kuhpockenimpfung im Fulda-Departement
        vorgeschlagenen Schemata der Register und Formulare
        zur Pockenimpfung 216

VII.10 Vergleich der Zahl geborener und geimpfter Kinder im
        Königreich Westphalen im Jahr 1809 218

Abbildungsverzeichnis 221

Tabellenverzeichnis 223

Literaturverzeichnis 225

   Archivalien 225

   Primär- und Sekundärliteratur 226

   Internetquellen 243

Personen-, Orts- und Sachregister 245

Einleitung

Wenn ein Arzt eine Lebertransplantation durchführen möchte, so muss er wissen, wo die Leber im humanen Körper zu finden ist, wie sie aussieht, mit welchen Strukturen sie in Verbindung steht und was für eine Funktion sie im menschlichen Organismus einnimmt. Ohne dieses Wissen liefe er Gefahr, dem Patienten eine Niere oder die Milz auszutauschen. Nicht anders kann es mit dem Königreich Westphalen sein. In einem Bericht über das Medizinalwesen im Königreich Westphalen muss an erster Stelle dessen geographische Lage und Geschichte geklärt werden. Wie falsch wäre doch die Annahme, die Arbeit würde sich ausschließlich auf den östlichen Teil des gegenwärtigen Bundeslandes Nordrhein-Westfalen beziehen. Der Name Westfalen wird als Stammesbezeichnung erstmals in den Metzer Annalen im Jahre 775 erwähnt, wo die „Westfali" als dritter Teil des Sachsenvolkes (tertia pars Saxonum) genannt wurden.[1] Am Ende des 12. Jahrhunderts wurde Westfalen als Raum zwischen Weser als Ostgrenze, Rhein bzw. Ruhr bzw. Wupper als Westgrenze, dem hessischen Mittelgebirge als südliche Begrenzung und dem Land der Friesen als nördliche Grenzmarke beschrieben.[2] Es ist ein Faktum, dass der Großteil des Staatsgebietes des in der vorliegenden Arbeit behandelten Königreichs Westphalen, welches zugleich die erste konstitutionelle Monarchie auf deutschem Boden darstellt[3], östlich der Weser lag und in seiner Ausdehnung Gebietsteile von sieben heutigen Bundesländern einbezog.[4] Neben u. a. hessischen, sächsischen, hannoverschen und braunschweigschen Gebieten setzte sich das Königreich Westphalen zur Hälfte aus ehemals preußischen Landesteilen zusammen.[5]

Das Ende dieses Staatsgebildes, welches im Zuge der im Anschluss an die Französische Revolution erfolgten kriegerischen Auseinandersetzungen 1807

---

1 Vgl. ENGEL, G.: Politische Geschichte Westfalens, Köln 1968, S. 33.
2 Vgl. AUBIN, H.: Geschichtliche Grundzüge des Raumes Westfalen, Dortmund 1966, S. 16.
3 Vgl. SEVERIN-BARBOUTI, B.: Gesellschaft im Umbruch. Wirtschafts- und Sozialreformen im Königreich Westphalen, in: HEDWIG, A.; MALETTKE, K.; MURK, K. (Hrsg.): Napoleon und das Königreich Westphalen. Herrschaftssystem und Modellstaatpolitik, Marburg 2008, S. 141 f.
4 Vgl. HASSEL, G.: Das Königreich Westphalen vor seiner Organisazion, Braunschweig 1807, S. 4 ff.
5 Zu der Entstehung und genauen Zusammensetzung des Königreichs Westphalen sowie der neuen Verwaltungsgliederung siehe Kapitel I der vorliegenden Arbeit.

konstruiert worden war, jährte sich 2013 zum 200. Male. Napoleon hatte dieses neue politische Gebilde als Modellstaat konzipiert. Tatsächlich beinhaltete die Verfassung Westphalens nach dem Vorbild Frankreichs u. a. die Freiheit der Person, die Gleichheit vor dem Gesetz und die Religionsfreiheit.[6] Die Abschaffung der Binnenzölle und ein an Frankreich angelehntes Maß-, Münz- und Gewichtssystem sollten einen geschlossenen Wirtschaftsraum entstehen lassen.[7] Napoleon Bonaparte, der seinen jüngsten Bruder Jérôme in der Hauptstadt Kassel als König einsetzte, wollte liberale Reformen einführen, um den Bürgern Westphalens die Vorzüge seiner Herrschaft gegenüber jener der ehemaligen Landesherren vor Augen zu führen.[8] So war in der Konzeption und der Ausführung, etwa in der Verwaltungsreform, durchaus ein Modernisierungsschub zu verzeichnen. Die Errungenschaften des Modellstaates gingen jedoch Hand in Hand mit den Aufgaben des Satellitenstaats Westphalen. Die Staatsverschuldung durch die zu zahlenden Kriegskontributionen, die Ausgaben für Verpflegung und Ausrüstung der Soldaten sowie die durch Napoleons Domänenpolitik verminderten Steuereinkünfte konnte auch durch Zwangsanleihen nicht mehr behoben werden.[9] Die erhöhten Steuerabgaben und das „Verbluten" westphälischer Soldaten in Napoleons Feldzügen verstärkten die Antipathie der Bevölkerung gegenüber der Fremdherrschaft. Schon vor dem politischen Zusammenbruch war das Königreich Westphalen demnach finanziell und ideologisch am Ende. Der im November 1813 nach Kassel zurückgekehrte Kurfürst Wilhelm I. stellte in seinem ehemaligen Land die alten Zustände, also jene vor Errichtung des Königreichs Westphalen, wieder her.[10]

Die historische Forschung hat sich intensiv mit verschiedenen Bereichen der westphälischen Politik, Wirtschaft, Kultur und Gesellschaft beschäftigt. Das

---

6 Vgl. KNÖPPEL, V.: Verfassung und Rechtswesen, in: BURMEISTER, H. (Hrsg.): König Jérôme und der Reformstaat Westphalen, Hofgeismar 2006, S. 21–37, S. 32.
7 Vgl. BERDING, H.: Aufklären durch Geschichte: ausgewählte Aufsätze, Göttingen 1990, S. 223.
8 Vgl. HEDWIG, A.: Das Königreich Westphalen unter Jérôme Bonaparte, in: HEDWIG, A.; MALETTKE, K.; MURK, K. (Hrsg.): Napoleon und das Königreich Westphalen, 2008, S. 9–17, S. 11.
9 RHODIUS, B.; BÖHM, W.: Das Geld im Königreich Westphalen. Eine Betrachtung über die Geldverhältnisse in napoleonischer Zeit, in: BURMEISTER, H. (Hrsg.): König Jérôme und der Reformstaat Westphalen, 2006, S. 289–338, S. 321.
10 ERDEL, E.: Der westphälische Domänenstreit, in: BURMEISTER, H. (Hrsg.): König Jérôme und der Reformstaat Westphalen, 2006, S. 379–390, S. 381.

Medizinalwesen im Königreich Westphalen ist allerdings bislang nur sehr vereinzelt thematisiert worden.[11] Hierzu sollte diese Arbeit einen Beitrag leisten. Zuerst gilt es, die Ausgangssituation in diesem künstlichen Staatsgebilde zu erfassen und zu charakterisieren. Hierbei geht es um die Strukturen des Gesundheitswesens in den einzelnen Territorien und die Frage ihrer Vergleichbarkeit. Die Veränderung der politischen Landkarte führte auch im Königreich Westphalen zu Anpassungen und Vereinheitlichungen im Inneren. Stellte Frankreich den Bezugspunkt für weite Teile des Staatsaufbaus und des öffentlichen Lebens dar, so gilt es, auch im Bezug auf das Gesundheitswesen nach den französischen Strukturen zu fragen, die möglicherweise als Vorbild für eine Reform in Westphalen dienen konnten. Auf der Basis dieser Vorarbeiten soll sich die Studie dann den Entwicklungen in Westphalen selbst widmen. Es wird zu klären sein, welche Dringlichkeit einer Medizinalreform beigemessen wurde, welche Intentionen im Bereich des Gesundheitswesens verfolgt wurden, und in welchem Maße Modernisierungen tatsächlich stattgefunden haben. Auch hier werden Differenzen zwischen Anspruch und Wirklichkeit auszumitteln sein. Kurz gesagt: Es stellt sich die Frage, inwieweit es bei den neuen politischen und soziokulturellen Gegebenheiten modernisierende Änderungen im Königreich Westphalen gegeben hat. Ein weiteres Ziel der Studie ist es, für die aktive Gestaltung in einigen Bereichen, die Verzögerung und Verschleppung von Reformen in anderen Bereichen Erklärungen zu finden.

Um die geschichtliche Einordnung zu gewährleisten, befindet sich im Anhang der vorliegenden Arbeit als Ergänzung ein überschaubarer Abriss der napoleonischen Geschichte in vorwestphälischer Zeit, welcher die wichtigsten historischen Ereignisse auf dem Weg zur Errichtung des Königreichs Westphalen aufzeigen soll.[12]

Am Beginn steht die Darstellung der Verwaltungsstrukturen und inneren Verhältnisse im Königreich Westphalen, damit das Medizinalwesen im Kontext der staatlichen und gesellschaftlichen Verhältnisse bewertet werden kann. Außerdem dient die Ausarbeitung dem Überblick über die in den Akten zum Medizinalwesen korrespondierenden Verwaltungsebenen und Personen. Die Ausführungen sollen ebenfalls die Hegemonialabsichten des französischen Imperators Napoleon beleuchten und den Stellenwert des westphälischen

---

11 SAHMLAND, I.: Kontinuitäten und Diskontinuitäten. Das Medizinalwesen im Königreich Westphalen, in: FLEMMING, J.; KRAUSE-VILMAR, D. (Hrsg.): Fremdherrschaft und Freiheit, Kassel 2009, S. 151–173.
12 Siehe Anhang 1.

Königreichs in seinen Eroberungsplänen unterstreichen. Erst, wenn die politischen bzw. wirtschaftlichen Voraussetzungen klargestellt sind, unter welchen eine Organisation des Medizinalwesens im Königreich Westphalen stattfinden konnte, können gewisse gesundheitspolitische Aspekte, Entscheidungen und Ausführungen besser verstanden und im gegebenen Zusammenhang bewertet werden. Dies ist der Grund, weshalb erst darauf folgend die eigentliche medizinhistorische[13] Thematik dieser Arbeit aufgegriffen wird. Hierfür erfolgt zuerst eine Einführung, welche u. a. den Begriff der „Medizinalpolizei" im historischen Zusammenhang erläutern und Einblicke in das französische Gesundheitswesen unter Napoleon geben soll. Dann richtet sich der Blick in besonderem Maße auf das Medizinalwesen im Königreich Westphalen. Hier soll geklärt werden, welche Bestrebungen es bezüglich des Gesundheitswesens von Seiten des Staates und des medizinischen Standes gab, ob sogar eine Medizinalordnung implementiert wurde und inwiefern modernisierende Elemente im Gesundheitswesen Einzug hielten. Es soll dabei auch ein Einblick in den medizinischen Alltag erfolgen, um abzugleichen, ob bzw. wie die Intentionen der Akteure auch real umgesetzt wurden, welche Probleme es gab und in welcher Intensität diese gelöst wurden. Den Abschluss der Arbeit bildet eine zusammenfassende Bewertung des westphälischen Medizinalwesens.

Für diese Arbeit wurden Archivalien aus dem Hessischen Staatsarchiv Marburg exploriert. Dieses ist heute das zuständige Regionalarchiv für Kassel und verwahrt demnach Akten der ehemaligen Hauptstadt sowie der Departements Fulda und Werra, die sich hauptsächlich über das Gebiet des einstigen Kurfürstentums Hessen-Kassel erstreckten. Zudem stützen sich die folgenden Ausführungen zum großen Teil auf Archivgut, das im Geheimen Staatsarchiv Preußischer Kulturbesitz (GStA PK) in Berlin-Dahlem lagert. Dort befinden sich die departementübergreifenden Akten der obersten Landesbehörden Westphalens und die der mittleren- und unteren Behörden der östlichen Departements des Königreichs, namentlich Elbe, Saale, Harz und Oker. Weiterhin gehen die Ausführungen auch in geringem Maße auf Erkenntnisse zurück, die aus Material des Staatsarchivs Bückeburg (STABU) gewonnen wurden. Dokumente unterer regionaler Behörden des Aller-, Weser- und Leinedepartements werden im Rahmen dieser Arbeit nicht berücksichtigt.

---

13 Die Geschichte der Medizin ist stets mit den jeweils historischen Zuständen verknüpft, welche die politischen, kulturellen und wirtschaftlichen Verhältnisse mit einbeziehen.

Schließlich wurden zahlreiche deutsch-, englisch- und französischsprachige Schriften ausgewertet, welche weitere Perspektiven ermöglichten, Zusammenhänge aufdeckten und diese einordnen halfen.

Da das Kurfürstentum Hessen ebenfalls Teil des Königreichs Westphalen war, fügt sich diese Dissertation auch in die regionale Medizingeschichte in Hessen ein.

I Errichtung, Aufrechterhaltung und Niedergang eines Modellstaates

Die Geburtsstunde des Königreichs Westphalen lag in der Unterzeichnung der Friedensverträge von Tilsit, die am 7. und 9. Juli 1807 zwischen Zar Alexander I. bzw. König Friedrich Wilhelm III. und Napoleon Bonaparte geschlossen wurden.[14] Napoleons jüngster Bruder Jérôme wurde als Souverän des neuen Staates von den Vertragspartnern anerkannt. Der schon am 1. November 1806 aus Kassel geflohene Kurfürst Wilhelm I. wollte weder den neuen Musterstaat noch den Verlust seines Landes tolerieren, wobei ihm letztendlich nichts anderes geblieben war als die Flucht auf dänisches Gebiet.[15] Er bezeichnete später den neuen Herrscher in seinem Tagebuch abwertend als *„Kartenkönig von Westfalen"*.[16] Die Konstitution des Königreichs Westphalen wurde am 15. November 1807 in Fontainebleau festgelegt und am 7. Dezember in Kassel in Kraft gesetzt. In einem Begleitschreiben zur Verfassung sprach Napoleon von einer für deutsche Völker ungeahnten Freiheit durch eine liberale Regierungsform. An seinen Bruder Jérôme schrieb er weiterhin:

> *„Diese Art zu regieren wird eine mächtigere Schranke gegen Preußen sein als die Elbe, als alle Festungen und der Schutz Frankreichs. Welches Volk wollte denn unter die preußische Willkürherrschaft zurückkehren, wenn es einmal die Wohltaten einer liberalen Regierung gekostet hat?"*[17]

---

14 Vgl. ROB, K.: Regierungsakten des Königreichs Westphalen 1807–1813, Quellen zu den Reformen in den Rheinbundstaaten, Hrsg.: Historische Kommission bei der Bayerischen Akademie der Wissenschaften, Band 2, München 1992, S. 1.
15 Vgl. HARTMANN, S.: Zu den inneren Verhältnissen im Königreich Westphalen. Betrachtungen und Analysen, in: BURMEISTER, H. (Hrsg.): König Jérôme und der Reformstaat Westphalen, 2006, S. 161.
16 MALETTKE, K.: Das Empire, das Königreich Westphalen und das Staatensystem, in: HEDWIG, A.; MALETTKE, K.; MURK, K. (Hrsg.): Napoleon und das Königreich Westphalen. Herrschaftssystem und Modellstaatpolitik, 2008, S. 74.
17 Begleitschreiben zur Verfassung, welche Napoleon am 15.11.1807 seinem Bruder Jérôme zukommen ließ, zitiert nach HEDWIG, A.: Das Königreich Westphalen unter Jérôme Bonaparte (1807–1813) – Ein Modellstaat in der Außen- und Innenwirkung, in: ebd., S. 11.

Welchen Wert eine solche Machtpolitik für Napoleon hatte, zeigt sich auch in der Ernennung der Verwaltungsbeauftragten für das Königreich Westphalen.

I.1 Verwaltung

Für die Regierung berief Napoleon ihm treu ergebene, qualifizierte Kräfte nach Kassel, die sich auch schon in Frankreich verdient gemacht hatten.[18] Später werteten Experten diesen Schachzug Napoleons als Ausdruck seines mangelnden Vertrauens in die Führungsfähigkeiten Jérômes.[19] Demnach besetzten fähige Köpfe die im 5. Titel der Konstitution festgesetzten vier Ministerien: Joseph-Jérôme Siméon, Miturheber des Code Civil und Mitglied des französischen Staatsrats, übernahm das Ministerium für Justiz und innere Angelegenheiten, Divisions-General Joseph Lagrange wurde Minister für das Kriegswesen. Das Ministerium für Finanzen, Handel und den öffentlichen Schatz wurde auf zwei Personen übertragen. Jacques-Claude Beugnot, Mitglied des französischen Staatsrats, übernahm Finanzen und Handel, Jean-Baptiste Jollivet, ebenfalls Mitglied des französischen Staatsrates, wurde der Staatsschatz übertragen.[20] Beugnot agierte ab 1808 im westlichen Großherzogtum Berg, wodurch Hans von Bülow Beugnots ehemaliger Aufgabenbereich anvertraut wurde.[21] Das Amt des Staatssekretärs im Ministerrang nahm Johannes von Müller wahr, dessen Zuständigkeit für auswärtige Angelegenheiten durch ein Dekret im Oktober 1808 präzisiert wurde. Aus ressortökonomischen Gründen erfolgte ab dem 1. Januar 1809 die Aufteilung des Ministeriums für Justiz und Inneres in zwei eigenständige Behörden. Der bisherige Präsident der Staatsratssektion Inneres und Justiz, Gustav Anton von Wolffradt, wurde mit den inneren Angelegenheiten betraut. Siméon behielt das Amt des Justizministers.[22] Diese

---

18 Vgl. BERDING, H.: Das Königreich Westphalen als napoleonischer Modellstaat, in: ebd., S. 105.

19 WIEDEN, P.: Jérôme Bonaparte. Im Schatten des Titanen, in: BURMEISTER, H. (Hrsg.): König Jérôme und der Reformstaat Westphalen, 2006, S. 57; vgl. auch AMELUNXEN, C.: König und Senator. Jérôme und Lucien – Zwei Brüder Napoleons, Hamburg 1980, S. 28.

20 Vgl. KÖNIGREICH WESTPHALEN: Bulletin des Lois du Royaume de Westphalie, Band 1, Cassel 1808, S. 35 ff.

21 Im Jahr 1811 war von den ursprünglichen Ministern lediglich Siméon im Amt tätig, als Justizminister; vgl. dazu KÖNIGREICH WESTPHALEN: Hof- und Staats- Handbuch des Königreichs Westphalen, Hannover 1811, S. 43.

22 Vgl. ROB, K.: Regierungsakten des Königreichs Westphalen 1807–1813, 1992, S. 9.

Anmerkung ist erwähnenswert, da das Medizinalwesen dem Ministerium des Innern unterlag und ein erheblicher Teil der Korrespondenz, die in den Archiven zum Medizinalwesen im Königreich Westphalen ausfindig gemacht werden konnte, zwischen diesen Regierungsvertretern, erst Siméon und später von Wolffradt, und den noch zu nennenden Vertretern der Verwaltungseinheiten (Präfekten etc.) stattgefunden hat.[23]

Die Verfassung verfügte über 13 Titel, in denen die staatlichen Grundlagen des neuen Königreichs dargelegt wurden. Der erste Titel beispielsweise benannte das Staatsgebiet des Königreichs, welches sich

„aus den Braunschweig-Wolfenbüttelschen Staaten, aus dem auf dem linken Ufer der Elbe gelegenen Theile der Altmark, aus dem auf dem linken Elbufer gelegenen Theile der Provinz Magdeburg, aus dem Gebiete von Halle, aus dem Hildesheimischen und der Stadt Goslar, aus dem Lande Halberstadt, aus dem Hohensteinischen, aus dem Gebiete von Quedlinburg, aus der Grafschaft Mansfeld, aus dem Eichsfelde, nebst Treffurt, Mühlhausen, Nordhausen, aus der Grafschaft Stollberg-Wernigerode, aus den Staaten von Hessen-Cassel, nebst Rinteln und Schaumburg, jedoch mit Ausnahme des Gebietes von Hanau und Catzenellenbogen am Rheine, aus dem Gebiete von Corvey, Göttingen und Grubenhagen, nebst den Zubehörungen von Hohenstein und Elbingerode, aus dem Bisthume Osnabrück, aus dem Bisthume Paderborn, Minden und Ravensberg, aus der Grafschaft Rietberg-Kaunitz"[24]

zusammenfügte. Die Titel 8, 9 und 10 widmeten sich der Verwaltungsgliederung des neuen Staates. Das Königreich war nach französischem Vorbild in Departements eingeteilt, welche sich in Distrikte, Kantone und Munizipalitäten aufgliederten. Die Verwaltung der Departements oblag den Präfekten, die der Distrikte den Unterpräfekten. Canton-Maires wurden zur Führung der Kantone bestellt, Maires verwalteten die Munizipalitäten. In den Departements wurden Departements-Kollegien gebildet, deren Mitglieder vom König ernannt wurden. Diese Instanzen empfahlen dem König Kandidaten für die Positionen der Departements-, Distrikt- und Munizipalräte. Neben dem Präfekten wurden auch ein Präfekturrat und ein Generaldepartementsrat im Departement eingerichtet. Die tatsächliche Departement-Einteilung wurde binnen drei Wochen nach Gültigkeitseintritt der Verfassung vorgenommen.[25] Dies veranschaulicht durchaus die

---

23 Vgl. ERSCH, J. S.: Handbuch über das Königreich Westphalen, Halle 1808, S. 117.
24 KÖNIGREICH WESTPHALEN: Bulletin des Lois, Band 1, Cassel 1808, S. 5.
25 Vgl. KNÖPPEL, V.: Verfassung und Rechtswesen im Königreich Westphalen, in: BURMEISTER, H. (Hrsg.): König Jérôme und der Reformstaat Westphalen, Hofgeismar 2006, S. 28.

Radikalität, mit der sich die staatliche Neuordnung vollzog. Sie war zwar infolge des territorialen Zuschnitts und der Verschiedenheit der Landesteile sinnvoll, ihre Umsetzung wirkte jedoch zu schnell und aufgezwungen, denn streng dem französischen Muster nachempfunden, wurde die innere Anordnung des Modellstaates ohne wirkliche Rücksichtnahme auf die geschichtlich gewachsenen Gegebenheiten und die Heterogenität der Staatsgebiete eingerichtet. Die Departements erhielten 1808 ihre Namen nach den Hauptflüssen oder Gebirgen des Landes. Die territoriale Zusammensetzung des Königreichs änderte sich einige Male im Laufe seines Bestehens. 1807 nahm das Königreich Westphalen eine Fläche von 654,5 Quadratmeilen ein, 1813 hatte es eine Ausdehnung von 829,3 Quadratmeilen.[26]

Tab. 1 fasst die Departements, Hauptorte und Distrikte des Königreichs zusammen. Die Hauptorte sind gleichzeitig auch Namensgeber ihrer Distrikte.

Die im Königreich eingeführte französische Präfekturverwaltung vereinheitlichte und zentralisierte den Behördenaufbau. Sie führte zu einer strikten Gehorsamspflicht gegenüber den Vorgesetzten.[27] Dies zeigt sich auch in den Briefwechseln zum Medizinalwesen, worauf im entsprechenden Teil dieser Arbeit nochmals eingegangen wird. Die durch die Departementskollegien ernannten Mitglieder der Reichsstände, welche über die vom Staatsrat gemachten Gesetzesentwürfe in geheimer Abstimmung beratschlagen sollten, wurden tatsächlich lediglich zweimal von Jérôme einberufen, das letzte Mal im März 1810.[28] Da die Präfekten die Oberhäupter der Departements

---

26 Vgl. HASSEL, G.: Das Königreich Westphalen vor seiner Organisazion, Braunschweig 1807, S. 7; vgl. auch HASSEL, G.: Statistisches Repertorium über das Königreich Westphalen, Braunschweig 1813, S. 2.

27 Die Unterwürfigkeit der jeweils niederen Verwaltungsebene lässt sich beispielsweise an einem devoten Kurialstil erkennen, vgl. KEIM, H.: Savoir vivre – Französische Einflüsse in westphälischer Zeit, in: BURMEISTER, H. (Hrsg.): König Jérôme und der Reformstaat Westphalen, Hofgeismar 2006, S. 137.

28 Art. 29–33 der Konstitution des Königreichs Westphalen: Die Mitglieder der Reichsstände bekamen kein Gehalt, arbeiteten sozusagen ehrenamtlich. Allein dadurch schien sichergestellt, dass nur wohlhabende Persönlichkeiten der Versammlung angehörten. Von den 100 Mitgliedern sollten 70 aus der Klasse der Grundeigentümer, 15 aus dem Bereich der Fabrikanten und Kaufleute sowie 15 aus der Sparte der Gelehrten und sonstigen Bürger stammen; vgl. dazu HATTENHAUER, C.: Das Königreich Westphalen (1807–1813), in: GROSSFELD, B. (Hrsg.): Westfälische Jurisprudenz. Beiträge zur deutschen und europäischen Rechtskultur, Münster 2000, S. 67–95, hier S. 76.

Departement	Zeitraum	Einwohner (Jahr)	Hauptort (auch Distrikt), Distrikt	Anzahl der Kantone/ Gemeinden (Anfang 1808)
Aller	1810–1813	239.807 (1812)	Hannover, Celle, (Uelzen ab 1811), Nienburg (nur 1810)	
Elbe	1807–1813	294.505 (1811)	Magdeburg, Neuhaldensleben, (Salzwedel bis Ende August 1810 und ab 1. Januar 1811, siehe Departement der Niederelbe), Stendal	54/463
Fulda	1807–1813	317.554 (1811)	Cassel, Hoexter, Paderborn, (Bielefeld ab 1811)	55/301
Harz	1807–1813	202.615 (1811)	Heiligenstadt, Duderstadt, Nordhausen, Osterode	37/285
Leine	1807–1813	238.142 (1811)	Göttingen, Eimbeck, (Rinteln ab 1811)	33/302
Nord	1810	214.180 (1810)	Stade, Bremervörde, Verden	
Niederelbe	1810	218.615 (1810)	Lüneburg, Harburg, (Salzwedel siehe Departement der Elbe)	
Oker	1807–1813	273.103 (1811)	Braunschweig, Helmstedt, Hildesheim, Goslar	56/464
Saale	1807–1813	238.160 (1811)	Halberstadt, Blankenburg, Halle	45/284
Werra	1807–1813	261.290 (1811)	Marburg, Eschwege, Hersfeld	54/532
Weser	1807–1811	334.965 (1807)	Osnabrück, Minden, Bielefeld, (Rinteln bis 1810)	60/677

Tab. 1: Übersicht über die Departements des Königreichs Westphalen

Eigene Darstellung nach HASSEL, G.: Statistisches Repertorium über das Königreich Westphalen, 1813, S. 4–27; vgl. auch KNÖPPEL, V.: Verfassung und Rechtswesen im Königreich Westphalen, in: BURMEISTER, H. (Hrsg.): König Jérôme und der Reformstaat Westphalen, 2006, S. 28; ERSCH, J. S.: Handbuch über das Königreich Westphalen, 1808, 125 f.

darstellten, wurden sie in der Verwaltungsordnung vom 11. Januar 1808 mit entsprechenden Aufgaben betraut. Sie erhielten die Aufsicht über das Erziehungswesen und die Wohltätigkeitsstiftungen, waren verantwortlich für die Erhaltung der Wälder, Gewässer und Straßen, des öffentlichen Eigentums sowie der Gesundheits- und Sicherheitsanstalten. Zudem kam ihnen die Leitung des Straßenbaus und der Kanäle zu. Sie waren zuständig für die Erbauung und Ausbesserung der Kirchen und Pfarrhäuser sowie für die Bekämpfung des Vagabunden- und Bettelwesens. Ihnen oblagen u.a. die Überwachung der Steuerregisterfertigung und die Anerkennung von Steuererlässen. Letztendlich führten die Präfekten nicht nur die Aufsicht über Inspektion und Verbesserung der Verwaltung der Gefängnisse und Zuchthäuser, sondern auch der Hospitäler, Kranken- und Arbeitshäuser, was bezüglich des Themas dieser Arbeit bedeutsam ist.

Die Vertretung des Präfekten übernahm der Generalsekretär, der als Archiv-Vorsteher und Leiter des Verwaltungsbüros fungierte. Bei Streitfragen der Verwaltung entschied der Präfekturrat u. a. über Einsprüche von privater Seite gegen Schädigungen durch öffentliche Arbeiten oder Nachlass des Steueranteils der direkten Steuer bei Gesuchen von Privatpersonen. Der Generaldepartementsrat verteilte u.a. die direkten Steuern unter die Distrikte des Departements und sollte sich zu den Bedürfnissen und der Lage des Departements äußern. Er durfte jedoch unter keinen Umständen Verwaltungsakte durchführen. Diese standen allein dem Präfekten zu.

Auf der Ebene der Distrikte hatten die Unterpräfekten vor allem die Stellung eines Bindegliedes zwischen der Departementverwaltung und den Munizipalitäten inne. Ohne Genehmigung des Präfekten durften sie keine Instruktionen zur Gesetzesvollziehung vornehmen, es sei denn, es wurde ihnen gesetzlich gestattet. Laut Art. 24 der Verwaltungsordnung vom 11. Januar 1808 sollten jene Distrikte, in denen die Hauptorte liegen, über keine Unterpräfekten verfügen. Somit nahm der Präfekt indirekt auch die Stellung des Unterpräfekten seines Distrikts ein.

Den Maires auf der untersten Verwaltungsebene wurden u. a. die Aufgaben zugetragen, die Leitung der öffentlichen Arbeiten auf dem Gemeindegebiet zu übernehmen, die öffentlichen Anstalten und gemeinheitlichen Besitzungen und Einkünfte der Städte und Dörfer zu verwalten und für die Sicherheit, Sauberkeit, Ruhe und Gesundheit in den Straßen und an öffentlichen Orten Sorge zu tragen. Die Maires bekamen, je nach Größe der Stadt, Adjunkte zur Seite gestellt, die sie im Falle einer Krankheit oder Abwesenheit vertraten. Der Präfekt musste wie auch der Adjunkt vom König ernannt werden.[29] Lediglich die Sekretäre der Maires, deren Communen nicht mehr als 4000 Einwohner zählten, durften von den Maires selbst ernannt werden. Mit einem Dekret vom 3. September 1809 konnten die Mairie-Secrétaires dieser Communen nur noch nach Vorschlag der Maires und Prüfung der Unterpräfekten von den Präfekten des Departements ernannt werden.[30] Einen nicht zu unterschätzenden Einfluss, obwohl verfassungsrechtlich im Verwaltungsaufbau nicht vorgesehen, hatte auch die Hohe Polizei (Haute Police), die nach französischem Muster zur Observation der Gefängnisse und öffentlichen Gebäude sowie zur Anzeige von Vergehen gegen den Staat und Spionage bestellt wurde. Sie handelte somit teilweise im Kompetenzbereich der Präfekten, welche zu einer Kooperation mit dieser „Geheimpolizei" verpflichtet wurden.[31]

Einen Überblick über die Verwaltungseinheiten (unités administratives) einschließlich der jeweiligen politischen Führungspositionen gibt **Abb. 1**. Da in den Akten zum Medizinalwesen des Königreichs sehr häufig auch die französischen Bezeichnungen auftreten, erscheinen sie ebenfalls in der Übersicht. Sie soll zudem verdeutlichen, zwischen welchen Verwaltungsebenen korrespondiert wurde. Schrieb beispielsweise der Secrétaire général des Departements Fulda an Herrn Siméon, dann ist es offensichtlich, dass sich der Vertreter des Präfekten des Departements Fulda an den Innenminister des Königreichs Westphalen wendete, der für das Medizinalwesen im Modellstaat zuständig war.

---

29 Vgl. Rob, K.: Regierungsakten des Königreichs Westphalen 1807–1813, 1992, S. 58–77; vgl. auch Knöppel, V.: Verfassung und Rechtswesen im Königreich Westphalen, in: Burmeister, H. (Hrsg.): König Jérôme und der Reformstaat Westphalen, Hofgeismar 2006, S. 29 f.
30 Vgl. Königreich Westphalen: Bulletin des Lois du Royaume de Westphalie. Dritter Theil, Cassel 1809, S. 313 ff.
31 Vgl. Knöppel, V.: Verfassung und Rechtswesen im Königreich Westphalen, in: Burmeister, H. (Hrsg.): König Jérôme und der Reformstaat Westphalen, 2006, S. 21–37, hier S. 30.

Departement (Département) **Präfekt (Préfet)** **Generalsekretär (Secrétaire général), Präfekturrat (Conseil de préfecture)** **General-Departementsrat (Conseil général de département)**
Distrikt (District) Unterpräfekt (Sous-Préfet) Sekretär der Unterpräktur (Secrétaire de sous-préfecture), Distriktsrat (Conseil de district)
Munizipalität (Municipalité) Bürgermeister (Maire) Adjunkt (Adjoint) Sekretär der Munizipalität (Secrétaire de municipalité), Munizipalrat (Conseil municipal)

Abb. 1: Verwaltungseinheiten im Königreich Westphalen
Eigene Darstellung nach Rob, K.: Regierungsakten des Königreichs Westphalen 1807–1813, 1992, S. 58–77.

I.2 Innere Verhältnisse

Neben der Neugestaltung des Verwaltungsapparates griff die Verfassung auch in die Sozialstruktur ein. Der revolutionäre Code Napoléon, welcher in Frankreich schon seit 1804 bestand, galt ab dem 1. Januar 1808 auch als das bürgerliche Gesetzbuch des Königreichs Westphalen. Die Gleichheit vor dem Gesetz, die Rechtseinheit, die Rechtsgleichheit, die Freiheit des Gewissens und der Person, die Freiheit des Eigentums, die Gewerbefreiheit, die Abschaffung der Leibeigenschaft, die Einschränkung der Adelsprivilegien sowie die Religionsfreiheit und die damit verbundene Judenemanzipation sind in diesem Zusammenhang zu nennen. Durch den Code Napoléon sollte die Transformation von einer feudalistischen in eine bürgerlich-egalitäre Gesellschaft gelingen. Hinzu kam eine ausführliche Umgestaltung der Gerichtsverfassung.[32] Eine radikale Umwälzung erfuhr auch das Zollsystem. Durch die Abschaffung der Binnenzölle und die Vereinheitlichung des an Frankreich

---

32 Vgl. Grothe, E.: Fader Schnickschnack oder wegweisende Reform? Zur Wirkung und Rezeption der westphälischen Verfassung, in: Hedwig, A.; Malettke, K.; Murk, K. (Hrsg.): Napoleon und das Königreich Westphalen. Herrschaftssystem und Modellstaatspolitik, 2008, S. 125–140, hier S. 129; vgl. auch Knöppel, V.: Verfassung und Rechtswesen im Königreich Westphalen, in: Burmeister, H. (Hrsg.): König Jérôme und der Reformstaat Westphalen, 2006, S. 31 ff.

angelehnten Maß-, Gewichts- und Münzsystems entstand ein geschlossener Wirtschaftsraum.[33]

Doch den revolutionären Reformen des Musterstaates standen die Aufgaben des politischen Satellitenstaates gegenüber. Im Königreich Westphalen wurde die Konskription eingeführt.[34] Der neue Staat war Teil des Rheinbunds und musste ein Kontingent von 25.000 Soldaten für die napoleonischen Ziele stellen, wovon 12.500 von Frankreich beorderte Männer in Magdeburg Einzug hielten und vom König von Westphalen besoldet und gekleidet werden mussten (Art. 5).[35] Diese Garnison unterstreicht zugleich auch die militärische Bedeutung des Königreichs als Pufferstaat gegenüber Preußen.[36] Zu den Kosten für die Ausrüstung der Soldaten kamen enorme Kriegskontributionen, die dem Königreich durch die Einverleibung der betroffenen Gebiete auferlegt wurden.[37] Napoleon brauchte Geld und Soldaten. Selbst Jérôme bekam häufig vor Augen geführt, dass auch er nur einen Teil im Gesamtkonzept seines Bruders darstellte. So ließ es sich der Imperator nicht nehmen, seinen General-Intendanten in Jérômes Königreich zu entsenden, um dort die Kriegskontributionen in eigener Handlung einzutreiben.[38] Aufgrund der mehrmaligen Verletzung seiner Autorität erwog Jérôme durchaus gelegentlich die Rückgabe seiner Königswürde:

„Sire, ich bin von Ihrem Blut, und solange E.M. auf meinem Haupte die Krone lassen wird, die sie mir darauf zu setzen geruht hat, wüsste ich nicht anders zu handeln, als es ein König tun muß, der des Kaisers Bruder ist. […] Indem Sie selbst aber mich auf einen Thron setzten, haben Sie gemeint, ich sollte in den inneren Angelegenheiten des Königreichs, das Sie mir gaben, unabhängig sein. […] Ohne Zweifel habe ich gewünscht, die Regierung über ein

---

33 Vgl. BERDING, H.: Aufklären durch Geschichte. Ausgewählte Aufsätze, Göttingen 1990, S. 223; vgl. auch RHODIUS, B.; BÖHM, W.: Das Geld im Königreich Westphalen. Eine Betrachtung über die Geldverhältnisse in napoleonischer Zeit, in: BURMEISTER, H. (Hrsg.): König Jérôme und der Reformstaat Westphalen. Ein junger Monarch und seine Zeit im Spannungsfeld von Begeisterung und Ablehnung, Hofgeismar 2006, S. 289–338, hier S. 289 ff.
34 Vgl. KÖNIGREICH WESTPHALEN: Bulletin des Lois, Band 1, Cassel 1808, S. 29.
35 Vgl. ebd., S. 7 ff.
36 Vgl. AMELUNXEN, C.: König und Senator. Jérôme und Lucien – Zwei Brüder Napoleons, Hamburg 1980, S. 27.
37 Die Kriegskontributionen für die einst preußischen und braunschweigischen Territorien beliefen sich auf 25 Millionen Franken; vgl. dazu RHODIUS, B.; BÖHM, W.: Das Geld, in: BURMEISTER, H. (Hrsg.): König Jérôme und der Reformstaat Westphalen, 2006, S. 322.
38 Vgl. WIEDEN, P.: Jérôme Bonaparte, in: ebd., S. 60 f.

Volk zu erhalten, ich gestehe es E.M., aber ich möchte doch lieber als Privatmann in ihrem Reiche leben, als das sein, was ich jetzt bin, nämlich ein Herrscher ohne jede Autorität."[39]

Napoleon wusste jedoch seinen Bruder mit gelegentlichen Gunstbezeugungen an die Annehmlichkeiten des königlichen Lebens zu erinnern.[40]

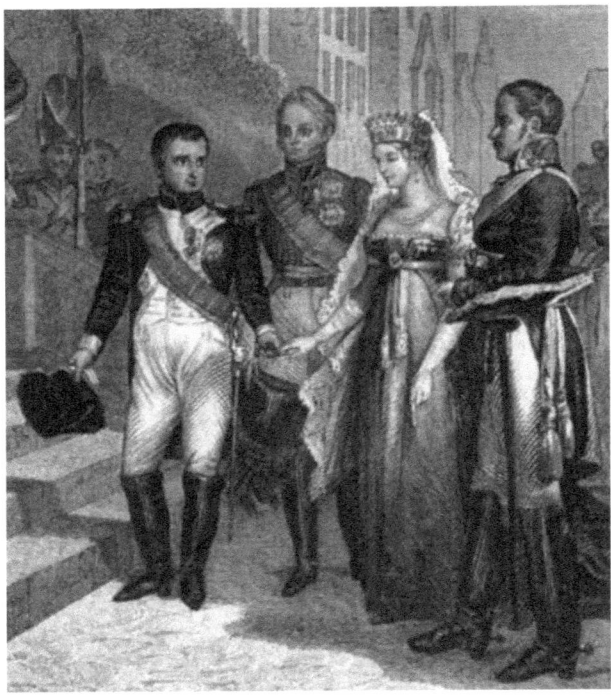

Abb. 2: Napoleon I. (links) in Tilsit (1807)
HEYNE, C. T.: Geschichte Napoleon's von der Wiege bis zum Grabe in Wort und Bild, Band 2, 1843, (Stahlstich von A. C. Danois/N. L. F. Gosse „Napoleon reçoit la reine de Prusse à Tilsit", Ausschnitt)

---

39 WENCKER-WILDBERG, F.: Das Haus Napoleon. Geschichte eines Geschlechts, Stuttgart 1939, S. 217 f, zitiert nach ebd., S. 61; Auslassung: D.W.
40 Vgl. ebd., S. 62.

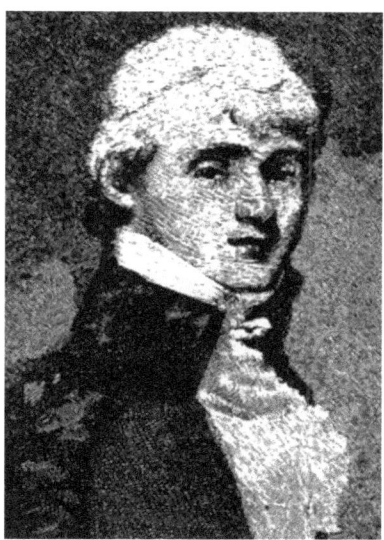

Abb. 3: Jérôme Bonaparte um 1804
Didier, E. L.: The Baltimore Bonapartes, in: Scribner's Monthly. An illustrated magazine for the people, Band 10, 1875, S. 1–8, hier S. 3
(Nach einem Gemälde von G. Stuart, Ausschnitt)

Der Staatshaushalt stand schon von Beginn an unter keinem guten Stern. Von den anfänglich recht großzügig kalkulierten 50 Millionen Franken waren bereits im Vorfeld 43,5 Millionen verplant.[41] Darüber hinaus eignete sich Napoleon über die Hälfte der Domänengüter des Königreichs an. Diese sollten ihm durch Abtretung an auserwählte Gefolgsleute, darunter Militärs und hohe Beamte, deren Loyalität garantieren. Zur Sicherung ihrer Rechte richtete er eine eigene kaiserliche Domänenverwaltung ein. Durch die mit den Jahren immer stärker fortschreitende Schenkungspolitik Napoleons gingen dem Staat zusätzliche Einkünfte verloren.[42] Das Königreich Westphalen litt zunehmend an einer

---

41 Das meiste Geld, ca. 20 Millionen Franken, wurde dem Kriegsministerium zugerechnet. Für das Justiz- und Innenministerium wurden hingegen nur 5 Millionen Franken eingeplant; vgl. dazu Rhodius, B.; Böhm, W.: Das Geld, in: ebd., S. 321.
42 Vgl. Museumslandschaft Hessen Kassel; Eissenhauer, M.: König Lustik!? Jérôme Bonaparte und der Modellstaat Königreich Westphalen. Materialien für den Unterricht, Kassel 2007, S. 12 f; vgl. auch Berding, H.: Das Königreich Westphalen als napoleonischer Modellstaat, in: Hedwig, A.; Malettke, K.; Murk, K. (Hrsg.): Napoleon und das Königreich Westphalen, Marburg 2008, S. 113.

Finanzkrise. Um die Schuldenlast zu reduzieren, wurden insgesamt drei Zwangsanleihen ausgeschrieben, welche jedoch nur temporär die Finanzschwierigkeiten des Königreichs mildern konnten.[43] Steuererhöhungen zur Schuldentilgung, die von Napoleon auferlegte Kontinentalsperre gegen England und die damit verbundenen Handelseinschränkungen sowie die Einquartierung französischer Soldaten riefen in breiten Schichten der Bevölkerung Unmut hervor. Lokale Aufstände mehrten sich. Die historisch wohl bekannteste Revolte im Königreich Westphalen kann dem Wesen nach zwar als Bauernaufstand gewertet werden, sie entsprach jedoch nicht der ursprünglichen Vorstellung ihres Namensgebers, des Freiherrn von Dörnberg, der eher ein militärisches Unternehmen verfolgte und sich dabei auf den alten Landadel und Offiziere stützen wollte.[44] Dörnberg hatte sich scheinbar verkalkuliert. Der Versuch einer Organisation der Bauern erfolgte zu spät.[45] Der Mangel an schwerem Geschütz und eine unzureichende Kommunikation unter den Gruppen führten schließlich zum Scheitern des Aufstandes.[46] Ein weiteres Element des Widerstandes gegen die französische Fremdherrschaft war die Desertion. Obwohl „*[j]eder Westphälinger [...] verbunden [war], sein Vaterland mit den Waffen zu vertheidigen, sobald der König ihn dazu auffordert[e],*"[47] und mit einem Dekret vom 5. April 1809 die Todesstrafe für Deserteure erklärt wurde,[48] entzogen sich zahlreiche westphälische Soldaten ihren Pflichten und flüchteten.[49] Nicht nur der Hass gegen die fremde Macht, sondern auch die niederschmetternden Berichte der wenigen Kriegsrückkehrer

---

43 Die Höhe der Zwangsanleihen betrug 1808 zwanzig Millionen Franken, 1810 zehn Millionen Franken und 1812 fünf Millionen Franken; vgl. dazu Rhodius, B.; Böhm, W.: Das Geld, in: Burmeister, H. (Hrsg.): König Jérôme und der Reformstaat Westphalen, 2006, S. 328 ff; vgl. auch Ilse, L. F.: Geschichte der deutschen Bundesversammlung, insbesondere ihres Verhaltens zu den deutschen National-Interessen, Marburg 1861, S. 587 f.

44 Vgl. Heitzer, H.: Insurrectionen zwischen Weser und Elbe. Volksbewegungen gegen die französische Fremdherrschaft im Königreich Westfalen (1806–1813), Berlin 1959, S. 161 ff.

45 Vgl. ebd., S. 164.

46 Vgl. Petri, V.: Der Moniteur Westphalien. Ein Medium napoleonischer Kommunikationspolitik in den Jahren 1808/1809, in: Burmeister, H. (Hrsg.): König Jérôme und der Reformstaat Westphalen, 2006, S. 197.

47 Königreich Westphalen: Bulletin des Lois du Royaume de Westphalie, Band 2, Cassel 1808, S. 55; Anpassung und Umstellung: D.W.

48 Vgl. Königreich Westphalen: Bulletin des Lois du Royaume de Westphalie. Zweiter Theil, Cassel 1809, S. 5 ff.

49 Vgl. Leszczynski, S. von: Kriegerleben des Johann von Borcke, weiland Kgl. Preuß. Oberstleutnant 1806–1815, Berlin 1888, S. 120 f; vgl. auch Sikora, M.: Desertion und

trugen ihren Teil dazu bei. Truppen von Westphalen wurden vor allem zur Niederschlagung der Aufstände in Spanien und zum napoleonischen Rußlandfeldzug 1812 eingesetzt. Von 20.000 westphälischen Soldaten, die in der Großen Armee gen Russland zogen, kehrten nur 400 in die Heimat zurück.[50] Die antifranzösische Stimmung erfuhr im Jahresübergang 1812/1813 zunehmende Unterstützung. Napoleon verlangte von Jérôme jedoch nochmals die scheinbar utopische Bereitstellung von 20.000 Westphalen. Tatsächlich übergab Jérôme dem Imperator im Frühjahr 1813 nochmals seine Truppen, die zum größten Teil aus unerfahrenen Heranwachsenden bestanden, die nur selten über 18 Jahre alt waren.[51] Zur gleichen Zeit nahm die Desertion in den Rheinbundstaaten immer größere Ausmaße an, so auch im Königreich Westphalen. Das 3000 Soldaten zählende Elb-Infanterie-Regiment Preußens setzte sich fast ganz aus übergetretenen westphälischen Mannschaften zusammen.[52] Schon vor der Völkerschlacht bei Leipzig im Oktober 1813[53] war das Königreich überfällig für seinen Zusammenbruch. Die Aufstände gegen die Okkupanten häuften sich.[54] Bereits Ende September standen Kosaken unter dem russischen General Czernitscheff vor den Kasseler Toren. Jérôme hatte die Flucht ergriffen, bevor Czernitscheff am 1.10.1813 als Befreier in die Stadt geleitet wurde und das Königreich Westphalen für aufgelöst erklärte.[55] Der russische General verließ die Stadt jedoch

---

nationale Mobilmachung. Militärische Verweigerung 1792–1813, in: BRÖCKLING, U.; SIKORA, M. (Hrsg.): Armeen und ihre Deserteure, Göttingen 1998, S. 123 ff.

50 Vgl. MÜLLER, L.: Aus sturmvoller Zeit. Ein Beitrag zur Geschichte der westfälischen Herrschaft, Marburg 1891, S. 162.

51 Vgl. WIEDEN, P.: Jérôme Bonaparte, in: BURMEISTER, H. (Hrsg.): König Jérôme und der Reformstaat Westphalen, Hofgeismar 2006, S. 67.

52 Vgl. BRAEUNER, R.: Geschichte der preußischen Landwehr. Historische Darstellung und Beleuchtung ihrer Vorgeschichte, Errichtung und späteren Organisation, Berlin 1863, S. 178.

53 Die Völkerschlacht bei Leipzig (16.-19. Oktober 1813) stellte den Entscheidungspunkt der Befreiungskriege dar. Sie galt zu diesem Zeitpunkt als die bisher größte direkte kriegerische Auseinandersetzung der Weltgeschichte. Die Armee Napoleons kämpfte gegen ein Bündnis aus Preußen, Russland, Österreich und Schweden. Mit der Einnahme Leipzigs endeten die Kämpfe; vgl. dazu GEBHARDT, B.; GRUNDMANN, H. (Hrsg.): Handbuch der deutschen Geschichte, Stuttgart 1970, S. 84 f.

54 Vgl. in diesem Zusammenhang auch SPEITKAMP, W.: Unruhe, Protest, Aufstand. Widerstand und Widersetzlichkeit gegen die napoleonische „Fremdherrschaft", in FLEMMING. J.; KRAUSE-VILMAR, D. (Hrsg.): Fremdherrschaft und Freiheit, 2009, S. 133–150.

55 Vgl. JÄGER, V.; BURMEISTER, H.: Anfang und Ende des Königreichs Westphalen, in: BURMEISTER, H. (Hrsg.): König Jérôme und der Reformstaat Westphalen, 2006, S. 398.

wieder. Ohne staatliche Ordnung herrschten in den folgenden Tagen zahlreiche Unruhen, welche sich auch nicht legten, als Jérôme Mitte Oktober zurückkehrte.[56] Eine Woche, nachdem die verbündeten Mächte Napoleons Niederlage in der Völkerschlacht besiegelt hatten, verließ Jérôme Kassel endgültig. Ein paar Tage später zog Kurprinz Wilhelm in die Stadt ein, am 21. November folgte Kurfürst Wilhelm I.[57] Der Kurfürst sorgte für die Wiederherstellung der vorwestphälischen Zustände. Er hatte das Königreich Westphalen zu keinem Zeitpunkt anerkannt.[58] In den folgenden Jahren brach eine Zeit des Schweigens an. Nur wenige Köpfe wagten es, dem untergegangenen Staat und dessen Reformen öffentlich Anerkennung zu zollen, obwohl wahrscheinlich einige Bürger den einstigen Errungenschaften nachtrauerten. In der aufkommenden Nationalbewegung blühte die geformte Legende der Befreiung von der Fremdherrschaft größer auf als die Erinnerungen an die einst kurz verspürte Freiheit.[59] Seit fast 200 Jahren diskutieren Historiker über das Königreich Westphalen und seine Konstitution mit oft gegenläufigen Meinungen. Die unterschiedlichen Einschätzungen gehen vor allem auf die Ambivalenz der napoleonischen Politik zurück. Die Zwiespältigkeit von Verfassung und Verfassungswirklichkeit, die Diskrepanz zwischen Aufwertung des Menschenlebens und dem Tod als „Kanonenfutter" sowie das Missverhältnis von prächtigen Hofbällen und unbegrenzter Armut werden bis heute mit dem Königreich Westphalen assoziiert.

Spiegelte sich diese Januskköpfigkeit auch im Medizinalwesen wider?

---

56 Vgl. HARTMANN, S.: Zu den inneren Verhältnissen, in: ebd., S. 179 ff.
57 Vgl. FLEMMING, J.: Die Rückkehr des Kurfürsten: Verfassungsbewegungen und Verfassungspolitik, in: FLEMMING, J.; KRAUSE-VILMAR, D. (Hrsg.): Fremdherrschaft und Freiheit. Das Königreich Westphalen als Napoleonischer Modellstaat, Kassel 2009, S. 233.
58 Vgl. ERDEL, E.: Der westphälische Dömänenstreit, in: BURMEISTER, H. (Hrsg.): König Jérôme und der Reformstaat Westphalen. Ein junger Monarch und seine Zeit im Spannungsfeld von Begeisterung und Ablehnung, Hofgeismar 2006, S. 381.
59 Vgl. GROTHE, E.: Fader Schnickschnack oder wegweisende Reform, in: HEDWIG, A.; MALETTKE, K.; MURK, K. (Hrsg.): Napoleon und das Königreich Westphalen, Marburg 2008, S. 134 ff.

II Einführung in das Medizinalwesen

Im Folgenden soll untersucht werden, wie das Medizinalwesen einzuordnen ist zwischen Reformanspruch, damit verbundenen Chancen und realer Umsetzung. Dazu muss zunächst den Fragen nachgegangen werden, inwieweit es dem Einfluss Frankreichs unterlag und welche Rolle Napoleon Bonaparte dabei zukam. Vor welchen gesundheitspolitischen Aufgaben standen die Verantwortlichen und welche Ambitionen hatten sie? Welche Anstrengungen wurden unternommen und wie sah die Wirklichkeit aus? Für die Beantwortung dieser Fragen ist der Versuch einer realitätsnahen Darstellung der das Medizinalwesen betreffenden Begebenheiten unerlässlich. Erst dann kann annähernd darüber geurteilt werden, ob der Gesundheitssektor im Königreich Westphalen einen Fortschritt oder eine Regression erfuhr.

Hierfür sind Entscheidungen und Probleme im Zeithorizont der damaligen Möglichkeiten und theoretischen Konzepte zu verstehen und zu bewerten. Selbst die gegenwärtige fortschrittliche Medizin könnte in hundert Jahren als archaisch und roh empfunden werden, weshalb in dieser Arbeit von einer Konfrontation des heutigen öffentlichen Gesundheitswesens in Deutschland mit dem Medizinalwesen des Königreichs Westphalen abgesehen wird.

II.1 Die medizinische Polizei

Das Medizinalwesen stellt die historische Bezeichnung für das öffentliche Gesundheitswesen dar und umfasst alle von der Regierungsgewalt zur Verfügung gestellten Maßnahmen der Gesundheitsversorgung für die Bevölkerung. Darunter fallen demnach jene Bereiche, die staatlich finanziert und kontrolliert wurden.[60]

Ab der Mitte des 18. Jahrhunderts verbreitete sich die Forderung nach einem staatlichen Gesundheitswesen. Johann Heinrich Bergius schrieb 1771, dass der vorsorgende Schutz der Gesundheit und des Lebens der Bevölkerung *„eine der*

---

60 Vgl. SAHMLAND, I.: Kontinuitäten und Diskontinuitäten, in: FLEMMING, J.; KRAUSE-VILMAR, D. (Hrsg.): Fremdherrschaft und Freiheit, Kassel 2009, S. 152. Das Medizinalwesen umfasst Regelungen von Strukturen für die gesundheitlichen Belange der Bevölkerung genauso wie staatliche Maßnahmen zur Gefahrenabwehr, Seuchenprävention und –bekämpfung.

allerwichtigsten und ersten Pflichten eines weisen Regenten [sei]."⁶¹ Gemäß dieser Einsicht hing der Gesundheitsstatus eines Volkes also von der Fürsorge und Führungsqualität der jeweiligen Staatsgewalt ab, was dazu führte, dass diese ihre machtpolitische Stärke nicht mehr ausschließlich an die Größe ihres Landes und dessen Bevölkerung knüpfte, sondern auch an den Gesundheitszustand ihrer Untergebenen.⁶² Die ersten Zeilen der hessischen Medizinalordnung aus dem Jahre 1778 hoben den Stellenwert der Gesundheit für alle Menschen, egal welchen Ranges, nochmals hervor:

> *„Das Kostbarste, was der Mensch hat, ist seine Gesundheit. Alle Reichthümer der ganzen Welt sind hiermit nicht zu vergleichen. Wenn der Kaiser Zahnschmerzen, und der König Kopfweh hat; so wünschen beyde sich in den Zustand versetzen zu können, in welchem sie, fühllos, sich weder ihrer Hoheit, noch ihrer Macht bewußt sind; in den Zustand des Schlafes, in welchem sie, vor ihren Unterthanen, nichts, als ein prächtiges Bette, welches sie nicht sehen, voraus haben. […] Hier siehet die gesetzgebende Natur auf keinen Unterschied der Personen und Stände. Sie beherrschet den Monarchen eben so gebietherisch, als die geringsten Unterthanen. Nichts kann ihn in diesem Stücke schützen."*⁶³

Dementsprechend entwickelte sich in Deutschland eine Diskussion über die Errichtung eines öffentlichen Gesundheitswesens, in deren Rahmen sich hauptsächlich Ärzte zur beschriebenen Thematik fachlich äußerten. Somit entfaltete sich im letzten Drittel des 18. Jahrhunderts eine eigene Literaturgattung, welche als „Medicinische Policey" oder „Medizinalpolicey" Beachtung fand.⁶⁴ Im Zuge dessen erlangten die Vorschläge und Ausarbeitungen zur Theorie des öffentlichen Gesundheitswesens ein derartiges Gewicht, dass sich der Begriff in den letzten Jahrzehnten des 18. Jahrhunderts und Anfang des 19. Jahrhunderts als Bezeichnung für das Medizinalwesen durchsetzte. Die verschieden Autoren sammelten Charakteristika für ein öffentliches Gesundheitswesen und kamen, entsprechend ihrer Ausführungen, zu unterschiedlichen Definitionen

---

61 BERGIUS, J. H. L.: Medicinalanstalten, in: Policey- und Cameral- Magazin, Frankfurt a. M. 1771, S. 328; Anpassung und Umstellung: D.W.; Johann Heinrich Ludwig Bergius war zugleich Herausgeber und Autor dieses in Frankfurt a. M. erschienenen Magazins.

62 Vgl. SAHMLAND, I.: Kontinuitäten und Diskontinuitäten, in: FLEMMING, J.; KRAUSE-VILMAR, D. (Hrsg.): Fremdherrschaft, Kassel 2009, S. 153.

63 Auszug aus der Vorrede, HESSEN, LANDGRAF FRIEDRICH II.: Hessische Medizinalordnung und Gesetze, welche das Sanitätswesen im Lande überhaupt betreffen, Cassel 1778, S. 3 f.

64 Vgl. MÖLLER, CAREN: Medizinalpolizei. Die Theorie des staatlichen Gesundheitswesens im 18. und 19. Jahrhundert, Frankfurt a. M. 2005, S. 15.

der Medizinalpolizei. Johann Peter Frank,[65] der als Leitfigur der medizinalpolizeilichen Literatur gesehen werden kann, führte in seinem umfangreichen und berühmten Werk gleich zu Beginn an:

> „*Die innere Sicherheit des Staates ist der Gegenstand der allgemeinen Polizeywissenschaft; [...] ein sehr ansehnlicher Theil davon ist die Wissenschaft, das Gesundheitswohl der in Gesellschaft lebenden Menschen, und derjenigen Thiere, deren sie zu ihren Arbeiten und Unterhalt bedürfen, nach gewissen Grundsätzen zu handhaben, folglich die Bevölkerung [...] zu befördern.*"[66]

Frank stellte damit nicht nur die Gesundheitsfürsorge in den Verantwortungsbereich des Staates, sondern erkannte auch die Wichtigkeit eines gesunden

---

65 Johann Peter Frank (1745–1821) wird als „Begründer" der öffentlichen Gesundheitspflege angesehen, was CAREN MÖLLER in ihrer Arbeit „Medizinalpolizei" (S. 20 f) kritisch bewertet. Sie sieht Frank keineswegs als „Urvater der Medizinalpolizei", sondern eher als „Leitautor" der gleichnamigen Literaturgattung. Zwischen 1778 und 1819 veröffentlichte Frank sein Werk „System einer vollständigen medizinischen Polizey" in sechs Bänden, in denen er von der menschlichen Fortpflanzung über die Organisation der Medizinerausbildung bis zum Beerdigungswesen alle Bereiche des öffentlichen Gesundheitswesens abhandelte. Frank genoss unter seinen Zeitgenossen tatsächlich hohes Ansehen und veröffentlichte bereits im Alter von 57 Jahren seine Biographie. Frank wurde am 19.03.1745 in Rodalben bei Pirmasens geboren und besuchte während seiner Schulzeit u. a. eine Jesuitenschule im lothringischen Bockenheim. Entgegen dem Wunsch seiner Mutter, er solle Theologie studieren, und der anfänglichen Verweigerung des Vaters, entschloss er sich zum Studium der Medizin an der Universität Heidelberg. Frank war von 1769 bis 1772 badischer Hofarzt und gleichzeitig Hebammenlehrer. Er arbeitete von 1772 bis 1778 als Land- und Stadtphysikus in Bruchsal, hielt Sezier- und Botanikkurse ab und gab Anatomie- und Physiologievorlesungen für Landchirurgen. Mitte der 1770er Jahre wurde er Leibarzt des Fürstbischofs von Speyer, 1780 der Markgräfin von Baden, 1807 des russischen Zaren und 1811 von Maria Louise in Wien. Napoleon hat er zusätzlich seinen Rat erteilt, dessen Angebot, als sein Leibarzt zu arbeiten, aber abgelehnt. 1784 erhielt er einen Ruf auf den Lehrstuhl für praktische Medizin in Göttingen und 1785 als Klinikleiter in Pavia. 1795 wurde er Direktor des Wiener Krankenhauses und 1804 Professor an der medizinischen Klinik der Universität Wilna. Von 1807 bis 1808 war er an der medizinischen und chirurgischen Akademie in St. Petersburg tätig. Frank starb am 21.04.1821 im Alter von 76 Jahren in Wien, vgl. dazu den Beitrag von Irmtraut Sahmland in GERABEK, W. E. et al. (Hrsg.): Enzyklopädie Medizingeschichte, Berlin 2005, S. 420 f.; vgl. auch ECKART, W. U.; GRADMANN, C.: Ärzte Lexikon, Heidelberg 2006, S. 125 f.; vgl. auch FRANK, J. P.: Biographie des D. Johann Peter Frank, Wien 1802, S. 9, S. 15–20.
66 FRANK, J. P.: System einer vollständigen medizinischen Polizey, Band 1, Mannheim 1784, S. 3 f.

Umfelds. Weitere Autoren definierten die Aufgaben der Medizinalpolizei präziser. Georg Friedrich Lamprecht verstand unter medizinischer Polizei Institutionen und Verordnungen, *„die zur Wiederherstellung der zerrütteten Gesundheit der Bürger im Staat nothwendig sind."*⁶⁷ Mit Unterstützung dieser Einrichtungen sollte *„alles das verboten und abgewendet [werden], was die Bürger um die Gesundheit [bringt], und angeordnet [werden], was sie befördern könnte."*⁶⁸ Zum Aufgabenspektrum der Medizinalpolizei sollten demnach auch präventive Maßnahmen gezählt werden. Ernst Benjamin Gottlieb Hebenstreit unterstützte diese Auffassung. Er begriff die medizinische Polizei als

> *„diejenige Ordnung und Einrichtung, durch welche die Gesundheit aller in einem Staate beisammen lebenden Menschen nach diätetischen und medicinischen Grundsätzen unter obrigkeitlicher Aufsicht gesichert, erhalten, und, wenn sie gelitten hat, die Wiederherstellung derselben befördert wird."*⁶⁹

Die „medizinische Policey" hatte somit nicht allein das Ziel, die Heilung oder Pflege der Kranken zu verfolgen, sondern vielmehr die Wahrung der Gesundheit.⁷⁰

Im Zuge der Forderungen einer medizinischen Polizei wurden etwas zeitlich versetzt Stimmen laut, welche zwar für ein staatlich gestütztes Gesundheitswesen plädierten, die aber eine vollkommene Kontrolle ablehnten. Diese waren vielmehr der Ansicht, dass Gesundheit als Aufgabe des Individuums gesehen werden müsse, für die der Staat lediglich die Rahmenbedingungen gewährleiste. Johann Benjamin Erhard schrieb dazu: *„Die Polizey kann sich nie anmassen, mir in dem, was mein eigenes Wohl betrifft [...] ihre Überzeugung gegen die meinige aufzudringen."*⁷¹ Nicht nur Erhard sah in einem alles überwachenden

---

67 LAMPRECHT, G. F.: Versuch eines vollständigen Systems der Staatslehre, Berlin 1784, S. 245, zitiert nach MÖLLER, C.: Medizinalpolizei, Frankfurt a. M. 2005, S. 23.
68 Ebd.
69 HEBENSTREIT, E. B. G.: Lehrsätze der medicinischen Polizeywissenschaft, Leipzig 1791, S. 8.
70 Der Heidelberger Sozialhygieniker und Hebammenlehrer Franz Anton May forderte zum Schutz der Jugendlichen eine Erweiterung des Gesundheitsrechts und die Erziehung zur Gesundheitspflicht. Vor allem aber ersuchte er die Verantwortlichen der Gewerbe zur Sicherstellung einer gesunden Ernährung ihrer Lehrlinge sowie die Bewahrung derselben vor schädigenden Tätigkeiten, vgl. dazu BUESS, H.: Über den Beitrag deutscher Ärzte zur Arbeitsmedizin des 19. Jahrhunderts, in: ARTELT, W.; RÜEGG, W. (Hrsg.): Der Arzt und der Kranke in der Gesellschaft des 19. Jahrhunderts, (Studien zur Medizingeschichte des 19. Jahrhunderts, Band 1), Stuttgart 1967, S. 168–170.
71 ERHARD, J. B.: Theorie der Gesetze die sich auf das körperliche Wohlseyn der Bürger beziehen, und der Benuzung der Heilkunde zum Dienst der Geseszgebung, Tübingen

Gesundheitssystem eine Gefahr für die persönliche Freiheit. Auch Thomas August Ruland verkündete, dass der Staat bezüglich seiner persönlichen gesundheitlichen Vorkehrungen „blos zu rathen, aber nicht im Geringsten zu befehlen" habe, da in diesem Zusammenhang eine Verpflichtung „eine[r] völlige[n] Beraubung [s]einer Freiheit" gleichkäme.[72] Gegen Ende des 18. Jahrhunderts fand also eine Art „Privatisierung" der Gesundheit statt. Hufelands[73] Werk „Die Kunst das menschliche Leben zu verlängern" richtete sich demnach hauptsächlich an den Bürger selbst und war nicht als Anregung zum Medizinalwesen für die Obrigkeit gedacht.[74] Um 1800 wurde von einer „medicinischen Policey" erwartet, dass sie allgemeine Gesundheitsgefahren von den Bürgern abwende, eine flächendeckende medizinische Versorgung sicherstelle und in ihrem Handeln die Rechte des Individuums nicht verletze. Der Staat solle jedoch dann in die

---

1800, S. 71; Johann Benjamin Erhard (1766–1826) war Arzt und Philosoph, der u. a. mit Immanuel Kant und Friedrich Schiller in engerem Kontakt stand. Sein bekanntestes Werk „Ueber das Recht des Volks zu einer Revolution" entstand 1795.

72 RULAND, T. A.: Von dem Einflusse der Staatsarzneykunde auf die Staatsverwaltung. Nebst einem Entwurf der Staatsarzneykunde, Rudolstadt 1806, S. 71 f.

73 Christoph Wilhelm Hufeland (1762–1836) studierte als Sohn einer Ärztefamilie in Jena und Göttingen Medizin. Sein Vater war Hofrat und Leibarzt am Hofe in Weimar. Während seiner Zeit in Weimar, wo er in der Praxis seines Vaters arbeitete, welche er später auch übernahm, knüpfte er u. a. Kontakt zu Goethe und Schiller. Ab 1795 erschien sein „Journal der practischen Arzneykunde und Wundarzneykunst." Hufeland wurde 1801 Leibarzt der preußischen Königsfamilie und 1810 Mitglied der Medizinalsektion und Dekan der medizinischen Fakultät der neu gegründeten Universität in Berlin. Zudem war er Staatsrat der Abteilung Gesundheitswesen im preußischen Innenministerium und Direktor des Collegium medico-chirurgicum. Hufeland wird heute vielmals als Pionier in den Bereichen der Makrobiotik und der Prävention angesehen. Sein Werk „Die Kunst das menschliche Leben zu verlängern" wurde sogar ins Chinesische übersetzt. In diesem bezeichnete er die Medizin als „*Hülfswissenschaft [...], die einen Theil der Lebensfeinde, die Krankheiten, erkennen, verhüten und wegschaffen lehrt, die aber selbst dabey den höhern Gesetzen der Macrobiotic untergeordnet werden muss.*"; HUFELAND, C. W.: Die Kunst das menschliche Leben zu verlängern, Jena 1797, S. 7 f.; siehe auch ANONYMUS: Volks-Heillehre. Erfahrungen der berühmten Aerzte Boerhaave, Hufeland, Hahnemann in der Kunst, das Leben und die Gesundheit der Menschen zu erhalten und ihre Krankheiten zu heilen, Band 2, Stuttgart 1840, S. 5 ff. Im Jahr seines Todes erschien mit „Enchiridion medicum" eine weitere umfangreiche Schrift. Hufeland war einer der meistgelesenen Mediziner seiner Zeit, vgl. dazu MEYER, B.: Die »Makrobiotik« machte ihn berühmt. Der Arzt Christoph Wilhelm Hufeland (1762–1836) in: Berlinische Monatsschrift, Berlin 8/1997, S. 76–81.

74 Vgl. MÖLLER, C.: Medizinalpolizei, Frankfurt a. M. 2005, S. 181.

Privatsphäre eines Bürgers einschreiten, wenn dieser nicht in der Lage sei, sich selbst zu helfen.[75] Die Diskussion rund um die Medizinalpolizei stellte die Obrigkeiten vor keine leichte Aufgabe. Die medizinalpolizeilichen Schriften um die Jahrhundertwende kratzten nicht nur aufgrund ihres „liberalen" Charakters am aufgeklärt-absolutistischen Staatsgefüge, sondern auch wegen der Schwierigkeit ihrer Umsetzung. In den Aufgabenbereich der postulierten staatlichen Gesundheitspflege fielen die Organisation des gesamten Medizinalapparates, die Ausbildung, Ernennung und Finanzierung des erforderlichen Personals sowie alle von der Staatsgewalt ausgehenden Bestimmungen, die der Durchführbarkeit der gesetzlich geregelten Strukturierung des Gesundheitswesens dienten. Die Medizinalpolizei stellte hierdurch einen elementaren Bereich der staatlichen Verantwortung dar, welcher obrigkeitliche Intentionen, sozialpolitische Ansprüche und administrative Anforderungen in sich vereinte.

Die theoretischen Ausarbeitungen zur medizinischen Polizei dürfen jedoch keinesfalls mit der staatlichen Praxis gleichgesetzt werden, was die vorangegangenen Ausführungen zur Verfassung im Königreich Westphalen sicherlich unterstreichen. Die vorliegende Arbeit bezieht sich deshalb überwiegend auf realhistorische Quellen, ohne dabei die Theorie zu vernachlässigen, da diese gerade für die Bilanzierung einen wichtigen Bezugspunkt darstellt.

Ist von Bezugspunkten für das Königreich Westphalen die Rede, ist Frankreich an erster Stelle zu nennen. Orientierte sich das westphälische Königreich in weiten Teilen des Staatsaufbaus und des öffentlichen Lebens an Frankreich, so gilt es, auch in Bezug auf das Gesundheitswesen nach den französischen Strukturen zu fragen, die möglicherweise als Vorbild für eine Reform in Westphalen dienen konnten.

---

75 Vgl. ebd., S. 185.

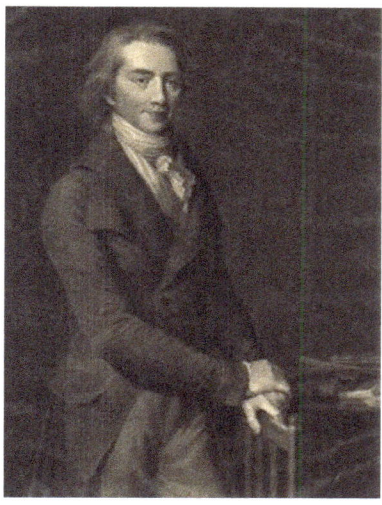

Abb. 4: Christoph Wilhelm Hufeland (1762–1836)

Wissenschaftliche Sammlungen an der Humboldt-Universität zu Berlin, unter: http://www.sammlungen.huberlin.de/dokumente/248/ (abgerufen am 06.05.2017)

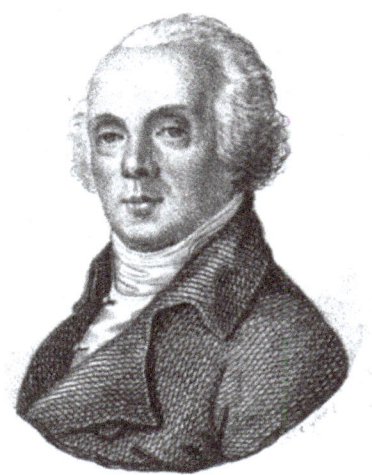

Abb. 5: Johann Peter Frank (1745–1821)

Tantini, F.: Biografia di Giovan Pietro Frank, Pisa 1822, Titelbild

II.2 Einblicke in das französische Gesundheitswesen nach der Französischen Revolution

Grundsätzlich dienen die Ausführungen der Erarbeitung einer Ausgangslage des Gesundheitssystems in Frankreich zur Zeit der Gründung des Königreichs Westphalen, um insbesondere darzustellen, mit welchen Voraussetzungen bzw. auch Grundgedanken die politisch Verantwortlichen ausgestattet waren und ob hier Fortschrittliches zu übertragen gewesen wäre.

Der Französischen Revolution kommt eine nachhaltige Bedeutung für den geistigen Wandel um 1800 zu.[76] Die Selbstkrönung Napoleons zum Kaiser der Franzosen war für die Verbreitung revolutionären Gedankenguts keineswegs hinderlich. Ganz im Gegenteil: Gerade Napoleons hegemoniale Ansprüche und die damit verbundenen Feldzüge brachten einem großen Teil Europas die bürgerlichen Errungenschaften näher. Ob medizinische Errungenschaften und gesundheitspolitische Strukturen als Vorlage für die Errichtung oder Änderung des westphälischen Medizinalwesens dienen konnten, war auch davon abhängig, inwieweit die postrevolutionären gesellschaftlichen Umstrukturierungen in Frankreich selbst bis zum Zeitpunkt der Errichtung des Königreichs Westphalen fortgeschritten waren. Verfügte Frankreich Ende 1807 über ein organisiertes Gesundheitssystem? Im Rahmen des Versuchs einer Beantwortung dieser Frage muss der Blick auf ein paar Jahre davor gerichtet werden. Im Anhang befindet sich zudem eine kurze Ausarbeitung zur Entwicklung der französischen Medizin vor der Revolution.[77]

1790 schloss die alte Pariser Fakultät,[78] an der seit 1785 keine Promotion mehr stattgefunden hatte.[79] Im November 1790 legte der Anatomieprofessor Felix Vicq d'Azur dem Präsidenten der verfassungsgebenden Versammlung einen Bericht zur Notwendigkeit der Reorganisation des Gesundheitswesens vor. Darin forderte er u. a. energisch die Errichtung neuer Lehrstühle sowie die Vereinheitlichung der Diplome von Medizinern und Chirurgen. Der Vorschlag wurde, wie einige nachfolgende Projekte anderer Persönlichkeiten[80] auch, nicht umgesetzt. Im Sommer 1793 stimmte der Nationalkonvent für die Abschaffung aller national anerkannten literarischen und wissenschaftlichen Gesellschaften. Der

---

76 Vgl. BERDING, H.; ULLMANN, H.-P.: Veränderungen in Deutschland an der Wende vom 18. zum 19. Jahrhundert, in: BERDING, H.; ULLMANN, H.-P. (Hrsg.): Deutschland zwischen Revolution und Restauration, Königstein/ Ts. 1981, S. 11 ff.
77 Siehe dazu Anhang 2.
78 Vgl. FISCHER-HOMBERGER, E.: Geschichte der Medizin, Berlin/Heidelberg/New York 1975, S. 82.
79 Vgl. ECKART, W. U.: Illustrierte Geschichte der Medizin, Berlin/Heidelberg 2011, S. 39.
80 Guillotin, Talleyrand und Condorcet präsentierten ebenfalls ihre Vorstellungen.

Auflösung und Schließung der Akademien folgte ein Stillstand in dieser Sache. Erst im November 1794 präsentierte Antoine Fourcroy sein an Vicq d'Azurs Vorstellungen angelehntes Reformprogramm dem Konvent, welches angenommen und einige Tage später durch das Dekret vom 14. frimaire an III (4. Dezember 1794) gesetzlich festgesetzt wurde.[81] In diesem rechnete Fourcroy mit dem alten System ab und veröffentlichte seine Vorstellungen von der neuen medizinischen Ausbildung:

> *„In der neuen Medizinischen Schule soll praktische Tätigkeit mit gründlichem theoretischen Wissen verbunden sein. Die Studenten werden chemische Übungen absolvieren, sezieren, operieren und bandagieren. Wenig lesen, aber viel sehen und viel selbst tun, das soll die Grundlage des neuen Unterrichts sein. Praktische Medizin und Beobachtung am Krankenbett, all das, was früher fehlte, soll nun ganz in den Vordergrund rücken."*[82]

Als Resultat entstanden in Paris, Straßburg und Montpellier Gesundheitsschulen, deren Aufgabe vornehmlich in der Ausbildung von Militärärzten und -chirurgen lag. Der klinischen Lehre kam im Zuge dieser Neuorientierung eine besondere Bedeutung zu. Bis Ende 1797 wurden die Prüfungsmodalitäten präzisiert und die klinischen Lehrstühle gestärkt.[83] Im Vergleich zur alten Fakultät in Paris wurden die Lehrstühle auf zwölf verdoppelt. In Montpellier wurden dagegen acht, in Straßburg sechs Lehrstühle eingerichtet.[84] Fortan sollte der Unterricht in den Fächern Medizinische Physik und Hygiene, Anatomie und Physiologie, externe und interne Pathologie, Medizinische Chemie und Pharmazie, Medizinische Naturgeschichte[85], Geschichte der Medizin, operative Chirurgie, Geburtshilfe, Äußere und Innere Medizin, Höhere Klinik und Medizinrecht erfolgen.[86] Jede Schule sollte über eine Bibliothek, ein anatomisches Kabinett, Instrumente und chirurgische Apparate, eine naturmedizinische Sammlung sowie Säle und Laboratorien für die praktischen Übungen der Schüler verfügen. Die Professoren, Kuratoren sowie Assistenten wurden durch die Ausschüsse für

---

81 Vgl. GARNIÈRE, P.: La médecine et les médecins, in: Revue du Souvenir Napoléonien, Paris Okt. 1970, S. 14–16.
82 Antoine Fourcroy, zitiert nach ECKART, W. U.: Illustrierte Geschichte der Medizin, Heidelberg 2011, S. 39.
83 Vgl. GARNIÈRE, P.: La médecine, in: Revue du Souvenir Napoléonien, Paris Okt. 1970, S. 14 ff.
84 Loi du Frimaire an III, vgl. DUVERGIER, J. B.: Collection complète des lois, décrets, ordonnances, règlemens, avis du Conseil d'état, Band 7, Paris 1834, S. 340.
85 Dieser Lehrstuhl beinhaltete die Biologie, darunter die Botanik.
86 Vgl. ECKART, W. U.: Illustrierte Geschichte der Medizin, Heidelberg 2011, S. 39.

öffentliche Bildung und Finanzen festgesetzt. Die Oberaufsicht hatte der öffentliche Bildungsausschuss inne.[87]

In den folgenden Jahren wurde die französische Medizin von den kriegerischen Auseinandersetzungen geprägt, in die Frankreich nicht nur auf dem europäischen Kontinent verwickelt war.

II.3 Die französische Medizin unter Napoleon Bonaparte

Für viele Historiker steht fest, dass die Französische Revolution und das Zeitalter Napoleons im politisch-kulturellen Bereich die Moderne einläuteten. Es stellt sich die Frage, ob die französische Regierung etwa auch den Ausbau der modernen Medizin vorangetrieben hat oder ob sie lediglich ein Zuschauer dieses Erneuerungsprozesses war. Sicher ist, dass die Entwicklung des französischen Gesundheitssystems mit dem Namen Napoleon in Verbindung steht. Demnach war es auch eine Krankheit, die den Ersten Konsul im Sommer 1801 dazu bewegte, Jean-Nicolas Corvisart, den Inhaber des Lehrstuhls für Innere Medizin an der Ecole de Santé in Paris, aufzusuchen.[88] Als geschätzter Praktiker wusste Corvisart zu überzeugen und wurde nur wenige Tage später zum Regierungsarzt ernannt.[89] Im gleichen Jahr übernahm er die Leitung der interdisziplinären Zeitung „Journal de Médecine, Chirurgie, Pharmacie", deren Kolumnen für die hochqualifizierten Vertreter der Universitäten und Hospitäler offen standen. Der einstige Dienst als Armenarzt, seine Neutralität in der Revolution und sein Festhalten an der klinischen Anatomie brachten Corvisart auch unter den Medizinschülern viele Sympathien ein.[90] Somit vermittelte der Hochschullehrer einer ganzen Ärztegeneration einen neuen Geist, der in Medizingrößen wie Bayle, Broussais, Laënnec, Dupuytren und Magendie zum Ausdruck kam. Durch die Wahl Corvisarts förderte Napoleon eine fortschrittliche Medizin und eine revolutionäre Gesundheitspolitik.

Um die Krankheitslehre weiter voran zu treiben, verkündete der Präfekt Nicolas Frochot 1801 die Gründung des Pariser Krankenhausinternates. Für die begehrten Plätze konnten sich ab 1802 erstmals Medizinschüler in Wettbewerben

---

87 Vgl. DUVERGIER, J. B.: Collection complète des lois, décrets, ordonnances, règlemens, avis du Conseil d'état, Band 7, Paris 1834, S. 340.
88 Napoleon starb am 5.5.1821 auf der Südatlantik-Insel St. Helena wahrscheinlich infolge einer karzinombedingten Magenblutung. Während seines Lebens suchte er immer wieder den Kontakt zu Ärzten, siehe dazu ARNOTT, A.: Napoleon Bonaparte's Krankheit, Tod und Leiche, Leipzig 1823, S. 1 ff.
89 Vgl. GARNIÈRE, P.: La médecine, in: Revue du Souvenir Napoléonien, Paris Okt. 1970, S. 14 ff.
90 Vgl. ISENSEE, E.: Geschichte der Medicin und ihrer Hülfswissenschaften, Zweiter Theil: Neuere und neuste Geschichte, Berlin 1842, S. 605 ff.

qualifizieren.[91] In seinen Erinnerungen beschrieb der französische Arzt Poumiès de la Siboutie seine Freude, als er im Jahre 1812 unter 120 Bewerbern einen von 18 Plätzen für das Internat erhalten hatte. Der Interne sah nicht nur die Kranken bei ihrer Ankunft, sondern legte auch die wichtigsten Verbände an, notierte die Beobachtungen und nahm an der Abendvisite teil.[92] Diese vorteilhaften klinischen Erfahrungen ließen nicht wenige interne Medizinschüler bald zur Elite ihrer Zunft aufsteigen.[93] Die „neuen" Mediziner folgten Fourcroy's Leitspruch *„Peu lire, beaucoup voir et beaucoup faire."*[94] Nicht nur der Student erlangte zunehmenden Patientenkontakt, sondern auch der Arzt begab sich vermehrt in die Nähe seiner Patienten, um dort auf die Suche nach körperlichen Zeichen zu gehen, die ihm eine Diagnose ermöglichten, welche vielleicht zu einem späteren Zeitpunkt durch eine Autopsie bestätigt werden würde.[95] Diese Konzentration auf die typischen Merkmale einer Krankheit, die Reduzierung auf das Wesentliche, das Erfassen des Patienten mit all seinen Sinnen revolutionierten die medizinische Diagnostik. Für den französischen Mediziner Pierre Jean George Cabanis nahmen diese Sinneseindrücke des Arztes bei der körperlichen Untersuchung eine zentrale Position ein: *„Du moment que nous sentons, nous sommes."*[96] Der an Cabanis' Werk *„Coup d'oeil sur les révolutions et sur la réforme de la médecine"*[97] aus dem Jahr 1804 angelehnte Ausdruck „le coup d'œil" beschreibt in Frankreich bis in die Gegenwart hinein diesen „Kennerblick" des Arztes. In Bezug auf den Ursprung dieses Umwälzungsprozesses wurde die französische Medizin fast ein Jahrhundert lang als „l'École de Paris" bezeichnet.[98] Es ist demnach nicht verwunderlich, dass führende Historiker wie Ackerknecht, Lichtenthaeler, Grmek,

---

91 Vgl. VERGEZ, B.: Le monde des médecins au XX siècle, Brüssel 1996, S. 45 f.
92 Vgl. POUMIÈS DE LA SIBOUTIE, F.-L.: Souvenirs d'un médecin de Paris, Paris 1910, S. 112.
93 Vgl. KEEL, O.: L'avènement de la médecine clinique moderne en Europe 1750–1815, Montreal 2001, S. 158.
94 Antoine Fourcroy, zitiert nach LUYENDIJK-ELSHOUT, A. M.: Medizin, in RÜEGG, W.: Geschichte der Universität in Europa. Vom 19. Jahrhundert zum Zweiten Weltkrieg 1800–1945, München 2004, S. 451; vgl. auch ACKERKNECHT, E. H.: Medicine at the Paris Hospital 1794–1848, Baltimore 1967, S. 32.
95 Die Sektion als anatomisch-pathologische Nachbeurteilung gewann erheblich an Bedeutung.
96 Cabanis, zitiert nach DHOM, G.: Geschichte der Histopathologie, Berlin/Heidelberg/New York 2001, S. 7.
97 CABANIS, P. J. G.: Coup d'oeil sur les révolutions et sur la réforme de la médecine, Paris 1804
98 Vgl. LEMAIRE, J.-F.: La médecine napoléonienne, Paris 2003, S. 14.

Crombie und Shryock der Ansicht waren, dass die moderne Medizin zu Beginn des 19. Jahrhunderts in Paris entstanden sei.[99]

Einen weiteren Teil des Modernisierungsprozesses der französischen Medizin stellte das im März 1803 verabschiedete Gesetz zur Regelung der Heilberufe dar.[100] In sechs Titeln und insgesamt 36 Artikeln wurden Bestimmungen zur Ausbildung von Ärzten, Chirurgen, Gesundheitsoffizieren[101] und Hebammen sowie zur Bestrafung bei Verstößen festgelegt. Ein Dekret bezüglich der Organisation der Pharmazieschulen folgte im April desselben Jahres.[102]

Niemand sollte demnach in Frankreich mehr seiner medizinischen Tätigkeit nachgehen können, ohne vorher rechtmäßig geprüft worden zu sein. Das galt für Ärzte, Chirurgen und Gesundheitsoffiziere genauso wie für Apotheker und Hebammen.[103]

II.3.1 Zwei-Klassen-Medizin

Durch das Dekret vom 14. frimaire an III (4. Dezember 1794), zu dem Fourcroy seine Vorstellungen proklamierte und in welchen er u. a. die Verschmelzung der medizinischen und chirurgischen Ausbildung forderte, wurde schon ein paar Jahre vor der Jahrhundertwende die akademische Fusion von Medizinern[104] und Chirurgen vollzogen.[105] Trotz oder gerade wegen dieser universitären Gleichstellung eröffnete sich ein ganz neuer Raum für Machtstreitigkeiten zwischen

---

99 Vgl. ebd., S. 11. In diesem Rahmen ist vor allem der naturwissenschaftliche Ansatz in Frankreich zu nennen, worunter z. B. die Gewebelehre Xavier Bichats oder auch die Leistungen Magendies in der Experimentalphysiologie fallen.
100 Vgl. UNIVERSITÉ DE FRANCE: Recueil des lois et règlemens concernant l´instruction publique, Band 2, Paris 1814, S. 334 ff.
101 Der Begriff „officier de santé" wurde in der letzten Dekade des 18. Jahrhunderts für Ärzte, Chirurgen und Apotheker verwendet, mit dem Gesetz vom 10. März 1803 änderte sich dies. Unter „officiers de santé" verstand man fortan partiell ausgebildete medizinisch Tätige, welche vor allem die Versorgung der Provinz sicherstellen sollten, vgl. dazu CROSLAND, M.: The Officiers de Santé of the French Revolution. A Case Study in the Changing language of Medicine, in: Medical History, 48(2), April 2004, S. 229–244, hier S. 232.
102 Loi contenant des écoles de pharmacie du 21 germinal an XI (11. April 1803), vgl. dazu UNIVERSITÉ DE FRANCE: Recueil, Band 2, Paris 1814, S. 360 ff.
103 Vgl. BODMANN, F.: Code de police administratif, etc., 1. Teil, Mainz 1810, S. 80 ff.
104 Der französische Begriff „médecin" kann mit Mediziner oder Arzt übersetzt werden. Der Begriff des „chirurgien" wird extra aufgeführt.
105 Vgl. DUCHAINE: Intérêts professionnels, in: L'Art medicale. Intérêts sociaux, scientifiques et professionnels, Brüssel 1865, S. 3–7, hier S. 7 sowie POIRIER, J.; SALAÜN, F.: Médecin ou Malade? La médecine en France aux XIXe et XXe siècles, Paris 2001, S. 24.

den beiden Gruppen. Napoleon blieb diesbezüglich abwartend: Er erkannte die Gleichstellung der zwei Gebiete an, erließ aber vorerst kein Dekret zur verpflichtenden Vereinigung. Der andauernde Kriegszustand rief immer mehr Chirurgen auf den Plan, wodurch diese zahlenmäßig in Vorteil gelangten. So setzte sich der Gesundheitsservice der napoleonischen Armee am Anfang des Jahres 1812 aus 113 Medizinern, 824 Chirurgen und 360 Apothekern zusammen.[106] So fühlten sich viele Soldaten eher zu Chirurgen hingezogen, da diese auf dem Schlachtfeld meist als erste die Wunden verbanden und nicht selten die Lebensart sowie das Schicksal ihrer Patienten teilten.[107] Der Begriff des „Kriegschirurgen" und der des „Friedensarztes" gliederten sich in den Sprachgebrauch ein.

Den Chirurgen wurden zunehmend auch öffentliche Würden zuteil. Im August 1804 zeichnete das französische Staatsoberhaupt unter 35 Preisträgern des Gesundheitsstabes der Ehrenlegion 27 Chirurgen, aber nur fünf Ärzte aus. Zwei Jahre darauf wurden bei einer erneuten Ernennung 23 Chirurgen und kein einziger Arzt geehrt.[108] Nicht wenige Mediziner waren deshalb empört und fürchteten um die Zukunft ihres Standes. Hinzu kamen tägliche Streitigkeiten, vor allem in den Hospitälern und ländlichen Gebieten, sodass auch häufiger das Votum der medizinischen Fakultät von Paris zur Streitschlichtung angefordert wurde.[109] Trotz mannigfaltiger Debatten hatten viele Mediziner und Chirurgen eine Gemeinsamkeit: Die Abneigung gegenüber den Gesundheitsoffizieren.

Das Medizinstudium in Frankreich war so kostenintensiv, dass es nicht allen Schichten der Bevölkerung offen stand. Daraus resultierend forderten Mediziner und Chirurgen mit abgeschlossenem Studium von ihren Patienten entsprechende hohe Aufwandsentschädigungen bei ihren Konsultationen. Die ärmeren Bevölkerungsteile konnten es sich aber meist kaum leisten, die Dienste der renommierten Doktoren[110] in Anspruch zu nehmen. Viele Kranke wandten sich an nicht autorisierte Scharlatane und Pfuscher. Um hier Abhilfe zu schaffen, wurde mit dem „Loi de 29 Ventôse an XI"[111] im März 1803 ein Unterdoktorat

---

106 Vgl. LEMAIRE, J.-F.: La médecine napoléonienne, Paris 2003, S. 248.
107 Vgl. ebd., S. 161.
108 Vgl. ebd., S. 160.
109 Als Beispiel wird hier über tägliche Streitigkeiten zwischen Medizinern und Chirurgen in einem Hospital in Pamiers berichtet, welches ca. 800 km von Paris entfernt liegt. Der Inhalt der Streitigkeiten wird nicht beschrieben, vgl. ebd., S. 158 f.
110 Als Doktoren oder „docteurs" werden hier Mediziner und Chirurgen mit fertiger akademischer Ausbildung zusammengefasst.
111 Loi de Ventôse an XI: Dem Revolutionskalender zufolge wurde das Gesetz am 10. März 1803 verabschiedet. Neben den Regelungen für die Ausbildung zu Gesundheitsoffizieren enthielt das Gesetz u. a. auch Bestimmungen zur Ausbildung der Doktoren

eingerichtet und damit die rechtliche Grundlage für den Stand der „officiers de santé"[112] gelegt. Es entstand ein System mit Heilpersonen erster und zweiter Klasse. Die „docteurs" mussten eine kostenintensive Ausbildung an einer der drei, dann sechs Gesundheitsschulen absolvieren und schließlich in fünf Fächern ihre Examensprüfung bestehen, davon zwei in Latein. Die Gesundheitsoffiziere konnten zwischen drei Möglichkeiten frei wählen: Ein Weg bestand in einer sechsjährigen Lehrzeit bei einem „docteur", ein anderer in einem fünfjährigen Arbeitsaufenthalt in einem zivilen oder militärischen Krankenhaus. Die dritte Möglichkeit war die eines dreijährigen Studiums an einer medizinischen Fakultät. Das Examen der Officiers de santé sollte aus drei Teilen bestehen: Anatomie, Elemente der Medizin sowie Chirurgie und Wissen über den Gebrauch der gewöhnlichen Arzneimittel.[113]

Der Wirkungskreis der Gesundheitsoffiziere blieb zudem auf das Departement begrenzt, in das sie abgestellt worden waren. Das Resultat dieser Änderungen in der medizinischen Versorgung war eine zunehmende Verlagerung der Heilpersonen: Die Mediziner und Chirurgen arbeiteten vor allem in den Städten, wo sie sich vom großbürgerlichen Patientenklientel ein gutes Honorar versprachen, es sei denn, ein Landadliger beorderte in Ausnahmefällen einen Arzt gegen beste Bezahlung und großzügigste Verpflegung zu sich.[114] Die Gesundheitsoffiziere kümmerten sich hingegen meist um die ländliche Bevölkerung,[115] die nicht selten die Dienste in Naturalien bezahlte. Die Tatsache, dass sie nur in den Grenzen des Departements praktizieren durften, brachte aber auch Vorteile.

---

und Hebammen, vgl. DUVERGIER, J. B.: Collection complète des lois, décrets, ordonnances, règlemens, avis du Conseil d'état, Band 14, Paris 1836, S. 12; vgl. dazu auch HELLER, R.: Officiers de santé. The second-class doctors of nineteenth-century France, in: Medical History, Vol. 22 (1), London 1978, S. 25–43, hier Seite 27 ff.

112 Der Stand der Gesundheitsoffiziere verlor zwar im Laufe der zweiten Hälfte des 19. Jahrhunderts zunehmend an Bedeutung, blieb aber bis 1892 bestehen.

113 Loi de Ventôse an XI Titre III, Art. 15 und 17, vgl. DUVERGIER, J. B.: Collection complète des lois, décrets, ordonnances, règlemens, avis du Conseil d'état, Band 14, Paris 1836; vgl. auch MICHL, S.: Im Dienste des »Volkskörpers«. Deutsche und französische Ärzte im Ersten Weltkrieg, Göttingen 2007, S. 32.

114 Vgl. LEMAIRE, J.-F.: La médecine napoléonienne, Paris 2003, S. 167.

115 Dies scheint über den gesamten Zeitraum der Existenz des Gesundheitsoffiziersstandes nicht immer so gewesen zu sein: In der Mitte des 19. Jahrhunderts befanden sich deutlich mehr Gesundheitsoffiziere in den wohlhabenden Bezirken Frankreichs als Doktoren, vgl. dazu SZOKALSKI: Neun Briefe über den medicinischen Congress in Frankreich, in: ROSER, W.; WUNDERLICH C. A. (Hrsg.): Archiv für physiologische Heilkunde, Stuttgart 1846, S. 89–131, hier S. 111.

Sie verstanden die Leute besser und konnten mit ihnen im Dialekt der Großgemeinde kommunizieren, was die Anamnese erleichterte.[116] Den Gesundheitsoffizieren war es jedoch unter Strafe verboten, in Eigenverantwortung größere chirurgische Eingriffe vorzunehmen. Dies war ihnen nur unter Aufsicht eines „docteur" gestattet.[117] Im Falle einer schlimmen Blutung nach unsachgemäßer und eigenmächtiger Operation durch einen „officier de santé" hatte dieser eine Entschädigung zu zahlen. Der 1808 verstorbene französische Mediziner und Physiologe Cabanis war der Ansicht, dass ein Arztmangel auf dem Land nicht so schlimm sei wie das gefährliche Halbwissen der Gesundheitsoffiziere. Er stellte dabei die Frage, ob es sinnvoll sei, dass Halbärzte nur Halbkranke mit Halbheilmitteln behandelten.[118] Ursprünglich eingerichtet, um den Scharlatanen auf dem Land entgegentreten zu können, wurden die Gesundheitsoffiziere von einigen Doktoren sehr kritisch bewertet und häufig selbst als Pseudoheiler abgestempelt. Der deutsch-polnische Mediziner Victor Felix Szokalski stellte sogar in der Mitte des 19. Jahrhunderts noch fest, dass die arme französische Landbevölkerung nicht zwischen den Methoden eines Arztes und denjenigen eines Scharlatans unterscheiden könne und sich eher durch das äußerliche Erscheinungsbild und das Auftreten der Heilperson beeindrucken lasse.[119] Seiner Ansicht nach hatten die Gesundheitsoffiziere zu dieser Entwicklung entscheidend beigetragen:

> *„Die Schwierigkeiten des ersten Auftretens sind überall gross, weil das Vertrauen, dieser heilige Vermittler zwischen dem Kranken und seinem Arzte, sich dem Menschen nur langsam nähert; grösser als irgendwo, sind sie es aber in Frankreich, wegen der schamlosen Mitbewerbung des Charlatanismus, den die Menge verachtet und sich dennoch von ihm bethören lässt. Diese Plage verfolgt den redlichen Arzt unter allen möglichen Gestalten. […] Die hauptsächlichste Quelle dieses Frevels ist die Institution der sogenannten Officiers de santé, welche das gewöhnliche Volk mit den Aerzten gleich stellt. Die prunkhafte Benennung „Officier de santé" findet ihren Ursprung in einer Zeit, wo die triumphirenden Armeen der französischen Republik über Alles, was ihr angehörte, einen gewissen Schein der Grösse verbreiteten. Glanz und Prunksucht zeigten sich auch in den Titulaturen trotz der affectiven Gleichheit der Staatsbürger. Das Gesetz vom 10. März 1803 (19 ventose, an IX) bestätigte diese Benennung, und bestimmte dabei, dass der Officier de santé die Behandlung schwieriger Krankheiten und die Ausführung gefährlicher Operationen nur*

---

116 Vgl. LEMAIRE, J.-F.: La médecine napoléonienne, Paris 2003, S. 164.
117 Vgl. ANONYMUS: Progress of Medical Reform in France. A summary of the French Medical Bill, in: LONGMAN et al. (Hrsg.): The London Medical Gazette or Journal of Practical Medicine, London 1847, S. 37.
118 Vgl. LEMAIRE, J.-F.: La médecine napoléonienne, Paris 2003, S. 165.
119 Vgl. SZOKALSKI: Neun Briefe, in: ROSER, W.; WUNDERLICH C. A. (Hrsg.): Archiv, Stuttgart 1846, S. 108 f.

unter Aufsicht eines Doctors übernehmen dürfe. Die Praxis vermischte aber die Gränzen dieser erkünstelten Classification, da eine Anfangs leichte Krankheit in der Folge oft einen sehr ernsten Charakter annimmt. Und in Betracht der Operationen ist es durchaus unzulässig, sie mit Rücksicht auf Lebensgefahr einzutheilen. Ihre dringende Nothwendigkeit lässt nicht selten zu wenig Zeit übrig, um die Beistimmung eines mehr ausgebildeten Collegen einzuholen. [...] In solchen Fällen wäre ein Officier de santé genöthigt, entweder seiner ärztlichen Pflicht oder dem Gesetze entgegen zu handeln. Daher ist jenes Gesetz selten beachtet worden, und in dem Begriff des gemeinen Volkes findet keine Abstufung zwischen den beiden Graden des ärztlichen Personals statt. Beide werden in der Regel mit ein und demselben Namen „Médecin" bezeichnet. Eine andere Einschränkung des Officier de santé ist diese, dass er nur innerhalb des ihm bezeichneten Bezirks practiciren soll. Sonderbare Bestimmung! Kann denn der Arzt in dringenden Fällen seine Hülfe verweigern, oder knüpft sich seine Geschicklichkeit an die geographische Eintheilung eines Landes? Diese Bestimmungen, die den ganzen Unterschied zwischen Arzt und Officier de santé ausmachen, sind den Forderungen unserer Zeit nicht mehr angemessen. Sie sind ebenso unzulässig, als die Studien und Prüfungen der Officiers de santé unzureichend sind, um die ärztliche Stellung mit Ehren auszufüllen und zu behaupten. [...] Es ist nicht in Abrede zu stellen, dass es unter ihnen auch sehr achtbare Männer gibt, die durch ihr Benehmen und ihre Kenntnisse die Stellung des Arztes würdig ausfüllen; doch sind dieses Ausnahmen, von denen man nicht auf den Werth der Institution schliessen darf. Die niedere Stufe ihrer Ausbildung ist eine wahre Calamität für die französische Gesellschaft und eine der Hauptursachen der Herabsetzung des Arztes. Das Publicum, welches, wie erwähnt, zwischen den beiden Graden der Aerzte keinen Unterschied macht, lässt dem ganzen Corps zur Last fallen, was dem schamlosen Charlatanismus mancher Officiers de santé fast allein angerechnet werden sollte. Es ist daher kein Wunder, dass so mancher gebildete Arzt, in seinen Erwartungen getäuscht und durch die Noth gezwungen, die schwierige Bahn der Ehre verlässt und sich auf das ernte reichere Feld der Marktschreierei wirft."[120]

Szokalski sprach mit diesen Worten vielen französischen Doktoren des 19. Jahrhunderts aus der Seele. Dass die angesprochenen Probleme auch für die Anfänge des Unterdoktorats gegolten haben mögen, ist durchaus anzunehmen, da die beschriebenen Schwierigkeiten, z.B. die Entscheidung zwischen Gesetzesverstoß und Missachtung der ärztlichen Hilfspflicht im Notfall,[121] sich im Laufe der folgenden Jahrzehnte nicht wirklich veränderten.

---

120 So Victor Felix Szokalski in einem Brief vom 11. November 1845, zitiert nach SZOKALSKI: Neun Briefe, in: ROSER, W.; WUNDERLICH C. A. (Hrsg.): Archiv, Stuttgart 1846, S. 109 f; Auslassung: D.W.
121 Szokalski spricht vom Konflikt des Gesundheitsoffiziers, im Notfall einerseits seiner medizinischen Pflicht nachkommen zu müssen, andererseits dem Gesetze durch das Operieren ohne ärztliche Aufsicht zuwider zu handeln.

Neben den Sorgen über die Qualifikation der Unterärzte machten sich nicht wenige Mediziner darüber Gedanken, wie sie sich zukünftig weiterhin vom Stand der Apotheker distanzieren könnten. Diese befanden sich im Umwandlungsprozess zu Pharmazeuten und befreiten ihre Schränke von „*Ochsengalle gegen Magenübel, [...] pulverisirte[n] Regenwürmer[n] und Oel von jungen Hunden gegen Hüftweh [...] [sowie] in Lorbeeröl macerirte[n] Mistkäfer[n] gegen Quetschungen*"[122]. Diejenigen Apotheker, welche in den Pharmazieschulen aufgenommen waren, waren dazu berechtigt, im ganzen Reich zu wirken. Solche, welche ihre Prüfung lediglich bei einem Ausschuss des Departements ablegten, durften ihre Tätigkeit, wie die Gesundheitsoffiziere auch, nur innerhalb der Grenzen des Departements ausüben, in dem sie geprüft worden waren.[123] Weiterhin wurde den Apothekern die Ausgabe von Heilmitteln ohne Vorlage eines von einem Arzt, Chirurgen oder Gesundheitsoffizier unterschriebenen Rezeptes untersagt.[124]

Brachte die militärisch bedingte hohe Nachfrage die Chirurgen in einen zahlenmäßigen Vorteil, behielten die Ärzte im zivilen Leben die Oberhand. Demnach erhielt der Leibarzt des Kaiserhauses doppelt so viel Geld für seine Behandlungen wie der Leibchirurg, der normale Hofchirurg zwanzig Prozent weniger als sein ranggleicher ärztlicher Kollege. Im Generalhauptquartier der Großen Armee hatten sich die Verhältnisse jedoch bereits gewandelt: Alle erhielten den gleichen Lohn.[125] Bei der Gesamtbetrachtung der Gehälter von Heilpersonen in Frankreich fiel Jean-François Lemaire die Unüberschaubarkeit und Uneinheitlichkeit als Regelmäßigkeit ins Auge. Die Vermögensschwelle unterschied sich in Abhängigkeit vom Departement und variierte monatlich. Es erschienen zuhauf Listen, in denen die Höhe des Vermögens, die Fähigkeit des Arztes, die Diplom ausstellende Institution, die Art der Ausübung und moralische Anmerkungen zur Person eingetragen wurden. Diese enthielten jedoch unterschiedliche Kilometer- und Behandlungsgebühren für den gleichen Aufwand sowie Sonderfälle und Zusatzbeschäftigungen. Hinzu kommt, dass einige wohlhabende Ärzte in den Listen gar nicht erfasst wurden und die unterschiedlichen Termini

---

122 PHILLIPPE, A.; LUDWIG, H. (Übers.): Geschichte der Apotheker bei den wichtigsten Völkern der Erde seit den ältesten Zeiten bis auf unsere Tage nebst einer Uebersicht des gegenwärtigen Zustandes der Pharmacie in Europa, Asien, Afrika und Amerika, Jena 1855, S. 10; Auslassung und Umstellung: D.W.
123 Vgl. BODMANN, F.: Code de police administrative, etc., 1. Teil, Mainz 1810, S. 82 ff.
124 Vgl. ebd., S. 86 f.
125 Vgl. LEMAIRE, J.-F.: La médecine napoléonienne, Paris 2003, S. 159.

"Mediziner", "Chirurg" und "Gesundheitsoffizier" von den Untersuchungsbeamten fälschlicherweise vermischt wurden, so dass eine zutreffende Aussage über das Gehalt der Heilpersonen kaum möglich erscheint.[126]

Weiterhin bleibt festzuhalten, dass die Ärzte und Wundärzte in Frankreich bis auf die Professoren an den Instituten und die Mediziner am kaiserlichen Hofe scheinbar nicht im Dienste des Staates standen, sondern größtenteils unabhängig von diesem ihr Geld verdienten.[127] Bis auf einzelne Ärzte, welche teilweise in regionalen Initiativen durch die Gemeinden selbst angestellt wurden, gab es um 1804 noch keinen ein mit den deutschen Landen vergleichbaren festen öffentlichen Medizinalapparat.[128] Erst im Dezember 1804 wurde mit einem Dekret die Einführung der „médecins des épidémies" beschlossen. Dieses trat zum 02.05.1805 in Kraft. Die Präfekten und Sous-Präfekten sollten dafür in jedem Arrondissement einen Arzt wählen, der von der Regierung zugesendete Pakete zur Seuchenbekämpfung vor jedem Sommersemester entgegennimmt und die ansteckenden Krankheiten in seinem Bezirk damit bekämpft. Diese beinhalteten 26 Artikel. Schon um 1710 hatte es Anregungen gegeben, vor allem das platte Land mittels Paketen zur Seuchenbekämpfung zu versorgen.[129] Im Falle von Seuchen wurden solche in das betroffene Gebiet gesendet. In der zweiten Hälfte des 18. Jahrhunderts wurde diese immer noch unzureichende Initiative durch die Ernennung von „médecins correspondants des épidémies" praktikabler. Mit den Revolutionsjahren verlor sich dieses System jedoch wieder.

II.3.2 Die Pariser Hôpitaux

Im Zuge der Organisation des Gesundheitswesens waren auch die Hospitäler einem Wandel unterworfen. Sie dienten nicht nur als Krankenpflegeeinrichtung oder Armenherberge, sondern standen nunmehr im Mittelpunkt der ärztlichen Ausbildung. Wenn man den Berichten der Zeitzeugen Glauben schenkt, befanden sich die meisten Krankenhäuser jedoch in einem katastrophalen Zustand. Dies bestätigte auch die deutsche Schriftstellerin Johanna Schopenhauer: In

---

126 Vgl. ebd., S. 182 ff.
127 Vgl. KOPP, J. H.: Jahrbuch der Staatsarzneikunde, 5. Jg., Frankfurt a.M. 1812, S. 110; Die Anmerkung ist sicherlich nicht ganz unwichtig, wenn bedacht wird, dass beispielsweise in Preußen Physikatsbezirke bestanden, in denen jeweils ein vom Staate bezahlter Kreisarzt (Physikus) tätig war, vgl. dazu Kapitel III dieser Arbeit.
128 HUDEMANN-SIMON, C.: L'État et la santé. La politique de santé publique ou „police médicale" dans les quatre départements rhénans, 1794–1814 (Beihefte der Francia, 38), Sigmaringen 1995, S. 149.
129 Vgl. ebd, S. 181 f.. Die alten Boxen bzw. Pakete hatten noch 353 Artikel beinhaltet.

den Berichten von ihren Reisen zwischen 1803 und 1805 vergleicht sie das Hôtel Dieu in Lyon mit einem Palast, welcher aber nur äußerlich bestünde. Ihre Beschreibungen von frisch Erkrankten, die sich mit Genesenden ein Bett teilen, und unreiner Luft in völlig überfüllten Sälen[130] decken sich mit Beobachtungen, die der Präfekt Nicolas Frochot schon am Anfang des Konsulats in anderen französischen Hospitälern gemacht hatte. Er bezeichnete die Zustände als unheilvolles Durcheinander und stellte die Diversität der Krankheiten der zusammengelegten Patienten heraus.[131] In den gleichen Zeitraum fallen Pastorets Eindrücke vom Krankenhaus Cochin, wo zerstörte Wasserleitungen, modrig-brüchige Wände und kaputte Fensterscheiben das Bild dominierten.[132] Der Präfekt und Superintendant der Pariser Oper stellte sogar im harten Winter 1803 dem Innenminister eine Reihe von abgetragenen Kostümen zur Verfügung, die für die im Krankenhaus liegenden Patienten bestimmt waren. Ein merkwürdiges Schauspiel, als dann eine Frau ihren verkleideten Mann im Krankenhaus auf dem Bett sitzend zwischen Amphitryon und Telemach vorfand.[133] Von seiner Reise nach Paris waren dem deutschen Mediziner Joseph Frank die unzureichenden Medikamentenvorräte im Hôtel Dieu in Erinnerung geblieben, wo er anstatt eines ordentlichen Heilmittelreservoirs nur entkorkte Kräuterteekrüge erblickte.[134] Um die Sanierung und Unterhaltung der Einrichtungen gewährleisten zu können, entstand 1801 in Paris ein allgemeiner Hospizrat, dem die Verwaltung der Krankenhäuser und Altersheime sowie die Leitung der Hilfsdienste zu Hause anvertraut wurden. Diesem elfköpfigen „Conseil général d'administration des hospices de Paris" gehörten wissenschaftliche Kapazitäten, Finanzbeamte sowie Bürgermeister an, demnach also Persönlichkeiten, die in Verwaltungsangelegenheiten kompetent agieren konnten, jedoch so vermögend waren, dass sie auch ohne Vergütung den Rat besetzten.[135] Diese verteilten sich

---

130 Vgl. SCHOPENHAUER, J.: Reise durch das südliche Frankreich, Rudolstadt 1817, S. 344 f.
131 Vgl. ANDREUCCI, O.: Della Carità ospitaliera in Toscana, Florenz 1864, S. 33 f.
132 Vgl. LANZAC DE LABORIE, L.: Paris sous Napoléon. Assistance et bienfaisance approvisionnement, Paris 1908, S. 3.
133 Vgl. LEMAIRE, J.-F.: La médecine napoléonienne, Paris 2003, S. 230.
134 Vgl. ebd., S. 231.
135 Vgl. IMBERT, J.: L'assistance publique à Paris de la Révolution française à 1977, in: ECOLE PRATIQUE DES HAUTES ETUDES; INSTITUT FRANÇAIS DES SCIENCES ADMINISTRATIVES; VILLE DE PARIS: L'administration de Paris (1789–1977)- Actes du colloque tenu au Conseil d'Etat le 6 mai 1978, Paris 1979, S. 79–107, hier S. 81 ff.

auf die 19 verschiedenen „hospices" der Stadt, welche neben Hospitälern u. a. auch Waisenhäuser und Altenheime beinhalteten.[136] Eine „Commission administrative" aus fünf gut bezahlten Mitarbeitern unterstützte den Rat auf technischer Ebene.[137] Grundidee der Errichtung einer solchen Zentralverwaltung war die Optimierung der Hilfeleistungen bei gleichzeitig verminderten Ausgaben.[138]

Bereits im Jahr 1802 hatte der Innenminister Chaptal das Pariser Krankenhaus „Hôtel-Dieu" besucht, um dort den Ärzten seine noch vagen Vorstellungen von rationeller wirtschaftlicher Organisation eines Hospitals zu erklären. In den folgenden Jahren sollten sich die Bemühungen vor allem auf drei Punkte erstrecken:

- Sanierung und Realisierbarkeit der Finanzleitung der verschiedenen Einrichtungen
- Angleichung der Strukturen und des Lebens im Krankenhaus mit dem Ziel, die Kranken zu pflegen und die Krankheiten zu lehren
- Bereitstellung eines Minimums an Würde und einer Spur Hoffnung für die im Krankenhaus untergebrachten Patienten, so weit die Mittel dies zulassen

Die Reformierung der Krankenhäuser begann mit einzelnen Maßnahmen, z. B. der Trennung von Patienten mit chronischen und unheilbaren Erkrankungen von denen mit einer akuten, vorübergehenden Erkrankung. So wurden in den darauf folgenden Wochen bereits chronisch kranke Männer in das Krankenhaus Bicêtre, chronisch erkrankte Frauen in die Salpêtrière überführt, während die akut Erkrankten im Hôtel-Dieu bleiben sollten.[139]

---

136 Vgl. CONSEIL GÉNÉRAL D'ADMINISTRATION DES HOSPICES CIVILS: Rapports au conseil général des hospices sur les hôspitaux et hospices, les secours à domicile, la direction des nourrices, Paris 1803, S. 8 ff. Auffällig ist hier die Tatsache, dass in der Überschrift am Anfang des Buches zwischen den „hôpitaux" und den „hospices" unterschieden wird, während in der tabellarischen Aufzählung der Einrichtungen unter Artikel 3 die Hospitäler einen Teil der „hospices" darstellen. Dies ist nicht das erste Mal, dass im Verlaufe der Recherchen über das Medizinalwesen im postrevolutionären Frankreich eine Nomenklaturänderung die Verständlichkeit der Thematik beeinträchtigt.
137 Vgl. ERMAKOFF, A.: Le conseil général d'administration des hospices de Paris. Naissance d'une institution de santé publique, in: Canadian Bulletin of Medical History, Nr. 28, Thunder Bay/Ontario 2011, S. 123–148, hier S. 127.
138 „multiplier les secours avec une dépense moindre", schrieb Camus, Mitglied des Pariser Hospizrates, am 24.08.1803, zitiert nach ebd., S. 129.
139 Vgl. LEMAIRE, J.-F.: La médecine napoléonienne, Paris 2003, S. 226 f. Bicêtre und Salpêtrière waren jedoch zu dieser Zeit die bekanntesten Irrenanstalten Frankreichs. Inwiefern hier die chronisch Kranken tatsächlich eine zeitgemäße medizinische Versorgung erhielten, kann nicht abgeschätzt werden.

Noch vor der Errichtung des Hospizrates schlug Chaptal dem ersten Konsul vor, die Schwestern zu ermutigen, ja sogar zu verpflichten, als Pflegekräfte in die Hospitäler zurückzukehren. Im Verlauf der Französischen Revolution waren 1790 zuerst die nicht-caritativen Orden, zwei Jahre später auch die caritativen Orden verboten worden. Einige Schwestern ließen sich davon nicht abschrecken und gingen in ziviler Kleidung weiter ihren pflegerischen Tätigkeiten nach.[140] Die Rückkehr wurde ab Dezember 1800 eingeleitet und innerhalb weniger Jahre waren viele Ordensgemeinschaften wieder vor Ort. Welchen Stellenwert die Rekrutierung der Schwestern einnahm, lässt sich schon daran erkennen, dass Napoleons Mutter im März 1805 die Schirmherrschaft über die „Soeurs de la Charité et des Soeurs hospitalières"[141] anvertraut wurde.

II.3.3 Medizin im Krieg

Wie in den vorstehenden Kapiteln schon beschrieben, befand sich Frankreich, bis auf kurzzeitige Friedensphasen, von 1792 bis 1815 im andauernden Kriegszustand. Der Einsatz hunderttausender Menschen in den napoleonischen Feldzügen und das damit verbundene Massensterben[142] der Soldaten und Offiziere sowie der Ausbruch von Krankheiten mit Übertritt auf die regionale Bevölkerung hätten früher oder später die Erschöpfung der Ressource Mensch nach sich gezogen. Vor diesem Hintergrund erscheinen die Bemühungen um die medizinische Ausbildung und die Strukturierung des Gesundheitswesens durchaus sinnvoll. Unter der Berücksichtigung der Tatsachen, dass mehrere tausend westphälische Soldaten unter französischer Flagge kämpften, die Versorgung verwundeter Soldaten auch in westphälischen Hospitälern stattfand und deren Einquartierung sowie die Truppendurchmärsche zu erheblichen finanziellen Belastungen der westphälischen Staatskasse beitragen, soll an dieser Stelle die Militärmedizin genauer betrachtet werden.

Die Organisation der medizinischen Versorgung beinhaltete dabei auch logistische Aspekte: Vor der chirurgischen Intervention stellte das Einsammeln und der Transport der Verletzten die Verantwortlichen vor Probleme. Schon in den Anfangsjahren der Koalitionskriege wurden die unzureichenden Zustände der

---

140 Vgl. ebd., S. 233.
141 STEVENS, F.: Les associations religieuses en Belgique pendant le 19ième siècle, in: MAEYER, J. DE; LEPLAE, S.; SCHMIEDL, J. (Hrsg.): Religious institutes in Western Europe in the 19th and 20th Centuries, Leuven 2004, S. 185–202, hier S. 191.
142 Vgl. KRÜGER-FÜRHOFF, I. M.: Der versehrte Körper. Revisionen des klassizistischen Schönheitsideals, Göttingen 2001, S. 15 f.

Transportwagen kritisiert. Der Abgeordnete und Arzt Jourdan Lecointe war sich sicher, dass sich der Gesundheitszustand der Verletzten beim holprigen und somit schmerzhaften Transport vom Schlachtfeld in die Ambulanz eher noch verschlechterte.[143] Um diesen Missständen entgegenzuwirken, wurden sogar Wettbewerbe durchgeführt, in denen die Kandidaten aufgefordert wurden, Modelle von Wagen zu entwerfen, welche Bequemlichkeit und stabile Konstruktion miteinander vereinigten. Als der französische Marschall Davout auf seinem Weg nach München im Herbst 1805 seiner Regierung mitteilte, dass sich der Ambulanzdienst in einem miserablen Zustand befinde, stellte allein die Ambulanz der Garde unter Führung ihres Chefchirurgen Dominique-Jean Larrey eine positive Ausnahme dar.[144] Larrey hatte in den letzten Jahren des 18. Jahrhunderts leichte Einsatzfahrzeuge entwickelt, welche so schnell waren, dass sie die Verwundeten schon während der Schlacht aufsammeln konnten, um diesen in kürzester Zeit die nötigen Versorgungen zukommen lassen zu können. Die gewöhnliche Methode des Abwartens der Ambulanzen am Rande der Schlachtfelder empfand Larrey als einen nicht tolerierbaren Zustand, starben doch viele Soldaten in den ersten 24 bis 36 Stunden aufgrund fehlender Versorgung oder resolut durch gegnerische Hand beim Rückzug der eigenen Truppe.[145] Larrey hatte die Missstände schon bei seinem Wirken in der französischen Rheinarmee im April 1792 bemerkt und ließ die Verwundeten zuerst in an Pferden befestigten Körben transportieren. Diese unzulängliche Methode wurde schon bald durch den Einsatz leichter und robuster Schwebewagen abgelöst, die jeweils von einem Gesundheitsoffizier und einem zu Pferde befindlichen Krankenwärter begleitet wurden.[146] Ihren ersten Einsatz hatten die „ambulances volantes" im Januar 1793 bei einem Defilee nahe Königstein.[147] Bis zum Italienfeldzug 1797 vervollständigte Larrey seine Gefährte.

---

143 Vgl. JOURDAN LECOINTE, M.: La santé de Mars, Paris: Briand 1792, S. 402 ff.
144 Vgl. LEMAIRE, J.-F.: La médecine napoléonienne, Paris 2003, S. 253 f.
145 Vgl. GRUNDMANN, R. T.: Dominique-Jean Larrey. „Revolutionärer" Chirurg in Napoleons Diensten, in: Chirurgische Allgemeine, 12 Jg., 3. Heft, Heidelberg 2011, S. 187–192, hier S. 187.
146 Napoleon ließ in seinem Testament vermerken, dass Larrey für ihn der redlichste und tugendhafteste Mann sei, den er jemals kennengelernt habe. Aus Anerkennung hinterließ er ihm 100.000 Francs, vgl. ISENSEE, E.: Geschichte der Medicin, Chirurgie, Geburtshülfe, Staatsarzneikunde, Pharmacie u. a. Naturwissenschaften und ihrer Litteratur, Zweiter Theil: Neuere und neueste Geschichte, Berlin 1844, S. 878 ff.
147 Den Memoiren zu Folge fanden die fliegenden Ambulanzen in den Bergen von „Oberuchel" ihre erste Anwendung. Wahrscheinlich ist hiermit der Taunus bei Oberursel gemeint. Ein Oberuchel konnte in den Recherchen nicht gefunden werden, vgl. dazu LARREY, D.-J.: Mémoires de chirurgie militaire, et campagnes, Band 1, Paris 1812, S. 65 f.

Von den dort befindlichen drei Einheiten bestand jede aus 12 leichten Wagen, acht zweirädrigen für flaches Gelände und vier vierrädrigen, die für unfallträchtiges Gelände vorgesehen waren. Die innere Ausstattung wurde so gewählt, dass die Verletzten beim Transport nicht zu heftigen Erschütterungen ausgesetzt waren: Matratzen aus Pferdehaar profitierten von einem System aus Rollen, was den Transport für die Verwundeten weit erträglicher gestalten sollte. Dazu wurde noch eine angenehme Belüftung installiert.[148]

Obwohl Napoleon große Lobworte über Larrey verlor: *„Si l'armée élève une colonne à la reconnaissance, elle doit l'ériger à Larrey"*,[149] offenbarte er seine Überlegungen zur Einführung der kleinen Wagen in seiner „Grande Armée" in einem Brief an den Staatssekretär Daru im Mai 1813 vergleichbar spät, war das Ende des Regimes doch kein Jahr mehr entfernt.[150] Demnach ist es eher fraglich, ob die Wagen außerhalb der Legionen von Larrey in der „Grande Armée" zum Einsatz kamen.

Die Notwendigkeit, dass zu einer Armee auch Personen gehören, welche die Rolle von Pflegern bei den Ambulanzen und in den Krankenhäusern einnehmen, die aber auch die Verletzten auf den Schlachtfeldern aufsammeln und sie zu den Ambulanzen befördern, wurde schon vor der Jahrhundertwende vom späteren Chefchirurgen der Grande Armée, Pierre François Percy, schriftlich festgehalten.[151] Obwohl Percy 1805 abermals die Errichtung einer Pflegetruppe forderte, dauerte es weitere vier Jahre, bis die Aufstellung einer solchen Mannschaft auch gesetzlich geregelt wurde. Am 13. April 1809 erschien das Dekret, das die Bildung von 10 Truppeneinheiten bewilligte, die als Kompagnien der Hospitalpfleger oder auch als Kompagnien der Ambulanzsoldaten bezeichnet wurden.[152] Jede Kompagnie sollte neben kommandierenden Kräften, Köchen und Küchenhilfen über insgesamt 96 gewöhnliche Pfleger verfügen, die sich u.a. aus Angestellten der Militärkrankenhäuser, Freiwilligen und vor allem kampfuntauglichen Wehrpflichtigen zusammensetzen sollten. Solche Einberufene, die aufgrund körperlicher Gebrechen zu einem ordentlichen Dienst an der Waffe nicht mehr fähig waren, deren Zustand aber einen Einsatz als Pfleger zuließ, sollten zur Bildung der beschriebenen Kompagnien rekrutiert werden. Einen Monat

---

148 Vgl. LARREY, D.-J.: Mémoires, Band 1, Paris 1812, S. 154 f.
149 Napoleon über Larrey, zitiert nach ISENSEE, E.: Geschichte, Berlin 1844, S. 887.
150 Vgl. BONAPARTE, N. (herausgegeben auf Anweisung von Kaiser Napoléon III.): Correspondance de Napoléon, Band 25, Brief Nr. 20050, Paris 1868, S. 328.
151 Vgl. LEMAIRE, J.-F.: La médecine napoléonienne, Paris 2003, S. 256.
152 *„Décret impérial portant création de dix compagnies d'infirmiers d'hôpitaux"*, vgl. dazu BERRIAT, H. H.: Législation militaire, Band 2, Alexandria 1812, S. 356 ff.

nach Erlass des Dekrets wurde konkretisiert, welche körperlichen Schäden die Männer aufweisen durften. Der Verlust eines Auges, Sichtbeeinträchtigungen, chronische Augenkrankheiten, das Fehlen von Schneide- und Backenzähnen, der Verlust eines oder mehrerer Finger oder Zehen – dies alles konnte kein Hindernis für die Aufnahme im Pflegedienst sein.[153] Die je 125 Mann starken Kompagnien bildeten sich in Österreich, Italien und Spanien.[154] Gegen Ende des Jahres 1811 formierte sich eine elfte Einheit in Holland.

Percy hatte auch die Vorstellung, aus jeder der Kompagnien Männer auszuwählen, die die Verletzten auf die Tragen legen und sie dann entweder direkt bis zur nächsten Ambulanz oder bis zu den Wagen transportieren, die sie dorthin bringen. Diese „Despotats"[155] oder auch „Brancardiers" sollten u.a. mit Lanzen ausgestattet über das Schlachtfeld laufen und in der Lage sein, unter Anwendung der mitgeführten Utensilien innerhalb kürzester Zeit eine Trage zu konstruieren (vgl. dazu Abbildung 6). Die Einführung der „Despotats" soll durch ein kaiserliches Dekret der ersten Dezembertage 1813 im Prinzip angenommen worden sein.[156] Ob diese Krankenbahrenträger samt Ausrüstung jedoch jemals das Projektstadium überschritten haben, ist fraglich, war das Ende des Regimes nur noch einige Monate entfernt. Diese Ansicht bekräftigt ein Blick in Corvisarts Zeitschrift „Journal de médecine, chirurgie, pharmacie, etc." in der Anfangszeit des Jahres 1814, in der Percys Überlegungen zu den „Despotats" als Zeichen seiner Philanthropie gewertet wurden und seinem Wirken ein noch höherer Stellenwert prophezeit wurde, sollten seine Ausführungen sich eines Tages verwirklichen.[157] Ähnlich wie die Pläne für die Übernahme von Larreys Wagen für die gesamte Grande Armée bestanden die geplanten Krankenbahrenträger wahrscheinlich lediglich auf dem

---

153 Vgl. LEMAIRE, J.-F.: La médecine napoléonienne, Paris 2003, S. 258.
154 Vgl. SANDEAU, J.: La santé aux armées. L´organisation des services et les hôpitaux. Grandes figures et dures réalités, in: Revue du Souvenir Napoléonien, Nr. 450, Paris 2004, S. 27 ff.
155 Vgl. RAVARD, T.: Histoire et médecins de Franche-Comté, Yens sur Morges, Cabédita 2002, S. 85; der französische Begriff „despotat" leitet sich nach dem „Dictionnaire des sciences médicales" vom Wort „desportator" ab, einem „Wegträger" sozusagen, vgl. dazu ADELON, N. P. et al.: Dictionaire des sciences médicales, Band 8, Paris 1814, S. 571.
156 Vgl. LAURENT, C. N.: Histoire de la vie et des ouvrages de P. F. Percy, Versailles 1827, S. 387.
157 Vgl. CORVISART, J.-N.: Journal de médecine, chirurgie, pharmacie, etc., Band 29, Paris 1814, S. 302.

Papier. Der französische Medizinhistoriker Jean-François Lemaire stellte diesbezüglich „Krankenbahrenträgerphantome" und Phantome von Evakuierungswagen den tatsächlichen, schweren Verletzungen der Soldaten gegenüber.[158]

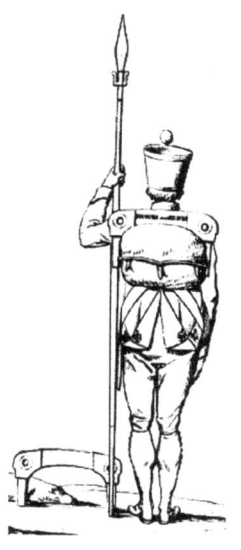

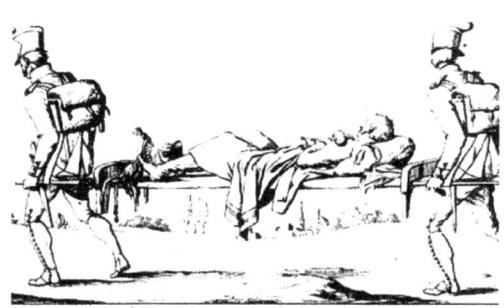

Abb. 6: Despotat oder Brancardier
Veränderte Darstellung nach ADELON, N. P. et al.: Dictionaire des sciences médicales, Band 8, 1814, S. 589/593 im Anhang.

---

158 „*Soit donc des fantômes de brancardiers à proximité de fantômes de véhicules d'évacuation à la différence des blessures qui, elles, étaient réelles!*", zitiert nach LEMAIRE, J.-F.: La médecine napoléonienne, Paris 2003, S. 261.

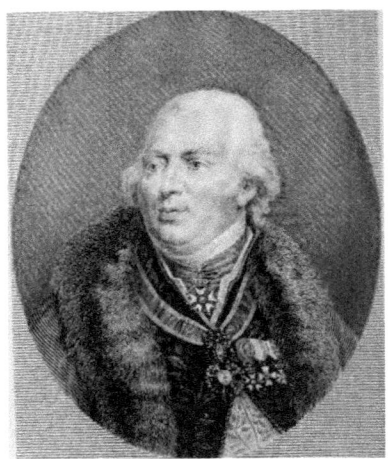

Abb. 7: Pierre-François Percy (1754–1825)
Darstellung Percy, P. F.: Journal des campagnes, 1904, Titelbild.

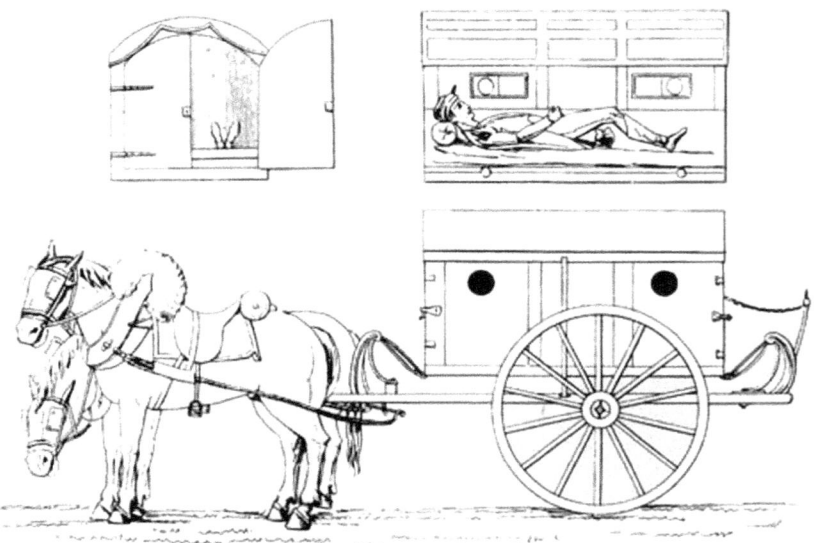

Abb. 8: Larrey´s fliegende Ambulanz
Grundmann, R. T.: Dominique-Jean Larrey, in: Chirurgische Allgemeine, 12 Jg., 3. Heft, 2011, S. 188.

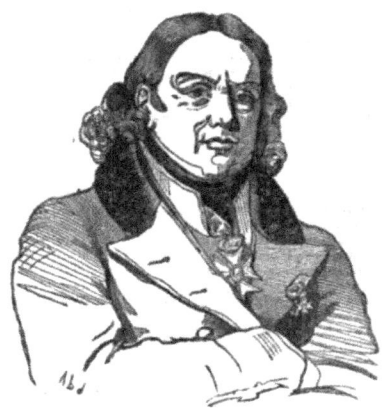

Abb. 9: Dominique-Jean Larrey (1766–1842)
PAYA J. B.: La mosaïque du Midi. Publication mensuelle, Band 2, 1838, S. 99

Wurden die verletzten Soldaten wie auch immer vom Schlachtfeld wegtransportiert, so fanden sie sich zumeist in einem Ambulanzzelt wieder. Einem Augenzeugenbericht zufolge bestand dessen Dach aus geteerten Tüchern, die zwischen den Bäumen aufgespannt waren. Während Kerzen in einem kleineren OP-Zelt Licht für die notwendigen Operationen spendeten, lagen die weniger Verletzten und die bereits Operierten im großen Zelt auf Stroh von naheliegenden Feldern.[159]

Weiterhin wurden behelfsmäßige Hospitäler eingerichtet, wofür häufig Anwesen rekrutiert wurden, welche in Hand religiöser Orden waren. So berichtete Percy von einer zum Hospital umfunktionierten Kirche in Dirschau (Polen), welche er im Juni 1807 besuchte und in der 225 Kranke und Verletzte in ihrem jeweils eigenen Holzbett verpflegt wurden.[160] General Thiébault beschrieb äußerst geordnete Zustände in einem für den Winter eingerichteten Hospital im spanischen Burgos, wo jeder Soldat gebadet wurde und bei Genesung mit gereinigter sowie ausgebesserter Kleidung die Einrichtung wieder verließ.[161]

Die Mehrzahl der Rapporte stellt die Lage jedoch anders dar. Als Percy Ende Januar 1807 im polnischen Pultusk ankam, nahm er im dortigen Krankenhaus

---

159 Vgl. PIGEARD, A.: L'armée de Napoléon 1800–1815. Organisation et vie quotidienne, Paris 2000, S. 223.
160 Vgl. PERCY, P. F.: Journal des campagnes du baron Percy, Paris 1904, S. 269 f.
161 Vgl. PIGEARD, A.: L'armée napoléonienne 1804–1815, Curandera 1993, S. 761 f.

den unangenehmen Geruch großer Vereiterungen wahr, den er mit dem Gestank eines verfaulten Käses verglich.[162] Einige Tage später bei Eylau passierte er Aufschüttungen von amputierten Gliedmaßen und toten Körpern, die gefroren in der Kälte vor den Krankeneinrichtungen lagen. Da Percy selbst sich davon überzeugen wollte, dass wenigstens die meisten Verwundeten eine Bouillon bekamen, kann davon ausgegangen werden, dass die Nahrungsvorräte durchaus knapp bemessen waren. Dazu mangelte es an Wasser, Stroh, Wäsche und Instrumenten.[163] Der in Frankreich geborene, aber in russischen Diensten tätige Infanteriegeneral Langeron traute seinen Augen nicht, als er 1812 in Minsk einen Blick auf die verletzten Soldaten warf:

„*Jamais spectacle plus hideux et plus affligeant ne s'est offert à mes yeux: les blessés, les malades, sans lit, sans couvertures et même sans litière, n'ayant personne pour les soigner ni pour les servir, périssaient de besoin, de misère et de la corruption de l'air. Des cadavres à demi pourris restaient dans les chambres quelques jours avant qu'on songeât à les enterrer; les blessés étaient pansés (lorsqu'ils l'étaient) avec du foin en place de charpie, et des courroies en guise de bandages; plusieurs de ces malheureux m'ont dit qu'ils avaient été des semaines entières à n'avoir pour toute nourriture que de l'eau trouble et un pain noir affreux; leurs chemises tombaient en lambeaux sur leurs corps.*"[164]

Ein ähnliches Bild ergibt sich aus den Schilderungen des französischen Schriftstellers Jean-Pons-Guillaume Viennet, der sich bei der Suche nach seinen Kameraden in den in Leipzig geschaffenen behelfsmäßigen Hospitälern umschaute:

„*Quels hôpitaux, grand Dieu! Des églises, des magasins, des écuries, des galetas vides, un lit de paille hachée étendue sur le pavé; et par là-dessus des corps humains couchés l'un contre l'autre, les uns morts de la veille, les autres agonisants. Ceux-ci gémissant, ceux-là criant*

---

162 Vgl. PERCY, P. F.: Journal des campagnes, Paris 1904, S. 146.
163 Vgl. ebd., S. 166.
164 General Alexandre Louis Andrault de Langeron, zitiert nach SAINT-HILAIRE, É. M. DE: Histoire de la campagne de Russie pendant l'année 1812 et de la captivité des prisonniers français en sibérie et dans les autres provinces de l'empire, 1848, S. 310; eigene sinngemäße Übersetzung: „*Niemals hat sich meinen Augen ein abscheulicheres und schlimmeres Schauspiel geboten; die Verletzten, die Kranken, ohne Betten, ohne Decken, sogar ohne Streu; sie hatten niemanden, der sie pflegen, noch bedienen konnte; sie gingen zugrunde, weil ihnen das Nötigste fehlte, an Elend, an Luftverpestung. Tote, halb verfaulte Körper lagen einige Tage in den Zimmern, bevor man dann daran dachte, sie zu beerdigen; die Verletzten wurden, wenn überhaupt, mit Heu anstelle von Kleiderfetzen verbunden und Schuhriemen dienten als Bandagen. Mehrere dieser Unglücklichen haben mir gesagt, dass sie ganze Wochen als einzige Nahrung nur trübes Wasser und abscheuliches Schwarzbrot bekommen hätten und ihre Hemden als Fetzen auf ihren Körpern gelegen hätten.*"

> qu'on les débarrasse du voisinage d'un cadavre, tous ces malheureux couverts de sang, la tête et les membres entourés de sales chiffons, quelques chirurgiens fort rares, presque pas d'infirmiers, de charpie, de bouillon, de médicaments; et, dans les cours de ces charniers, des monceaux de cadavres nus, maigres, défigurés, attendant le tomberau qui doit les emporter dans une fosse commune."[165]

Ob die Soldaten eine bessere Medizin im wissenschaftliche Sinne erwarten durften, sei dahingestellt. Die Mängel auf administrativ-logistischer Ebene jedoch werden durch zahlreiche Niederschriften offengelegt; so berichtete ein Soldat, dass sich trotz starker Schmerzen kein Chirurg um ihn gekümmert habe, weil diese erst die anderen Verletzten hätten behandeln müssen. Demnach sei sein blutiger „Stumpf" sechs Tage lang nicht verbunden worden und habe sich allmählich entzündet, bis dass die Fliegen ihre Eier in seinem Bein ablegten und sich die Maden über dem Bettlaken verbreiteten.[156] Weiterhin gab ein Chirurg an, dass während des Russlandfeldzuges 1812 die Mehrzahl der Verletzten an Hunger gelitten habe.[167] Auch Beobachter in Spanien sprachen von überfüllten Krankenhäusern sowie Lebensmittel- und Medikamentenmangel.[168] Selbst Percy scheute nicht davor zurück, in deutlichen Worten seinen Unmut gegenüber der Verwaltung auszudrücken, die seiner Ansicht nach nicht nur den größten Anteil an der schlechten Lage der Verletzten und Kranken hatte, sondern auch dazu beitrug, dass viele gute Ärzte und Chirurgen das Schicksal ihrer Patienten teilten, was wiederum zur weiteren Unterversorgung der Pflegebedürftigen führte:

> „La mortalité est effrayante et hors de toute proportion dans presque tous nos hôpitaux. Ceux de Pampelune seraient bientôt déserts par l'énorme quantité de malades qui y

---

165 Jean-Pons-Guillaume Viennet, zitiert nach VIENNET, J.-P.-G.; TROUSSON, R. (Hrsg.): Mémoires et Journal 1777–1867, Paris 2006, S. 229; eigene sinngemäße Übersetzung: „Was für Krankenhäuser! Mein Gott! Kirchen, Kaufhäuser, Pferdeställe, ein auf dem Pflaster ausgebreitetes Bett aus zerhacktem Stroh; darauf lagen einer gegen den anderen gepresst menschliche Körper, die einen vom Vorabend schon tot, die anderen sich im Todeskampf befindend. Diese seufzten, die anderen schrien, dass man sie doch von den neben ihnen liegenden Leichen wegbringen möchte, alle diese armen von Blut überströmten Geschöpfe, Kopf und Glieder mit dreckigen Lappen verbunden, ein paar äußerst seltene Chirurgen, fast keine Pfleger, Kleiderfetzen, Bouillon, Medikamente und in den Höfen dieser Massengräber Stücke von nackter Kadavern, ausgehungert, entstellt, die auf den Kippkarren warteten, der sie in ein Massengrab befördern sollte."
166 Vgl. CHEVILLET, J.; CHEVILLET, G. (Hrsg.): Ma vie militaire 1800–1810, Paris 1906, S. 304.
167 Vgl. PIGEARD, A.: L'armée de Napoléon, Paris 2000, S. 223.
168 Vgl. LEMAIRE, J.-F.: La médecine napoléonienne, Paris 2003, S. 267.

périssent journellement, si les cadavres de ces infortunés n'étaient aussitôt remplacés, sans changement de grabat, par de nouveaux malheureux qui y mourront à leur tour, et toutes ces victimes de l'encombrement, de la plus détestable administration, de l'insouciance des autorités, des spéculations de l'avarice, la mort les choisit parmi les conscrits de vingt ans. Il est vrai que ces soldats sont déjà épuisés lorsqu'ils arrivent à l'armée; la route, la mauvaise nourriture, la vermine, les insomnies, l'habitation pendant la nuit dans des églises froides, dans des couvents abandonnés, où des milliers d'hommes, et surtout de prisonniers espagnols, ont laissé leurs ordures et où il faut coucher sur la dure, sur le pavé, exposé au froid, à l'humidité, aux émanations putrides et infectes, toutes ces causes, et surtout la nostalgie qu'elles contribuent encore a augmenter, jettent ces nouveaux soldats dans l'état le plus fâcheux et déterminent bientôt les maladies qui les moissonnent. La plupart périssent épuisés; ils s'éteignent sans regrets ni douleur. La dysenterie en tue un grand nombre; la fièvre nosocomiale en fait succomber encore davantage; et les mauvais soins, la malpropreté, le défaut de secours, la pénurie de linge, le manque de médicaments, le méphitisme des salles convertissent ces hôpiteaux hideux et dégoûtants en autant d'asiles de la mort ou, comme le dit le soldat lui-même, en vrais cimetières. Les officiers de santé, et particulièrement les chirurgiens, meurent pêle-mêle avec les autres malades; on en perd souvent à Pampelune et à Saint-Sébastien. De jeunes étudiants arrivant de France se trouvent tout à coup plongés dans une atmosphère empestée; pleins de la première ferveur, ils s'abandonnent à leur zèle et à leur sensibilité, et bientôt ils sont sacrifiés avec ceux qu'ils croyaient pouvoir sauver."[169]

---

169 So der Chefchirurg der Grande Armée, J. F. Percy, Ende Januar 1809 in Spanien, PERCY, P. F.: Journal des campagnes, Paris 1904, S. 498 f.; eigene sinngemäße Übersetzung: „*Die Sterblichkeit ist erschreckend und außerhalb jeglicher Proportionen und dies in fast all unseren Hospitälern. Diejenigen von Pamplona sollen bald verlassen sein infolge der Unmenge an Kranken, die täglich dort umkommen, wenn die Kadaver dieser Armen nicht bald durch neue Unglückselige ohne Wechsel der einfachen Liegen ersetzt werden, die ihrerseits dann dort auch sterben werden. Und alle diese Opfer, die Folge der Überladung und Überlastung, der verabscheuungswürdigsten aller Verwaltungen, der Unbekümmertheit der Verantwortlichen, der Spekulationen des Geizes sind, der Tod wählt sie in den Reihen der 20-jährigen Rekruten aus. Es stimmt, dass diese Soldaten schon erschöpft sind, wenn sie in der Armee ankommen; die Straßen, die schlechte Nahrung, das Ungeziefer, die Schlaflosigkeit, die Unterkunft in der Nacht in den kalten Kirchen, in den verlassenen Klöstern, wo Tausende von Menschen und besonders spanische Kriegsgefangene ihren Unrat zurückgelassen hatten und wo man auf hartem Untergrund, auf dem Pflaster, der Kälte und der Feuchtigkeit ausgesetzt, schlafen musste, wo man fauligen und infektiösen Ausdunstungen ausgeliefert war und vor allem aber das Heimweh, das durch diese Übel noch verstärkt wurde. Das alles warf diese neuen Soldaten in den allerunglückseligsten Zustand und diese Zustände sind die Ursachen für die Krankheiten, von denen sie dann heimgesucht werden. Die meisten enden völlig erschöpft. Sie sterben ohne Trauer, einfach so. Viele sterben an der Ruhr; noch mehr kommen durch das nosokomiale Fieber um; schlechte Pflege, Unsauberkeit, Fehlen an*

Nicht nur der Mangel an Material und Nahrung behinderte ein erfolgreiches Arbeiten des Gesundheitsdienstes, sondern vor allem die eingeschränkte Entscheidungsfreiheit der Ärzte und Chirurgen. Diese waren, was Dienst, Verwaltung und Ausführung der Regeln anging, der Polizei der Generalstabsoffiziere, den weisungsberechtigten und üblichen Kriegskommissaren unterworfen und konnten von jenen auch im Falle eines Verstoßes vorübergehend von ihren Aufgaben entbunden werden.[170] So wurde beispielsweise der Chirurg Jean-Paul Gama aus der 3. Division des Armeecorps für einen Monat von einem Hilfskommissar suspendiert, weil er trotz dessen Befehle sich geweigert hatte, ein Hospital räumen zu lassen, da er der festen Meinung war, dass der Zustand der Verletzten dies nicht zuließe. Selbst Larrey konnte 1809 in Wien den oft kleinlichen Launen eines Gardekommandanten nicht entkommen, der ihm befahl, jedes Mal beim täglichen Appell anwesend zu sein.[171] Weiterhin sollten die Mediziner das Pflegepersonal dazu verpflichten, blutende und eitrige Verbände nach vorheriger Wäsche ein zweites Mal und öfter wieder zu verwenden.[172]

Das Verhalten der Kriegskommissare der Medizinalcorps blieb auch Napoleon nicht verborgen, welcher sich vor allem darüber erzürnte, dass diese vorwiegend dem Schlachtfeld fernblieben und deshalb ihren Aufgaben nicht nachkamen. Im August 1812 erinnerte er die Vorposten des Gesundheitsdienstes deshalb daran, dass er sie bei weiterem Nichtausführen ihrer Tätigkeiten persönlich zur Rechenschaft ziehen werde.[173] Auch auf Truppenseite stieg die Abneigung gegenüber den Verantwortlichen. Der Arzt Kerckhove beschrieb den Unterschied, den die Soldaten dabei zwischen den Kommissaren und den Medizinalcorps im Gesamten machten. Während viele Soldaten die Befehlshaber beleidigten und

---

Hilfe, Mangel an Wäsche, an Medikamenten, der stinkende und giftige Dampf der Säle, alles dies verwandelte diese hässlichen und ekelhaften Hospitäler in so viele Todesasyle oder, wie der Soldat selbst sagt, in einen wahrhaften Friedhof. Die Gesundheitsoffiziere, besonders die Chirurgen, sterben durcheinander mit den anderen Kranken. Junge Studenten, die aus Frankreich kommen, finden sich plötzlich in eine verpestete Atmosphäre eingetaucht und anfangs noch voller Eifer legen sie bald ihren Fleiß und ihre Sensibilität ab und bald werden sie selbst mit denen zum Opfer, die sie glaubten, retten zu können."

170 Vgl. Lepec, M.: Recueil général des lois, décrets, ordonnnances, etc., depuis le mois de Juin 1789 jusqu´au mois d´Août 1830, Band 12, Paris 1839, S. 349.
171 Vgl. Lemaire, J.-F.: La médecine napoléonienne, Paris 2003, S. 242 ff.
172 Vgl. ebd., S. 245.
173 Vgl. ebd., S. 246 f.

aus ihren Lagern jagten, zeigten sie sich gegenüber Ärzten und Chirurgen im Allgemeinen wohlwollend und manchmal sogar anerkennend.[174]

Letztendlich bleibt festzuhalten, dass die anfangs schon genannten 113 Ärzte, 824 Chirurgen und 360 Pharmazeuten, die sich 1812 auf den Feldzug Richtung Russland begaben, eine Armee mit einer Truppenstärke zwischen ca. 400.000 und 600.000 Mann betreuen mussten. Auch wenn die Anzahl der medizinischen Fachkräfte in der französischen Armee somit im Vergleich zu 1805 deutlich gestiegen war, ist nicht zu leugnen, dass dieses Missverhältnis eine Unterversorgung der Verletzten und Kranken nach sich zog.

II.3.4 Bilanz des französischen Gesundheitswesens unter Napoleon

Die Frage, ob Napoleon eine modernere Medizin wirklich begründet hat, lässt sich pauschal nicht beantworten; sicher jedoch ist, dass er sie, wenn auch womöglich im Ansatz unbeabsichtigt, vorangetrieben hat. Napoleon war in erster Linie Landesführer und Kriegschef – dies muss bedacht werden, wenn seine Rolle für die moderne Medizin bewertet wird, wäre es doch äußerst spekulativ und gewagt zu glauben, dass Entscheidungen bezüglich eines Fortschreitens der Medizin aus rein wissenschaftlichem oder philanthropischem Interesse getroffen worden wären. So wurden ab 1805 Soldaten ohne Pockennarben geimpft.[175] Ein Jahr zuvor, am 2. April 1804, war bereits vom Ministerium des Innern eine „Société pour l'extinction de la petite-vérole en France par la propagation de la vaccine"[176] errichtet worden. Dieser angegliedert war das „Comité central de vaccine", welchem die Aufgabe der Berichterstattung über den Impffortschritt übertragen wurde.[177] 1809 erließ die französische Regierung ein Pockenschutzimpfungs-Dekret. In den Jahren von 1808 bis 1811 wurden in Frankreich ca. 1,7 Millionen Menschen immunisiert.[178] Dieser medizinische Progress war sicherlich ebenfalls eine positive Folge der ursprünglichen Absicht, die Krankheiten in der Armee zu reduzieren, um deren militärische Schlagkraft zu sichern. Das

---

174 Vgl. KERCKHOVE, J. R. L. DE: Histoire des maladies observées à la Grande Armée française pendant les campagnes de Russie en 1812 et d'Allemagne en 1813, Antwerpen 1836, S. 111.
175 Zur Vakzination siehe Kapitel III.3.
176 Vgl. BAZIN, H.: L'histoire des vaccinations, Paris 2008, S. 80.
177 Vgl. KOLLE, W.; WASSERMANN, A. VON: Handbuch der pathogenen Mikroorganismen, Band 8, Jena 1913, S. 674.
178 Vgl. OSTERHAMMEL, J.: Die Verwandlung der Welt. Eine Geschichte des 19. Jahrhunderts, München 2011, S. 272; vgl. auch WINKLE, STEFAN: Geißeln der Menschheit. Kulturgeschichte der Seuchen, Mannheim 2005, S. 887.

präventive Handeln scheint umso erstaunlicher, wenn bedacht wird, dass Entscheidungen bezüglich der militärischen Ambulanzen nur relativ zögerlich getroffen wurden. Der moderne Unterricht am Krankenbett und der zunehmende Bedeutungsgewinn der Chirurgie fügt sich in die allgemeine Tendenz der medizinischen Professionalisierung in dieser Zeit ein und ist sicherlich kein Ergebnis napoleonischer Politik oder Denkens. Boerhaave hatte schon gut 100 Jahre zuvor das „bedside-teaching" als Professor an der Universität Leyden populär gemacht, und auch die Entwicklung der Chirurgie zu einem ernsten medizinischen Teilgebiet schritt bereits vor der Machtergreifung Napoleons voran. Dennoch wirkten die Revolution und die darauf folgende napoleonische Ära samt ihrer kriegerischen Auseinandersetzungen als Katalysatoren dieser Prozesse. Eine Reformierung des Hospitalwesens mit Zusammenführung der Krankenhäuser einer Stadt unter eine zentrale Verwaltung sowie die Aufteilung chronisch und akut Erkrankter in dafür speziell vorgesehene Häuser kann als Modernisierungsschub verstanden werden, auch wenn neben dem Grundgedanken der Verbesserung der medizinischen Versorgung vor allem die mit der Zentralisierung verbundenen optimierten Kontrollfunktionen und reduzierten Ausgaben als Hauptziele gegolten haben mögen. Letzteres mag auch der Grund dafür gewesen sein, die während der Revolution teils vertriebenen Ordensschwestern mit Beginn des 19. Jahrhunderts für die Pflege der Kranken in den Hospitälern zu rekrutieren.

Als fortschrittliches Element ist sicherlich das im März 1803 verabschiedete Gesetz zur Ausbildungsregelung der Heilberufe zu sehen sowie die daran geknüpfte Etablierung der Gesundheitsoffiziere als medizinische Grundversorger in der Fläche.

Einen mit den deutschen Herrschaftgebieten vergleichbaren festen öffentlichen Medizinalapparat mit vom Staat angestellten Ärzten gab es zumindest um 1804 noch nicht. Diese fanden sich nur regional vereinzelt und wurden meist in Eigeninitiative der Gemeinden von denselben ausgesucht und angestellt. Ab Mitte des Jahres 1805 wurden jedoch die „médecins des épidémies" wieder eingeführt und bildeten ab dann zumindest auf dem Gebiet der Seuchenbekämpfung ein komparables System.

Weiterhin wurden in der Militärmedizin schnelle mobile Krankeneinsatzfahrzeuge entwickelt, die die Verletzten schon während der laufenden kriegerischen Auseinandersetzungen vom Schlachtfeld einsammeln und abtransportieren sollten. Zudem waren ganze medizinische Pflegekompagnien aufgestellt und bewilligt worden. Als weitere Innovation sollten darunter auch speziell ausgestattete Krankenbahrenträger eine Rolle spielen, die die Verletzten ebenfalls bereits während des Gefechts vom Ort des Geschehens wegtransportieren konnten. Hier zeigen sich also Vorläufer heutiger Notfalleinsatzfahrzeuge und Rettungssanitäter. Letztlich zeigen gerade die Ausführungen zur Militärmedizin die teils grausamen Zustände mangelnder Nahrung und Kleidung, fehlender Unterkünfte, schlechter Hygiene und überfüllter Krankenhäuser bzw. Hilfslazarette. Zudem geben sie ein Bild schier unzählbarer Qualen und des Sterbens hunderttausender Menschen auf den Schlachtplätzen Europas wieder. Diese menschlichen Tragödien und logistischen Engpässe bzw. militärmedizinischen Insuffizienzen sowie die Ressourcenverschwendung für diese Kriegseinsätze sind es schließlich, die sich auch in den Köpfen der Bevölkerung des Satellitenstaates Westphalen festsetzten und mit dem Schicksal dieses Staates einhergehen, auch wenn den entstandenen Engpässen und Notsituationen auf medizinischer Seite teils modernisierende Elemente entwuchsen.

Das modernisierte Unterrichtswesen, die Impfungen, die verbesserte Versorgung der Landbevölkerung einerseits, die unzureichenden Mittel, Umsetzungen und Entscheidungen im militärischen Gesundheitsdienst andererseits – in der rückblickenden Betrachtung des napoleonischen Gesundheitswesens ist in diesem Bereich eine Kontroverse erkennbar.

III Chancen für eine Medizinalreform im Modellstaat Westphalen? Ausgangslage, Vorstellungen und Ziele

Die Gründung des Königreichs Westphalen auf dem Gebiet mehrerer vorheriger Einzelstaaten ging mit der Schwierigkeit der Vereinheitlichung administrativer Strukturen einher; diese betraf auch das Medizinalwesen.

Das Gesundheitswesen der Vorgängerstaaten wurde zumeist durch Medizinalordnungen geregelt. In Preußen dienten beispielsweise mehrere aufeinander folgende Medizinalordnungen, vor allem zwischen 1685 und 1725, dem Ziel, das Medizinalwesen der staatlichen Kontrolle zu unterstellen, die Rechte und Pflichten der einzelnen Heilberufe untereinander abzugrenzen und einheitliche Prüfungs- und Ausbildungsreglementarien zu konzipieren. So wurde 1685 ein Collegium medicum ins Leben gerufen, das mit dem Medizinaledikt von 1725 in ein Ober-Collegium medicum umgestaltet wurde. Dies erhielt die Oberaufsicht über die kurz zuvor eingerichteten Provinzialkollegien.[179] Zusätzlich entwickelte sich in Preußen eine Aufsichtsbehörde zur Überwachung der gesundheitlichen Verhältnisse, in deren Aufgabenbereich u.a. die Früherkennung von Seuchen bei Mensch und Tier sowie deren Bekämpfung durch Einleitung sanitätspolizeilicher Gegenmaßnahmen fielen.[180] Dieses Collegium sanitatis[181] in Berlin

---

179 Vgl. RUST, J. N.: Die Medicinal-Verfassung Preußens, wie sie war und wie sie ist, Berlin 1838, S. 63 f.; die Provincial-Collegia bestanden aus zwei Medici, zwei Chirurgi und zwei Apothekern unter dem Vorsitz eines Mitgliedes der Kriegs- und Domänenkammer, vgl. dazu PREUSSEN, KÖNIG F. W. I.: Königliches Preußisches und Churfürstl. Brandenburgisches allgemeines und neugeschärfftes Medicinal-Edict und Verordnung, Berlin 1725, S. 6 f.; 1792 gab es 12 provinziale Medizinalkollegien in Preußen (Küstrin, Stettin, Magdeburg, Halberstadt, Ellrich, Minden, Hamm, Cleve, Mörs, Aurich, Königsberg, Marienwerder), vgl. dazu MEUSEL, J. G.: Lehrbuch der Statistik, Leipzig 1792, S. 195.
180 Vgl. LABISCH, A.: Entwicklungslinien des öffentlichen Gesundheitsdienstes in Deutschland. Vorüberlegungen zur historischen Soziologie öffentlicher Gesundheitsvorsorge, in: Öff. Gesundh.-Wesen, 44. Jg., Stuttgart 1982, S. 745–761, hier S. 746
181 Bei der Suche nach genauen Daten zur Errichtung dieser Behörde stößt man auf ungenaue Angaben. Die Erwähnung einer Umwandlung des Collegiums in ein Pestkollegium im Jahre 1719 zeigt auf, dass dieses Collegium sanitatis schon vor 1719 bestanden haben muss (vgl. dazu ebd.; vgl auch PISTOR, M.: Geschichte der preußischen Medizinalverwaltung, in: Deutsche Vierteljahrsschrift für öffentliche

erhielt die Funktion eines Ober-Collegiums, als 1762 auch Sanitäts-Collegien in den Provinzen eingerichtet wurden. Im Jahre 1799 wurde das Ober-Collegium medicum wie auch seine regionalen Zweigstellen mit den jeweils entsprechenden Sanitäts-Collegien zusammengelegt. Die neuen Collegia medica et sanitatis sollten neben der Kontrolle bzw. Prüfung der Heilpersonen und dem gerichtsärztlichen Gutachtenwesen fortan „*ihre beständige Aufmerksamkeit auf Entfernung alles desjenigen, was der menschlichen Gesundheit nachtheilig werden könnte, richten.*"[182] Darunter fielen neben den Maßnahmen für die Eindämmung ansteckender Krankheiten auch die Verhütung von Vergiftungen und Luftverschmutzungen, die Lebensmittelkontrolle sowie die Aufsicht über das Einhalten der Verordnungen zur Tollwut und Begräbnisfrist von Leichen.[183] Das preußische Territorium wurde größtenteils in Physikate eingeteilt, für die jeweils ein akademisch ausgebildeter Physicus/Amtsarzt angestellt wurde, der als Voraussetzung zur Ausfüllung dieses Amtes einen sehr guten Abschluss seines Anatomiekurses[184] vorweisen musste. 1796 arbeiteten insgesamt 131 Physici mit festem Jahresgehalt in preußischen Landen.[185] Diese Land-, Kreis- und Stadtphysici hatten als Offizianten der Kriegs- und Domänenkammer die Aufsicht über andere Ärzte, Chirurgen, Apotheker und Hebammen und mussten an das ihnen vorstehende Ober-Collegium medicum et sanitatis jährliche Medizinaltabellen einsenden.[186]

Im Kurfürstentum Braunschweig-Lüneburg[187] wurden gegen Ende des 17. Jahrhunderts ebenfalls erste Landphysikate bzw. -chirurgate

---

Gesundheitspflege, 40, Braunschweig 1908, S. 225–250, hier S. 241), während andere Autoren dieses Ereignis als Ursprung dieser Einrichtung sahen (vgl. dazu Rust, J. N.: Die Medicinal-Verfassung Preußens, Berlin 1838, S. 64).

182 Instruktion des Collegium medicum et sanitatis am 9. November 1799, zitiert nach Rust, J. N.: Die Medicinal-Verfassung Preußens, Berlin 1838, S. 65.

183 Vgl. ebd.

184 Laut Medicinal-Edikt von 1725 musste jeder Mediziner seinen Cursum anatomicum am königlichen Theatrum Anatomicum in Berlin, jeder Chirurg seinen Cursum operationum und jeder Apotheker seine Processus Pharmaceutico-Chimicos ausführen, bevor er approbiert wurde, vgl. dazu Preussen, König F. W. I.: Medicinal-Edict und Verordnung, Berlin 1725, S. 7.

185 Vgl. Formey, L.: Versuch einer medicinischen Topographie von Berlin, Berlin 1796, S. 228.

186 Vgl. Bratring, F. W. A.: Statistisch-topographische Beschreibung der gesammten Mark Brandenburg, Band 1, Berlin 1804, S. 222.

187 Der größte Teil des Kurfürstentums Braunschweig-Lüneburg ging erst 1810 im Königreich Westphalen auf.

eingerichtet,[188] es fehlte jedoch eine einflussreiche medizinische Behörde wie das Collegium medicum in Preußen. In einem nach preußischem Modell aufgesetzten Medizinalentwurf von 1710 hatte Kurfürst Georg Ludwig die Errichtung eines Collegium medicum zu Hannover im Sinn, an dessen Spitze, anstelle eines Geheimratsmitgliedes wie in Preußen, der erste Leibarzt treten sollte.[189] Es kam jedoch vorerst zu keiner Umsetzung dieses Entwurfes.[190] Eine im Mai 1731 erschienene Medizinalordnung hielt die Bestimmungen zur Ausübung der verschiedenen Heilberufe fest. Wie auch schon im preußischen Medizinaledikt von 1725 in den ersten Zeilen angemerkt,[191] wurde in der Medizinalordnung des Kurfürstentums Braunschweig-Lüneburg ihre Notwendigkeit mit dem gefährlichen Treiben unerfahrener Heilpersonen begründet. Durch die Regelung, was ein Arzt, Chirurg oder Apotheker zur legitimen Ausübung seines Berufes leisten bzw. nachweisen musste, sollte die regelrechte medizinische Versorgung im Lande gewährleistet sowie das Auftreten von nicht-authorisierten Heilpersonen, also Pfuschern, bestmöglich reduziert werden. So sollte der Physicus auch hier in überwachende Dienste treten und z. B. mit der Ortsobrigkeit die ansässigen Apotheken visitieren und auf deren Instandhaltung achten.[192]

Das schärfere Vorgehen gegen „*Pfuscherey und Charlatanerie*"[193] stellte auch in der Landgrafschaft Hessen-Kassel ein Hauptkriterium bei der Überarbeitung der erst zehn Jahre zuvor erschienenen Medizinalordnung von 1768 dar; die erste Medizinalordnung von Landgraf Moritz dem Gelehrten im Jahre 1610 hatte zum Vergleich ganze 158 Jahre bestanden. Als Vorlage zur neuen Medizinalordnung, also der von 1778[194], diente jene aus den Münsterschen Landen.

---

188 Vgl. DEICHERT, H.: Geschichte des Medizinalwesens im Gebiet des ehemaligen Königreichs Hannover, (Quellen und Darstellungen zur Geschichte Niedersachsens, Band 26, hrsg. vom Historischen Verein für Niedersachsen), Hannover und Leipzig 1908, S. 13.
189 Vgl. ebd., S. 16.
190 Den Grund für die ausbleibende Ausführung des verfassten Medizinalentwurfes vermutete Deichert in der Übernahme der britischen Königskrone durch Kurfürst Georg Ludwig im Jahre 1714 und den dadurch verschobenen herrschaftlichen Interessen, vgl. dazu ebd.
191 Vgl. PREUSSEN, KÖNIG F. W. I.: Medicinal-Edict und Verordnung, Berlin 1725, S. 4.
192 Vgl. DEICHERT, H.: Geschichte des Medizinalwesens, in: HISTORISCHER VEREIN FÜR NIEDERSACHSEN (Hrsg.): Quellen, Band 26, Hannover und Leipzig 1908, S. 21.
193 HESSEN, LANDGRAF FRIEDRICH II.: Hessische Medicinalordnung und Gesetze, welche das Sanitätswesen im Lande überhaupt betreffen, Cassel 1778, S. 40.
194 Vgl. diesbezüglich auch den Beitrag von SAHMLAND, I.: Die Medizinalordnung von 1778 und die medizinische Versorgung im Marburger Raum, in: SAHMLAND

In 340 Gesetzespunkten wurden detailliert und umfassend die Regelungen des Medizinalwesens festgehalten. Dabei wurde inhaltlich allein von sechs verschiedenen Klassen der Ärzte ausgegangen, die sich laut Gesetzestext in ihrer Qualifikation von einander unterschieden. Um zwischen diesen Klassen differenzieren zu können, wurde u. a. das Collegium medicum dazu angewiesen, verschiedene Patente mit jeweils bestimmten Formulierungen auszustellen, die z. B. den Ärzten der sechsten Klasse nur das Heilen derjenigen Krankheiten erlaubte, über die sie in der Prüfung ausreichendes Wissen demonstriert hatten. Wollte der Arzt daraufhin an einem Orte praktizieren, so sollte er sein Patent bei der Ortsobrigkeit oder beim Pastor vorzeigen, damit seine Kopie zur Einlage im Gerichtsprotokoll für alle Patienten einsehbar war.[195] Wie in Preußen und im Kurfürstentum Braunschweig-Lüneburg war auch die Landgrafschaft Hessen-Kassel in Physikate eingeteilt. Der Physicus hatte neben der Beaufsichtigung der anderen Heilpersonen seines Bezirkes, der Meldung von Seuchen[196] und der Visitation der Apotheken ebenfalls die Aufgabe, sich um rechtsmedizinische Angelegenheiten, etwa gewaltsame Todesfälle, zu kümmern. Unregelmäßigkeiten, Abweichungen und Verstöße waren der Oberaufsicht des Medizinalwesens, dem Obercollegium medicum in Cassel oder dessen Deputationen in den Fakultäten zu Marburg und Rinteln mitzuteilen.

I.; GRUNDMANN, K. (Hrsg.): Perspektiven der Medizingeschichte Marburgs. Neue Studien und Kontexte, Darmstadt-Marburg 2011 (Quellen und Forschungen zur hessischen Geschichte, 162), S. 59–85.
195 Vgl. HESSEN, LANDGRAF FRIEDRICH II.: Hessische Medicinalordnung, Cassel 1778, S. 172 f.
196 Vgl. ebd., S. 187.

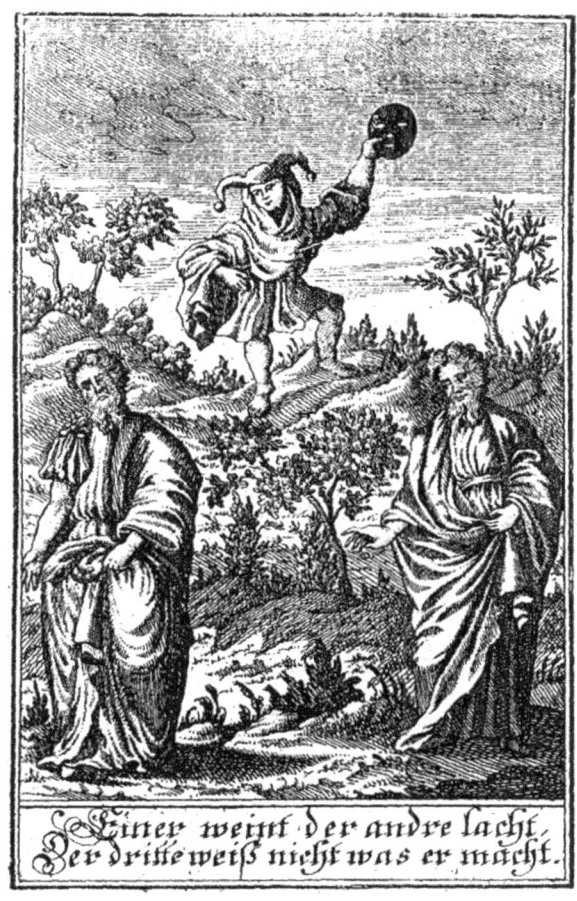

Abb. 10: Obrigkeit, Arzt und Pfuscher im Dreiecksverhältnis
Darstellung nach HIATROPHILO, T. A. VON: Kluger und lustiger Medicus, 1721, Titelbild.[197]

---

197 Die Abbildung zeigt die Rollenverteilung einiger am Medizinalwesen beteiligter Personen: Der Arzt, als weinende Person dargestellt, steht zur Rechten des lachenden Pfuschers. Über ihnen treibt die Obrigkeit im Narrenkostüm ihr Unwesen. Das Bild bezieht sich auf das Medizinalwesen in den ersten Jahrzehnten des 18. Jahrhunderts (Erscheinungsort des zugehörigen Buches ist Zittau/damals Kurfürstentum Sachsen). Es zeigt die Ohnmacht bzw. die Unfähigkeit des Staates, ein funktionierendes Gesundheitssystem zu entwickeln, in dem die gelernten Ärzte für ihre Ausbildung gerecht entlohnt werden und den Pfuschern das Handwerk gelegt wird.

Im Gegensatz zu den Kollegen in den preußischen Gebieten wurden die Physici im Kurfürstentum Hessen vor dessen Aufgehen im Königreich Westphalen allerdings nicht vom Staat selbst bezahlt, sondern erhielten einen Jahressold, der aus der Abgabe eines Groschens der im Physikatsbezirk befindlichen Familien bestand. Dieser so genannte Physikatsgroschen musste jeweils als Petri- und Martini-Steuer entrichtet werden.[198]

Die Medizinalordnungen aus Preußen, dem Kurfürstentum Braunschweig-Lüneburg sowie Kurhessen[199] sollten an dieser Stelle ausreichen, um darzustellen, dass der Großteil des Territoriums des späteren Königreichs Westphalen, wenigstens vom Gesetz her, über ein geregeltes Medizinalwesen verfügte, bevor es in diesem aufging.

Forderte die Umstrukturierung auf allgemeiner Verwaltungsebene schon große Bemühungen, so ist es nachvollziehbar, dass auch die Angleichung der verschiedenen Gesundheitssysteme gewisse Anstrengungen verlangte. Wie schon anfänglich erwähnt, wurden die medizinischen Belange dem Ressort Justiz und innere Angelegenheiten unterstellt, welches sich per Januar 1809 in zwei verschiedene Ministerien unterteilte. Danach lagen sie im Zuständigkeitsbereich des Ministeriums des Innern.[200]

Um überhaupt erst einmal einen Überblick über den Versorgungszustand der westphälischen Bevölkerung zu bekommen, forderte das Innenministerium die ihm unterstehenden Behörden dazu auf, Bestandsregister zur medizinischen Versorgungslage des gesamten Territoriums aufzustellen.[201] Die Ausarbeitungen sollten auch Informationen zu den Tierärzten geben und u. a. darstellen, mit welchen Aufgaben diese betraut wurden und aus welchen Fonds sie ihre Bezahlung

---

198 Vgl. dazu Hessisches Staatsarchiv Marburg (HStAM), Best. 77a, Nr. 1128, Acta die Einziehung der präparatorischen Nachrichten zur künftigen Organisation des Medicinalwesens im Werradepartement betr. 1808, 1809, 1810; Schreiben des Dr. Gebhardi an den Präfekten des Werra-Departementes, Witzenhausen, Februar 1808, S. 2–3 des Schreibens; vgl. auch HStAM, Best. 75, Nr. 207, Acta die den Gesundheitsbeamten in Hessen als Besoldung angewiesene Physicatsgroschen betr. 1810, 1811; Schreiben des Präfekten des Werra-Departementes an den Innenminister, Marburg, 16.05.1811, fol. 52. Die Anmerkung zur Besoldung der Physici ist durchaus wichtig, denn es ergaben sich diesbezüglich bei der Organisation des Medizinalwesens einige Probleme, siehe dazu Kapitel III.2.1.
199 Im Zuge des Reichsdeputationshauptschlusses (1803) erhielt der Landgraf von Hessen-Kassel die Kurfürstenwürde und in Abgrenzung zur Landgrafschaft Hessen bürgerte sich die Abkürzung „Kurhessen" ein.
200 Vgl. dazu Kapitel I.1.
201 Vgl. HStAM, Best. 75, Nr. 201, Acta die Organisation des Medicinalwesens betr.; Schreiben vom 15.05.1808.

erhielten.[202] Bereits Ende des Jahres 1807, nur wenige Tage nach Inkrafttreten der westphälischen Verfassung, erging vom Justiz- und Innenminister Siméon die Anordnung, einen Zustandsbericht über die großen Hospitäler einzusenden.[203]

Ein Einblick in das Medizinalwesen der Städte und Landflächen, den dort ansässigen Heilanstalten sowie der darin wirkenden Heilpersonen samt ihrer Qualifikationen konnte nicht nur der Beurteilung des Versorgungszustandes dienen, sondern ließ auch Einschätzungen zu, welche Kosten oder Einsparungen zu erwarten waren.

Dass es nicht unbedingt allein darum ging, die Physikatsbezirke den neuen territorialen Begebenheiten anzupassen, zeigte sich bereits im Laufe der ersten Monate des Jahres 1808, als Vorschläge zur Modifikation des Medizinalwesens die oberen Verwaltungsebenen des neuen Königreiches erreichten. Offenbar bestand bei den medizinischen Eliten des Landes Gesprächsbedarf und es gab eine Anregung zur Mitgestaltung.

III.1 Anfrage des Dr. Gebhardi zu Witzenhausen

Es war wohl eine Epidemie im Ort Blickershausen, die für den Arzt Dr. Justus Christlieb Gebhardi[204] den endgültigen Ausschlag gab, sich an den Präfekten des Werra-Departements zu wenden, um dort Veränderungen des Medizinalwesens zu erreichen. So herrsche in diesem Dorf seit Wochen eine ansteckende Krankheit, die die Menschen befalle, sie aber nicht dazu bewege, einen ordentlichen Arzt aufzusuchen. Stattdessen begebe sich die Bevölkerung eher zu „*Quacksalbern*"[205], um sich von diesen behandeln lassen zu wollen. Gebhardi bat deshalb

---

202 Da der Innenminister einige Anfragen bezüglich der Plätze für Tierärzte in den Provinzen bekommen habe, wolle er vor Vergabe bzw. Bewilligung dieser Stellen zuerst einen Überblick über die Zahl, die Aufgaben und die finanzielle Entschädigung der Veterinäre erlangen, vgl. Geheimes Staatsarchiv Preußischer Kulturbesitz (GStA PK), V. HA, Nr. 1954, Vaccine, Objets généraux 1808–1813; Schreiben des Innenministers, Cassel, 19. Mai 1808. Der Brief war scheinbar ein Rundschreiben, da die Präfekten der Departements Harz, Saale, Oker, Fulda, Werra und Weser geantwortet haben.

203 Vgl. GStA PK, V. HA Königreich Westphalen, Nr. 1948, Acta die Hospitaeler betr. 1807–1813; Schreiben vom 21.12.1807.

204 Dr. Justus Christlieb Gebhardi war Arzt in Melsungen und promovierte 1790 in Göttingen mit dem Thema „*de synchondrotomia ossis pubis*". Danach arbeitete er in Hedemünden und später in Witzenhausen. Zuständiger Physikus von Witzenhausen war Dr. Baur.

205 HStAM, Best. 77a, Nr. 1128, Acta die Einziehung der präparatorischen Nachrichten zur künftigen Organisation des Medicinalwesens im Werradepartement betr. 1808,

um Verbesserung des Medizinalwesens und Einhalt dieser Missbräuche, wofür er dem Präfekten auch eigene Vorschläge unterbreitete. Diese sollten besonders zum Wohle der Bevölkerung des „*platten Landes*"[206] beitragen.

Dr. Gebhardi forderte die staatliche Anstellung eines öffentlichen Arztes für einen oder mehrere Kantone. In dessen Aufgabengebiet sollten alle medizinalpolizeilichen Angelegenheiten fallen, so etwa alle gerichtlichen Fälle oder auch die Bekämpfung der Pfuscherei. Dabei solle der Cantonsarzt von den entsprechenden Obrigkeiten der Gemeinden und Kantone unterstützt werden, z. B., indem diese dem Arzte entsprechende Informationen zu Vergehen melden.[207] Außerdem sollten die Prediger und Maires der Gemeinden den Cantonsarzt bei Epidemien anfordern und ihm die Häuser der betroffenen Personen zeigen, damit er sich um diese kümmern könnte. Darüber hinaus solle er von den Hebammen im Falle unnatürlicher oder sich verzögernder Geburtsvorgänge verständigt werden. Gebhardi machte auch den Vorschlag, die Gemeinden zur Anschaffung eines Apparates mit den notwendigsten Instrumenten[208] zu verpflichten, in deren Gebrauch geschickte und verantwortungsbewusste Bürger vom Cantonsarzt eingeführt werden. Die Verantwortlichen sollten zudem vom Arzt einen Unterricht erhalten, damit sie die Lage der Kranken besser einschätzen lernten und im Dringlichkeitsfall auch den Cantons-Wundarzt verständigten. Die Kosten für den Arzt sowie die benötigten Heilmittel müssten von der Gemeinde übernommen werden. Der Betrag dafür solle jedoch auf einer höheren Ebene beschlossen werden. Schließlich fügte er hinzu, dass eine einheitliche Apothekertaxe, gerade für die ehemals kurhessischen Gebiete, von Nöten sei.[209] Bei der Abrechnung der Medikamente müsse dem Cantonsarzt auf Verlangen der Kommunen die Kostenaufstellung des betreffenden Apothekers vorgelegt werden. Falle diese zu hoch aus, müsse der Apotheker die Kosten tragen. Werde

---

1809, 1810; Schreiben des Dr. Gebhardi an den Präfekten des Werra-Departements, Witzenhausen, Februar 1808, S. 1 des Schreibens.
206 Ebd., S. 3 des Schreibens
207 Vgl. ebd., S. 5 f.
208 Es geht aus den Unterlagen nicht hervor, was für ein „Apparat" dies überhaupt sein sollte oder welche Instrumente dafür vorgesehen waren. Es wird sich hierbei wahrscheinlich um einen Rettungsapparat handeln, vgl. dazu SCHMITT, C.: Rettung und Wiederbelebung Verunglückter 1740–1840 mit besonderer Berücksichtigung der Atmungs- und Beatmungsgeräte sowie anderer Hilfsmittel, (Marburger Schriften zur Medizingeschichte, 27), Frankfurt/M. 2012.
209 Gebhardi machte dabei jedoch keine konkreten Vorschläge, wie eine solche Apothekertaxe aussehen sollte. Man könne sich aber vorübergehend an den Taxordnungen anderer westphälischer Gebiete orientieren.

sie vom Cantonsarzt jedoch für zu niedrig befunden, müsse die Gemeinde oder der Einzelne die Rechnung begleichen.

Gebhardis Intention war die Lösung praktischer Probleme und die qualitative Verbesserung der gesundheitlichen Versorgung der Bevölkerung. Die Bekämpfung der Pfuscher durch eine adäquate medizinische Versorgung durch den Cantonsarzt stellt hierbei eine zentrale Rolle dar. Zudem erinnert die Anregung zur Anschaffung eines Apparates mit den notwendigen Instrumenten an die in Frankreich seit 1805 vom Staat zur Verfügung gestellten Pakete zur Seuchenbekämpfung. Wahrscheinlich handelt es sich in Gebhardis Vorstellungen aber eher um Materialien für Erste Hilfe-Maßnahmen.

III.2 Vorstellungen des Chirurgen Garnier

Im Zuge der Bestandsaufnahme hatte auch Herr Dr. Reil[210], Medizinprofessor an der Universität Halle, in einem Bericht über die Medizinalpolizei gewisse Mängel dargestellt, zu deren Behebung er gleich auch Änderungsvorschläge darbot. Mit den Überlegungen des Hallenser Autors setzte sich wiederum ein Chirurg namens Garnier kritisch auseinander. Garnier fand, dass der Verfasser dieses Berichtes weit davon entfernt sei, ein nützliches Ziel zu erreichen, nämlich, einer endlosen Zahl von Missbräuchen abzuhelfen, die alltäglich in der medizinischen Praxis auftraten.

Mangels eines geeigneten Aufnahmemodus fürchtete Garnier, dass sich die Missbräuche für manche Einrichtungen, die der Professor aus Halle vorschlug,

---

210 Hier ist wahrscheinlich von Johann Christian Reil (1759–1813) die Rede. Der Anatom und Mediziner gilt als Wegbereiter der romantischen Medizin und der Psychiatrie. Reil arbeitete als Medizinprofessor in Halle und später in Berlin. Er wirkte zudem teils zeitgleich als Stadtphysikus in Halle. 1808 prägte er erstmals in einem Aufsatz den Begriff „Psychiatrie". Ab 1811 war er als Dekan der Medizinischen Fakultät in Berlin tätig. Nach Übernahme der Leitung des preußischen Feldlazaretts links der Elbe in den deutschen Befreiungskriegen in 1813 verstarb er im November desselben Jahres in Halle an Typhus, vgl. dazu SCHOCHOW, M.; STEGER, F.: Johann Christian Reil (1759–1813). Stadtphysikus, Universalmediziner und Wegbereiter der Psychiatrie, in: Ärzteblatt Sachsen-Anhalt, 24. Jg., 5. Heft, S. 71–72, Magdeburg 2013. Das ursprüngliche Schreiben von Reil liegt leider nicht vor. Bekannt ist jedoch, dass sich Reil schon 1804 für die Errichtung von „Pépinières" zur Ausbildung zweitklassiger Ärzte für die Versorgung der ländlichen Bevölkerung stark gemacht hatte, vgl. dazu BERGMEIER, O.: Die sogenannte „niedere Chirurgie" unter besonderer Berücksichtigung der Stadt Halle an der Saale in der ersten Häfte des 19. Jahrhunderts, Halle, Diss., 2002, S. 36 f.

eher noch erhöhen würden. Im Vorwort seines Berichtes äußere der Verfasser zwar einige brauchbare und einleuchtende Ideen in seinem öffentlichen Lehrplan für die Medizin, die Umsetzung in die Praxis sei aber eher enttäuschend. Nach Meinung des Hallenser Autors seien die Einheimischen, in der Stadt und auf dem Lande, überhaupt nicht imstande gewesen, einen gelernten Arzt zu bezahlen, und sie seien gezwungen gewesen, einen Scharlatan und Pfuscher aufzusuchen. Diesem Unding mochte der Medizinprofessor aus Halle dadurch abhelfen, dass Hilfsärzte an bestimmten „Baumschulen"[211] ausgebildet werden. Jede andere Ausbildung, die wenig Kosten erfordere, sei seiner Meinung nach unnütz. Diese Hilfsärzte könnten dann die bemitleidenswerten Kranken für eine bescheidene Vergütung pflegen. Für Garnier hingegen schien dieses Projekt aber eher geeignet zu sein, Pfuscher zu produzieren.[212] Garnier stimmte allerdings mit dem Medizinprofessor aus Halle in wesentlichen Punkten überein und schlug seinerseits Maßnahmen vor.

So sollte in der Hauptstadt des Königreiches eine Medizinische Hochschule oder eine Universität gegründet werden, die allein dazu berechtigt sein sollte, das Doktoratsdiplom auszustellen, sei es in der Medizin oder der Chirurgie. Für jeden Hauptort des Departements sah Garnier eine medizinische und chirurgische Gesellschaft oder eine untergeordnete Schule vor. Diese letztere sollte in allem der ersten untergeordnet sein und mit der Aufnahme der Gesundheitsoffiziere[213], die sich im jeweiligen Departement niederzulassen hatten, beauftragt werden. Jeder Kandidat sollte, um den Grad eines Gesundheitsoffiziers zu erhalten, verpflichtet werden, ein Zeugnis der Hochschule vorzulegen, das mindestens von drei Professoren unterzeichnet war. Mit der Vorlage dieses Zeugnisses hätte dann das Studium über einen Zeitraum von zwei Jahren und mehr an der genannten Hochschule belegt werden können.

---

211 Hier wird das französische Wort „pépinière" verwendet. Eine Pépinière war in Berlin tatsächlich 1795 als Aus- und Weiterbildungsanstalt für Militärärzte im Königreich Preußen gegründet worden. Später entstand aus dieser Einrichtung die Kaiser-Wilhelm-Akademie. Ob der Hallenser Medizinprofessor Reil diesen Ausdruck in seinem Schreiben tatsächlich in Anlehung an diese Institution verwendete oder Garnier den Begriff vielleicht sogar als Seitenhieb nutzte, um die Inkompetenz dieser Ausbildungsform hervorzuheben, kann letztlich nicht sicher geklärt werden.
212 Vgl. GStA PK, V. HA Königreich Westphalen, Nr. 1951, Acta der Organisation der Medizinalpolizey 1808–9, Schreiben des Chirurgen Garnier im April 1808.
213 Hier wird der Ausdruck „officiers de Santé" übersetzt. Garniers Vorstellungen lehnen sich offensichtlich nicht nur terminologisch an die in Frankreich seit 1803 etablierten Gesundheitsoffiziere an.

In jedem Kanton, jeder Großgemeinde sollte sich zudem ein Arzt, ein Doktor der Hauptuniversität oder der Hochschule niederlassen und von der Regierung bezahlt sowie mit der Überwachung der Gesundheitsoffiziere beauftragt werden. Letztere sollten aber medizinisch und chirurgisch nicht aktiv werden dürfen, wenn sie kein Diplom besaßen, das nicht von mindestens drei Mitgliedern unterzeichnet worden war. Diese sollten dann die medizinische und chirurgische Gesellschaft in der untergeordneten Schule bilden, deren Errichtung in jedem Hauptort des Departements geplant war. Schließlich sahen Garnier und Reil für die Doktoren und die Gesundheitsoffiziere die Festlegung eines Aufnahmemodus vor, der den Prüfern jegliche Art von finanziellen Interessen untersagte.[214]

In einem waren sich beide Herren einig: Den Pfuschern, denen sich die mittellosen Kranken anvertrauten, musste das Handwerk gelegt werden. Der Weg, dieses Ziel zu erreichen, war jedoch unterschiedlich. Reil wollte dem Missbrauch durch die Errichtung kostenpflichtiger Ersatzschulen („Baumschulen") abhelfen, in denen „Hilfsärzte" ausgebildet werden sollten, die dann zu einem geringen Salaire die armen Kranken pflegen sollten. Der Chirurg Garnier widersprach diesem Vorschlag aufs Heftigste, denn diese pseudomedizinische Ausbildung begünstige eher einen Anstieg der Zahl der Pfuscher. Jeder, der mit medizinischen Eingriffen und der Therapie von Krankheiten berufsmäßig beschäftigt war, sollte ein mindestens von drei Professoren unterschriebenes Diplom vorlegen, das bewies, dass er eine Ausbildung von mindestens zwei Jahren an der Universität erhalten hatte. Ein solches Zeugnis sollte gewährleisten, dass nicht neue Quacksalber produziert würden. Auch war für das Medizinalwesen, wenn man den oben erwähnten Vorstellungen folgt, eine aus dem Verwaltungswesen schon bekannte hierarchische Struktur vorgesehen, die dem Staat gute Kontrollmöglichkeiten erlaubte. Es fällt auf, dass die Einteilung an den neuen Verwaltungseinheiten ausgerichtet war. Die Tatsache, dass beispielsweise die Ärzte in den Kantonen[215] von der Regierung bezahlt werden sollten, sowie der Hinweis, dass den Prüfern finanzielle Interessen jeglicher Art untersagt waren, schienen Mittel, um der Korruption vorzubeugen.

Das Beispiel dokumentiert den offensichtlichen Wunsch auf ausgedehnte Veränderungen, welche die bloße Neuauslegung der Physikatsbezirke übersteigen. Mit der Forderung nach untergeordneten Schulen und Niederlassung von Gesundheitsoffizieren in den Departements, die unter der Aufsicht der dafür

---

214 Vgl. GStA PK, V. HA Königreich Westphalen, Nr. 1951, Schreiben des Chirurgen Garnier im April 1808; zur Übersicht der Forderungen siehe Anhang 4.
215 Darunter werden offenbar Physici verstanden.

bestimmten examinierten Ärzte stehen, scheint sich Garnier hierbei nicht nur begrifflich an französischen Verhältnissen zu orientieren. Die Forderungen ähneln teilweise stark dem Regelwerk des im Jahre 1803 in Frankreich propagierten Gesetzes zur Regelung der Heilberufe.

Offensichtlich liegt auch hier der Wunsch nach qualitativer Verbesserung der gesundheitlichen Versorgung der Bevölkerung durch die Ausbildung und flächendeckende Anstellung qualifizierter Medizinalpersonen zu Grunde. Die damit einhergehende Bekämpfung der Pfuscherei steht ebenfalls im Mittelpunkt.

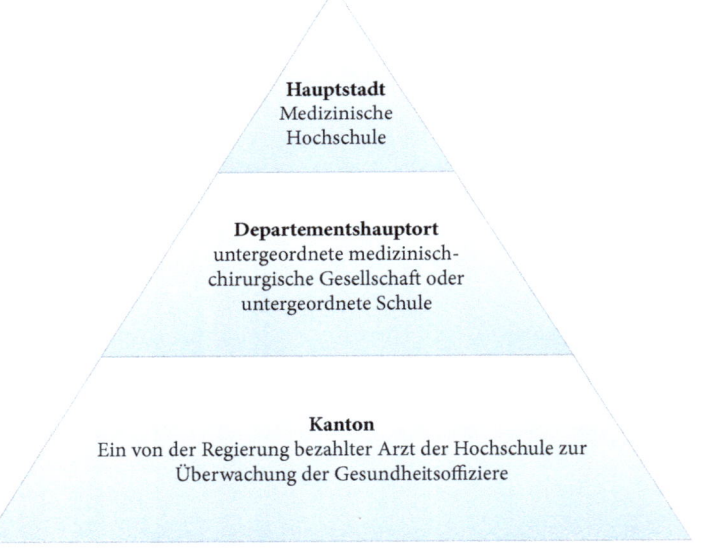

Abb. 11: Der westphälische Medizinalapparat nach den Vorstellungen Garniers
Eigene Darstellung nach GStA PK, V. HA Königreich Westphalen, Nr. 1951, Acta der Organisation der Medizinalpolizey 1808–9, Schreiben des Chirurgen Garnier im April 1808.

III.3 Der Wunsch eines anonymen Autors auf Beibehaltung der Medizinalkollegien

Im Rahmen der Forderungen nach Reformen gab es jedoch auch die Befürchtung, dass bisherige dienliche medizinische Errungenschaften verlorengehen könnten. So verfasste ein anonymer Autor einen Aufsatz über die Nützlichkeit der Aufrechterhaltung der Medizinalkollegien, in welchem er die Vor- und Nachteile des französischen und preußischen Medizinalwesens herauszuarbeiten versuchte. Er kam zu dem Ergebnis, dass die Einrichtung der medizinischen Spezialschulen in Frankreich eine große Zahl hervorragender Ärzte hervorgebracht habe, während in Preußen der Doktortitel maßlos verliehen worden sei. Diesem Umstand liege jedoch zu Grunde, dass die Kandidaten in Berlin neben der Durchführung des Examens dazu gezwungen seien, den Doktorgrad an einer Universität zu erwerben. Anstatt dessen erlange der Kandidat in Frankreich mit der Prüfung an den Spezialschulen diesen Titel.[216] Weiterhin sei die große Anzahl der Hospitäler in Frankreich vorbildlich und biete zudem jungen Medizinern ausreichend praktische Übung, auch wenn die Qualität der Examina auf Provinzebene in beiden Ländern durchaus vergleichbar sei. Trotz der lobenden Worte konstatierte der Autor, dass in Frankreich allerdings keine Institution bestehe, die sich aus medizinischem Personal zusammensetze und für die medizinalpolizeilichen Angelegenheiten im Land zuständig sei. Selbst die berühmte Medizingesellschaft in Paris habe nicht wirklich eine Legislative.[217] Das Königreich Preußen habe hingegen diesem Missstand durch die Errichtung der Medizinal- und Sanitätskollegien entgegengewirkt. Im neuen Königreich Westphalen seien noch Oberkollegien in Kassel und Braunschweig sowie mehrere Provinzialkollegien vorhanden, deren Beibehaltung essentiell sei, wenn das Medizinalwesen im neuen Staat ein „organisches Ganzes"[218] ergeben solle. Seiner Ansicht nach war es also notwendig, an den Medizinalkollegien als den Eckpfeilern des Gesundheitswesens festzuhalten. Den gleichen Standpunkt vertraten diesbezüglich auch die Medizinalkollegien in Halberstadt, Magdeburg und Kassel, welche einige Monate später ihre Vorstellungen dem Präfekten bzw. dem Ministerium des Innern unterbreiteten (siehe dazu im Folgenden).

---

216 Vgl. STABU, Dep. 48 Acc. 32/93 Nr. 7, Essai sur l'utilité de conserver les Collèges de Médecine et de Santé dans le Royaume de Westphalie, Göttingen: J. F. Danckwerts 1808, S. 18.
217 Vgl. ebd., S. 12.
218 „ce Tout organique", ebd., S. 28; In den Recherchen konnte der Verfasser und somit seine Position im Gefüge des neuen Königreiches leider nicht identifiziert werden. Da der Autor gerne die Gesundheitssysteme mehrerer Länder diskutiert hätte, ihm dazu nach eigenen Worten jedoch durch die Dringlichkeit der kaiserlichen Forderungen die Zeit fehle (vgl. dazu ebd., S. 4 f.), könnte darauf geschlossen werden, dass er zur Ausführung dieser Arbeit beauftragt worden war. Im Jahrbuch der Staatsarzneikunde wurde der Bericht allerdings als mangelhaft und unwichtig eingestuft, vgl. dazu KOPP, J. H.: Jahrbuch der Staatsarzneikunde, Frankfurt a. M. 1809, S. 558 f.

III.4 Vorstellungen des J. F. Niemann[219], Präsident des Medizinalkollegiums Halberstadt

Nachdem einige Zeit vergangen war, ohne dass scheinbar eine feste Regelung zum westphälischen Medizinalwesen getroffen worden war, stellte der Arzt J. F. Niemann, Präsident des Medizinalkollegiums in Halberstadt, im März 1809 die Frage, ob das Medizinalwesen nun ganz oder nur teilweise nach französischem Vorbild strukturiert werden solle oder es doch einer völlig neuen Ausrichtung bedürfe. Zu Beginn seiner Ausarbeitungen begründete Niemann, warum er eine Änderung der Zustände für notwendig hielt. Dafür bediente er sich eines Beispiels: So seien 1797 in den französisch besetzten Gebieten, welche vorher preußisch waren, gut 10% der Bevölkerung gestorben, darunter knapp ein Drittel durch normalerweise heilbare Krankheiten.[220] Eine Neuordnung des Medizinalwesens und die damit verbundene schnelle und fachgerechte Behandlung der Kranken solle diesem nicht hinnehmbaren Zustand Abhilfe schaffen. Weiterhin beschrieb Niemann, dass durch unqualifizierte Ärzte in der Vergangenheit oft eigentlich untaugliche Männer trotzdem zum Militärdienst rekrutiert worden seien.[221] Eine Neustrukturierung solle diesen Missstand beheben.[222]

In seinen Reflexionen forderte er zudem nicht nur eine Vereinheitlichung des Medizinalwesens mit der Absicht, dass auch zuvor isolierte Gemeinden und Ortschaften von der Reform profitierten, sondern auch die gesteigerte Bereitstellung finanzieller Mittel für den vermehrten Erwerb medizinischer Erkenntnisse, um die spekulative Medizin einzudämmen.[223]

---

219 Der 1765 geborene Johann Friedrich Niemann (im Schreiben: Jean Fréderic Niemann) war Medizinalrat und um 1800 Landphysicus zu Halberstadt.

220 Vgl. GStA PK, V. HA Königreich Westphalen, Nr. 1951, Acta der Organisation der Medicinalpolizey 1808–9; Schreiben von Jean Fréderic Niemann, Halberstadt, 23.03.1809: Quelques remarques sur la question la partie médicinale (Das Medicinalwesen) doit-elle être organisée en général ou en particulier d'après les ordonnances françoises, ou d'après des nouveux règlemens?, S. 2 und 3 des Schreibens (bei der Seitenangabe wird das Titelblatt mitgezählt).

221 Niemann zieht zur Bekräftigung seiner Behauptung ein Beispiel aus der Region des ehemaligen Fürstentums Ansbach („*Pricipauté d'Anspach*") hinzu, in der 10% der im Jahre 1796 eingezogenen Männer ungeeignet gewesen sein sollen, vgl. dazu ebd., S. 2 des Schreibens.

222 Gemäß dieser Aussage wurde die militärische Schlagkraft durch unqualifiziertes Medizinalpersonal beeinträchtigt.

223 Seine Aussage kann hier durchaus als Forderung von finanziell gestützten Forschungsaufträgen verstanden werden. Es darf zudem vermutet werden, dass Niemann sich

Bezüglich der Ausbildung der Mediziner sprach sich das Kollegiumsmitglied aus Halberstadt für eine Angleichung der Examina aus. Außerdem solle auf Praktikantenschulen und kleine Universitäten in Zukunft verzichtet werden, da diese durch das mangelhafte Angebot der Übung am menschlichen Körper nicht in der Lage seien, praktische Ärzte und Gesundheitsoffiziere auszubilden. Weiterhin forderte Niemann eine Festlegung der Studienzeit auf vier Jahre. Zudem dürfe kein Arzt mehr einen Chirurgengrad gegen Bezahlung erlangen. Vielmehr solle der Arzt eher zusätzlich Chirurgie studieren da die Chirurgie nie wirklich von der Medizin zu trennen sei.[224] Für die Ausbildung exzellenter Chirurgen sei zudem die Errichtung eines großen Krankenhauses unerlässlich, da nur dort ein ausreichendes Krankheitsspektrum geboten werde. Außerdem war Niemann der Ansicht, dass im Gegensatz zu den Examina an kleinen Akademien ein feierliches, öffentliches Examen an einer großen Klinik den Medizinern nicht nur die nötige Wertschätzung entgegenbringe, sondern auch Parteilichkeit verhindere. Ein Professor solle zudem von seinen Prüflingen kein Geld für die Betreuung im Examen verlangen dürfen und die Presse solle zur Kritik der Prüfer herangezogen werden. Überdies möge nur von denjenigen Absolventen eine Dissertation erwartet werden, welche anschließend auch in der Lehre tätig sein wollen. Weiterhin sollten diejenigen Ärzte, welche außerordentliches Geschick bei allen Operationen zeigten, fortan Medico-Chirurgen genannt werden.[225] So solle z. B. ein Physikus, also ein Kreisarzt, immer auch ein Medico-Chirurg sein.[226] Für das Königreich Westphalen erachtete Niemann überdies zwei Universitäten für Ärzte und höhere Chirurgen als völlig ausreichend.[227] Für die Ausbildung von Chirurgen 2. Klasse (sous-chirurgiens), die Niemann mit den französischen „officiers de santé" fast gleich stellte, sollten Zentren in Braunschweig und

---

gegen die zeitgenössische Strömung der romantischen Medizin wendet. Welche Vorgehensweisen der Autor hierunter versteht, führt er jedoch nicht weiter aus, vgl. dazu die Arbeit von HÄBERLEIN, M.; PRUSSAT, M. (Hrsg.): Eine Wissenschaft im Umbruch. Andreas Röschlaub (1768–1835) und die deutsche Medizin um 1800 (Bamberger Historische Studien, 18), Bamberg 2018.

224 „Chaque médecin doit bien étudier la chirurgie, qui, la regardée objectivement, n'est jamais séparable de la médecine proprement dite.", ebd., S. 6 des Schreibens.
225 Wahrscheinlich ist hier die Leistung der Mediziner bei Operationen während des Examens gemeint, auch wenn das nicht eindeutig aus der Quelle hervorgeht, vgl. ebd., S. 7 des Schreibens.
226 Vgl. ebd., S. 13 des Schreibens.
227 Mit dem Hinweis, dass der Plan der neuen französischen Medizinalverfassung aus dem Jahre 1791 lediglich fünf Medizinalschulen für 83 Departements vorsah, rechtfertigte Niemann seine Auffassung, vgl. ebd., S. 7.

Marburg in Betracht gezogen werden. Aus diesen Schulen könne auch dann die Armee ihre Gesundheitsoffiziere rekrutieren, wodurch eine zusätzliche Einrichtung einer speziellen Gesundheitsoffiziersschule mit den damit verbundenen Kosten entfalle.

Weiterhin sprach sich das Mitglied des Medizinalkollegiums zu Halberstadt für die Errichtung einer Hebammenschule pro Departement aus, ebenso sei der Aufbau einer der Universität angegliederten Tierarztschule notwendig, von der er sich neben dem Unterricht der angehenden Tiermediziner auch weitere Erkenntnisse für die Humanmedizin erhoffte. Niemann nannte hier vor allem die Pockenimpfung als Positivbeispiel für die Verflechtung von Human- und Tiermedizin. Für die Tiermedizin sah er sogar weitere Schulen vor, welche ähnlich der Ausbildung der „sous-chirurgiens" niedere Tierärzte hervorbringen sollten. Diese Tierarztklasse könne gerade für die Bauern im Königreich Westphalen sehr hilfreich sein. Die Neuerrichtung von Apothekerschulen sei hingegen nicht notwendig.[228]

Für die medizinalpolizeilichen Einrichtungen plante Niemann ebenfalls Veränderungen ein. So müsse die dem Innenministerium unterstellte Obere Gesundheitsschule bzw. das Obere Gesundheitskollegium (Collège de santé supérieur)[229] zu allererst einen Medizinalerlass für das gesamte Königreich entwickeln, der Regelungen zu den verschiedenen Heilberufen enthalte. Außerdem solle jede Medizinalperson Informationen zu den von ihr behandelten Patienten[230] in einer Übersicht festhalten, genauso wie die Obere Gesundheitsschule selbst Listen über die im Königreich tätigen Heilpersonen verfassen solle. Niemann verfolgte anscheinend die Absicht, eine den Physici analoge Veterinärsstelle einzurichten; so sollten zukünftig die Obertierärzte[231], wie ihre humanmedizinischen Kollegen

---

228 Für die Apotheker sah Niemann zuerst eine praxisnahe Ausbildung in den Apotheken selbst vor. Ein schwerpunktmäßiges Studium der Botanik und Chemie könne daran angeschlossen werden, vgl. ebd., S. 9; zur Übersicht der Forderungen Niemanns siehe Anhang 5.

229 Hier ist die Übersetzung aus dem Französischen „collège" zwar richtigerweise Schule, von der Funktion und den Aufgaben her gleicht das Collège de Santé aber eher einem Medizinalkollegium. Hier liegt wahrscheinlich eine unsichere Übersetzung Niemanns des deutschen Wortes Kollegium vor. Das Kollegium wird im Französischen als „commission" bezeichnet. Nach Recherche wird das Wort „Collège" im Französischen im Sinne „Kollegium" nur im Zusammenhang mit dem Kardinals- bzw. Bischofskollegium benutzt, welches z. B. den Papst wählt.

230 Die Physici sollten beispielsweise in ihren Listen nicht den Namen des Patienten erwähnen – wichtig waren eher die Zahl der Personen und die Art der Erkrankung, vgl. dazu ebd., S. 13 des Schreibens.

231 „*protomedcins veterinaires*" – (korrekt protomédcins vétérinaires), also Obertierärzte, vgl. dazu ebd., S. 11 des Schreibens.

auch, am Ende des Jahres Berichte zur Lage der Seuchen inklusive der durch sie veränderten Sterblichkeitsrate erstellen. Als letzte Instanz für Entscheidungen auf medizinischem Gebiet habe die Obere Gesundheitsschule auch die Aufgabe, die Berichte aus den Departements zu begutachten und die Honorare der Heilpersonen sowie die Medikamentenpreise festzulegen. Außerdem brauche das Königreich Westphalen unbedingt eine neue Apothekenordnung.[232]

Für jedes Departement sah der Halberstädter Autor zudem eine Niedere Gesundheitsschule bzw. ein Niederes Gesundheitskollegium (Collège de Santé inferieur) vor, die dem Oberen Kollegium unterstellt werden solle. Direkter Ansprechpartner dieser Institution sei zuerst der Präfekt des jeweiligen Departements. Die primäre Aufgabe dieser Gremien sollte die Verwirklichung der Medizinalgesetze auf Departementsebene sein. Neben dem Aufspüren von Pfuschern, der Kontrolle der Apotheken, dem Erstellen von Listen über die Heilpersonen des Departements, der Bearbeitung und Zusammenfassung der Physikatsberichte zur Weiterleitung an die Obere Gesundheitsschule (Oberes Kollegium), der Rechnungsprüfung und der Aufsicht über Bäder und Impfeinrichtungen sollten die Niederen Gesundheitsschulen (Niedere Kollegien) auch die Prüfung der „sous-chirurgiens", Untertierärzte, Hebammen und Kräuterhändler durchführen. Schließlich solle in der Niederen Schule ein unterer Gesundheitsrat, zusammengesetzt aus einem Medico-Chirurgen, einem Arzt, einem Apotheker, einem Obertierarzt, einem Gerichtsschreiber und einem Botschafter, geschaffen werden.[233]

Zu den Ärzten und Chirurgen im Allgemeinen verlor Niemann ebenfalls einige Worte. So solle der Physikus, wie schon erwähnt, stets ein Medico-Chirurg mit zusätzlich tiermedizinischen Kenntnissen[234] sein. Er müsse ein entsprechendes Gehalt empfangen, welches ihn einerseits in seiner Arbeit zufriedenstelle, andererseits ihn auch dazu verpflichte, die Kranken in der Stadt und auf dem Land medizinisch zu versorgen. Niemann erkannte aber auch, dass der Staat auf Dauer nicht dazu in der Lage sei, der Bevölkerung ausreichend aus öffentlichen Kassen bezahlte Ärzte zur Verfügung zu stellen. Um zu verhindern, dass gerade

---

232 Auch wenn davon ausgegangen werden kann, dass die Obere Gesundheitsschule für die Hauptstadt Kassel angedacht war, geht dies aus dem Schreiben Niemanns nicht hervor. Zur Übersicht der von Niemann geforderten Aufgaben der Oberen Gesundheitsschule siehe Anhang 5.

233 Es geht aus dem Schreiben nicht hervor, welche Funktionen dieser Rat eigentlich einnehmen sollte. Er sollte jedoch alle fünf Jahre neu gewählt oder bestätigt werden. Zur Übersicht der von Niemann geforderten Aufgaben der Niederen Gesundheitsschule siehe Anhang 5.

234 Trotz geforderter paralleler Strukturen sollte der Physikus wenigstens theoretische Kenntnisse in der Veterinärmedizin haben.

die arme Landbevölkerung diesen Mangel dadurch auszugleichen versuchte, dass sie die Dienste von kostengünstigeren Pfuschern in Anspruch nehme, seien öffentliche Chirurgen im Sinne von Kantonwundärzten[235] unverzichtbar. Diese sollten sich zuerst um die Kranken kümmern und, wenn nötig, die Physici zur Unterstützung anfordern.[236] Nach Niemanns Vorstellung sei ein öffentlicher Chirurg für zwei Kantone ausreichend, ein Zweikantonewundarzt sozusagen. Im Falle einer Verhinderung des öffentlichen Chirurgen sei der „gewöhnliche Chirurg" (chirurgien ordinaire) dazu verpflichtet, diesen bis zu dessen Tätigkeitsaufnahme zu ersetzen. Für den Vertreter war dabei scheinbar keine staatliche Bezahlung vorgesehen, sollte er doch als Antrieb und Belohnung die Nachfolge eines bezahlten Chirurgen in Aussicht gestellt bekommen.[237] Der Autor äußerte sich auch zu den privat praktizierenden Ärzten und Chirurgen. Es müsse darauf geachtet werden, dass die Zahl dieser Ärzte und Chirurgen pro Einsatzort in einem vertretbaren Rahmen bleibe. Zu viele Heilpersonen würden weder den Patienten noch den für sie zuständigen Heilpersonen gut tun. Demnach hielt Niemann einen Arzt für drei Kantone und einen Chirurg pro Kanton für angemessen.[238] Die Regelungen sollten den lizenzierten Heilpersonen beliebige Niederlassungen untersagen. Diese Beschränkung erachtete der Halberstädter Autor gerade für Apotheker als sinnvoll. Seiner Ansicht nach seien vor allem in den Marktflecken und kleinen Gemeinden Apotheken unangebracht, da dort das Arzneimittelreservoir oft zu klein oder teilweise auch überaltert sei.[239] Er sprach sich auch deshalb dafür aus, Ärzten und Chirurgen zukünftig die Erlaubnis zu

---

235 Die im Schreiben verwendeten französischen Bezeichnungen „chirurgien public" oder „chirurgien du canton" meinen hier beide den „Cantonwundarzt", vgl. dazu ebd., S. 14 des Schreibens.
236 In welchen Situationen genau die Kreisärzte von den Kantonwundärzten angefordert werden sollen, wird in den Ausarbeitungen Niemanns nicht beschrieben.
237 Es ist davon auszugehen, dass mit den bezahlten Chirurgen die Kantonwundärzte gemeint waren.
238 Diese Proportionen beziehen sich, wie im Text schon beschrieben, nur auf Ärzte und Chirurgen, welche nicht aus den öffentlichen Kassen bezahlt werden sollten.
239 Als Begründung für diese Aussage zog Niemann ein Beispiel aus dem Fürstentum Halberstadt heran. Dort hätten 15 Apotheken existiert, von denen sieben als schlecht bewertet worden seien. Fast alle schlechten Apotheken seien in kleinen Orten angesiedelt gewesen, vgl. dazu ebd., S. 15 des Schreibens. Zur Dichte der Apotheken vgl. auch SAHMLAND, I.: Schwierige Startbedingungen eines Pharmazeuten im Landeshospital Haina (1838/39) in: ANAGNOSTOU, S. und RETZAR, A. (Hrsg.): Facetten der Pharmaziegeschichte. Festschrift für Christoph Friedrich zum 65. Geburtstag, (Veröffentlichungen zur Pharmaziegeschichte, Bd. 15), Stuttgart 2019, S. 185–196.

erteilen, die wichtigsten Medikamente selbst auszustellen.[240] Um im Nachhinein Kosten und eventuelle Fehler nachvollziehen zu können, sollten sie jedoch ein Rezept über die herausgegebenen Heilmittel ausfertigen. Zahnärzte müssten dieses Patent jedoch selbst erwerben.[241]

Die Hebammen sollten ebenfalls aufgeteilt werden. In der Vorstellung, sie seien durch eine Gemeinde nicht ausgelastet und gäben sich deshalb anderen Tätigkeiten zum finanziellen Zugewinn hin, müsse den Hebammen die Aufsicht über zwei bis drei Gemeinden zugestanden werden. Zur Unterstützung solle ihnen weiterhin eine Wickelfrau zugeordnet werden, die vorher Anweisungen zu Schwangerschaft und Geburt von einem öffentlichen Arzt erhalten habe.[242]

Niemann kam letztlich zu dem Schluss, dass das Medizinalwesen nicht ganz nach demjenigen in Frankreich konzipiert werden könne, auch wenn dieses in einigen Punkten nachahmenswert sei. So erteilte er der möglichen Einführung von Medizinschulen nach französischem Vorbild eine klare Absage, da die im Königreich bestehenden Universitäten diesen vorzuziehen seien. Weiterhin hielt er es nicht für nötig, Hebammen zu einer Ausbildung an großen Hospitälern zu verpflichten, weil das dort erlernte Wissen für den eigentlichen Zweck der Geburtshilfe überflüssig sei.[243] Darüber hinaus lehnte er auch die Errichtung von Pharmazieschulen ab. In Anlehnung an das französische Medizinalwesen drang Niemann auf die weitere Ausbildung von Sous-chirurgiens, die den französischen Officiers de santé nahe kamen. Die Forderung, Ärzten und Chirurgen das Aushändigen der einfachsten und wirksamsten Heilmittel zu gestatten, erinnert ebenfalls an die französische Praxis – dort war seit ein paar Jahren selbst den Gesundheitsoffizieren in den kleinen Gemeinden die Bereitstellung einfacher Medikamente erlaubt.[244]

Bemerkenswert an den Ausführungen des Halberstädter Autors ist sicherlich auch das Interesse am Fortschreiten der Tierheilkunde. Dies zeigt sich vor allem an Niemanns scheinbarer Absicht, den Physikusstellen in der Humanmedizin

---

240 Eine Niederlassungsfreiheit für Ärzte hatte es auch bislang nicht gegeben. Dasselbe gilt für die Apotheken. Es war sogar üblich, dass Ärzte und Chirurgen zum Teil selbst dispensiert haben. Strengere Ausführungen für Hessen werden erst mit der Kurhessischen Medizinalordnung von 1830 gesetzt.
241 „*Les dentistes peuvent l'établir sur des patentes; ils vivent des plus riches & appartiennent de quelque manière à la classe des barbiers.*" Niemann stellte die Zahnärzte also auf die gleiche Stufe wie die Barbiere. Die Disziplin selbst gibt es zu dieser Zeit noch kaum.
242 Zur Übersicht der Forderungen Niemanns für die öffentlichen und nicht-öffentlichen Heilpersonen siehe Anhang 5.
243 Vgl. ebd., S. 16 des Schreibens.
244 Vgl. BODMANN, F.: Code de police administrative, etc., 1. Teil, Mainz 1810, S. 84 f.

entsprechende Obertierarztplätze in der Veterinärmedizin einzurichten. Der fest eingeplante Platz eines Obertierarztes im Rat der Niederen Gesundheitsschule bezeugt ebenfalls den hohen Stellenwert, welchen diese Fachrichtung in den Augen des Autors einnahm.[245]

Zu allererst schien es Niemann hier ethisch verantwortlich um die Verbesserung der medizinischen Versorgung der Bevölkerung zu gehen. Dies zeigt sich neben dem Vorschlag, Medicochirurgen, Chirurgen sowie Chirurgen zweiter Klasse auszubilden und die Versorgung des platten Landes sicherzustellen, auch daran, dass er im Gegensatz zu anderen Autoren die Anstellung von staatlich bezahlten Tierärzten forderte, obwohl er selbst kein Tierarzt war. Er dachte hier modern und bezog die jüngsten Erkenntnisse der Verbindung von Mensch und Tier, welche zum Beispiel durch die Kuhpockenimpfung aktuell waren, in seine Überlegungen mit ein. In seinen Ausführungen zog er stets den Vergleich zur Praxis in Frankreich. Bis auf die Reduzierung der Universitäten und die Einführung der Sous-Chirurgiens als Äquivalent zu den Officiers de santé versuchte der Halberstädter Autor jedoch eher an den Gegebenheiten festzuhalten bzw. keine großen Änderungen zu fordern. So handelt es sich beispielsweise eher um eine namentliche Umwandlung des bekannten Verwaltungsapparates mit Obercollegium medicum und den entsprechenden Regional-Collegia in Obere Gesundheitsschule/Oberes Medizinalkollegium (Collège de santé superieur) bzw. Niedere Gesundheitsschulen/Niedere Medizinalkollegien auf Departementsebene. Vor dem Hintergrund, dass der Autor als Präsident des Halberstädter Medizinalkollegiums fungierte, mag hier aber auch die Wahrung eigener Interessen eine Rolle gespielt haben.

---

245 Tierärzte waren angesichts der latenten Viehseuchengefahr, welche vor allem die ökonomische Basis der Landbevölkerung gefährdete, schon lange ein Erfordernis. Hier sollte also nun die Tiermedizin strukturell eingerichtet werden.

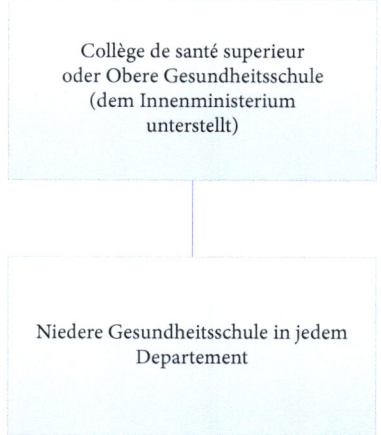

Abb. 12: Der westphälische Medizinalapparat auf oberer Ebene nach den Vorstellungen Niemanns

Eigene Darstellung nach GStA PK, V. HA Königreich Westphalen, Nr. 1951, Acta der Organisation der Medicinalpolizey 1808–9; Schreiben von Jean Fréderic Niemann, Halberstadt, 23.03.1809: Quelques remarques sur la question la partie médicinale (Das Medicinalwesen) doit-elle être organisée en général ou en particulier d'après les ordonnances françoises, ou d'après des nouveaux règlemens?

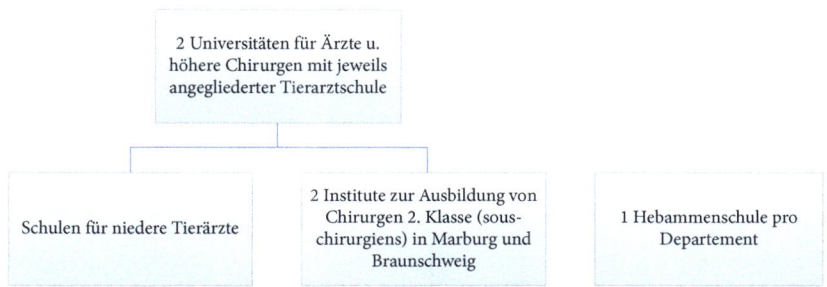

Abb. 13: Medizinische Ausbildung im Königreich Westphalen nach den Vorstellungen Niemanns

Eigene Darstellung nach ebd.

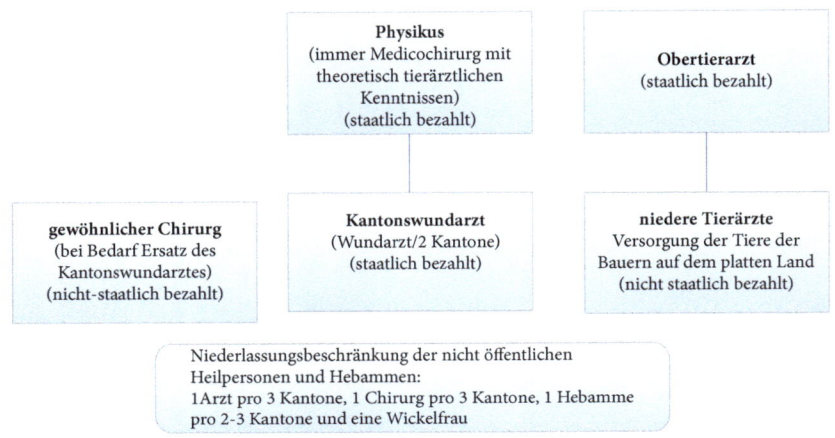

Abb. 14: Der westphälische Medizinalapparat auf unterer Ebene nach den Vorstellungen Niemanns
Eigene Darstellung nach ebd.

III.5 Reflexionen des Dr. Ficker zu Paderborn

Im Juni 1809 erging der Auftrag an die Präfekten, über die medizinischen Unterrichtsinstitute zu berichten, woran zusätzlich eine Beurteilung bezüglich der zu etablierenden Medizinalstellen geknüpft war.[246] Um diesem Auftrag nachzukommen, wandte sich der Präfekt des Fulda-Departements an Dr. Ficker[247], den Leiter der Hebammenschule in Paderborn. Ob der Präfekt dabei tatsächlich eine inhaltliche Veränderung des Medizinalwesens verfolgte oder lediglich seine Einsatzbereitschaft in dieser Thematik hervorheben wollte, ist nicht ganz klar.[248] Dr. Ficker bedankte sich jedenfalls zuerst für das in ihn gesetzte Vertrauen, merkte aber zugleich an, dass er nicht genau wisse, ob er sich in seinen Ausführungen nur auf das Fulda-Departement oder auf das ganze Königreich beziehen solle. Er betonte dabei allerdings den persönlichen Wunsch einer Neuorganisation für das gesamte Königreich. Die Vereinheitlichung des Gesundheitssystems hätte seiner Sichtweise mit Sicherheit Ausdruck verleihen können, dass das Medizinalwesen „*als einer der wichtigsten*

---

246 Vgl. HStAM, Best. 75, Nr. 201, Acta die Organisation des Medicinalwesens betr.; Schreiben vom 09.06.1809.
247 Wilhelm Anton Ficker war u. a. Oberlandwundarzt, Professor für Chirurgie und Geburtshilfe und auswärtiges Mitglied der Physikalischen Gesellschaft zu Göttingen.
248 Vgl. HStAM, Best. 75, Nr. 201, Antwortschreiben des Präfekten des Fulda-Departements an den Innenminister, Cassel, 20.08.1809.

Theile der Staats Polizey"[249] gesehen werden müsse. Er verwies dabei auf andere Länder, in denen das Medizinalwesen eine angemessene Beachtung finde, so z. B. *„in den Königreichen Bayern, Würtenberg, in den Großherzogthümern Baden, Hessen, und anderen rheinischen Bundesstaaten."*[250] Diese Aufmerksamkeit sei auch notwendig, wenn ein für Bürger und Staat brauchbares Resultat erzielt werden solle. Ficker berücksichtigte dabei auch das Problem der Finanzierung, welches dem Erreichen dieses Zieles im Wege stehen könnte. So müsse das Medizinalwesen betreffend

> *„alles […] ohne Rücksicht der Kosten geschehen, solange dieß nur nicht eine der Wichtigkeit und Nothwendigkeit dieses Zweiges der Staatsverwaltung angemessene Summe überschreite. Wenn gespart werden soll, so muss es nur nicht gerade bey einem Gegenstande geschehen, wo durch Ersparniß die edelste Kraft des Staats zwar unmerklich, aber desto gewisser aufgerieben wird".*[251]

Kurz gesagt: Ficker hatte die Befürchtung, dass die Umsetzung des Plans der Neuorganisation des Gesundheitswesens durch Kosteneinsparungen scheitern könnte.

In seiner Ausarbeitung sprach er sich für einen der politischen Verwaltungsstruktur angepassten Aufbau des Medizinalapparates aus. Im Ministerium des Innern sollte dementsprechend eine Abteilung für das Medizinalwesen gebildet werden, welche von den in Theorie und Praxis fähigsten Ärzten des Landes besetzt würde. Das Gehalt dieser Mediziner müsse soviel betragen, dass sie auf die praktische Ausübung ihres Berufes verzichten könnten. Die oberste Medizinalsektion sollte sich um alle die Gesundheit betreffenden Belange der Bevölkerung des Königreiches kümmern. In ihr Aufgabengebiet sollten u. a. die Ausbildung aller Heilpersonen und deren Besoldung sowie ihre Anstellung in den Hospitälern fallen.

Für die Departements waren Obermedizinalratsstellen, auf Distriktebene Medizinalratsstellen vorgesehen. Für die Distrikte sollten jeweils zwei Medizinalratsstellen ausgewiesen werden. In den Zuständigkeitsbereich der Medizinalräte der Präfekturen und Unterpräfekturen fielen beispielsweise die Prüfung der ihnen von den Bezirksärzten, Wundärzten und Veterinären zugesandten Berichte über ansteckende Krankheiten und den Impffortschritt sowie die anschließende Weiterleitung an die jeweils übergeordnete Behörde mit der Sektion im Innenministerium als letzter Instanz. Die Medizinalräte sollten zudem die Prüfung der Heilpersonen durchführen, welche sich im jeweiligen Distrikt

---

249 Dr. Ficker über die staatstragende Bedeutung des Medizinalwesens, zitiert nach HStAM, Best. 75, Nr. 201, Acta die Organisation des Medicinalwesens betr., Paderborn, 14.06.1809, fol. 7 r.
250 Ebd.
251 Ebd.

niederlassen wollten.[252] Mit Ausnahme der Hebammen, welchen nach Genehmigung der Unterpräfektur direkt die Ausübung ihrer Tätigkeit von den Medizinalräten erlaubt werden könne, sollten die Prüfungsprotokolle aller anderen Kandidaten zuerst an übergeordneter Stelle vorgelegt werden, um dort die Prüfung bestätigen zu lassen. Zu den Aufgaben der Medizinalräte gehöre ebenso die Untersuchung der Apotheken. Die Medizinalratsstellen seien zudem an bestimmte Bedingungen geknüpft. So sollten für die Position, wie bei der Sektion im Innenministerium auch, nur die besten Ärzte ausgesucht werden. Einer der zwei Medizinalräte sei außerdem dazu verpflichtet, im Hauptort des Distriktes zu wohnen, ebenso müsse einer der beiden

> *„zugleich operierender Wundarzt und Geburtshelfer seyn, damit eines Theils die Prüfungen nicht mangelhaft werden, andern Theils alle in die Chirurgie oder Geburtshilfe einschlagenden Gegenstände zeithig beurteilt werden, und die Bezirksärzte, welche nicht immer in den schweren, chirurgischen und geburtshilflichen Operationen eine hinreichende Fertigkeit besitzen, seine Hülfe in den dazu geeigneten Fällen fordern können. Als Oberwundarzt ist dieser Medizinalrath verpflichtet, alle solche Operationen bey Armen unentgeldlich zu verrichten*[253]*."*

Den Medizinalräten sollten die Bezirksärzte und Bezirkswundärzte unterstellt werden, welche sich in angemessener Anzahl auf die Arrondissements verteilen sollten.[254] Ficker erwartete von diesen Bezirksärzten eine innerhalb von fünf Jahren ausgearbeitete lückenlose medizinische Topographie ihrer Bezirke. Zusätzlich sollten sie Jahresberichte über die Geburten- und Sterbefälle sowie die im Bezirk aufgetretenen Krankheiten erstellen. Bis auf die Prüfung der Heilpersonen sollten die Bezirksärzte im Großen und Ganzen die gleiche Arbeit in ihrem Bezirk verrichten wie die Medizinalräte auf höherer Ebene. Demnach müsse auch ein Bezirksarzt die Heilpersonen in seinem Zuständigkeitsbereich beaufsichtigen und *„auf alles, was dem allgemeinen Gesundheitszustande zuträglich oder hinderlich seyn könnte achten."*[255] Die Armen seien ebenso unentgeltlich zu behandeln[256] und, wenn erforderlich, auch in ein Krankenhaus einzuweisen. Der Bezirksarzt solle übrigens den wirklich Armen die nötigen Medikamente gratis

---

252 Die Medizinalräte sollten diese Ärzte, Wundärzte, Apotheker, Tierärzte und Hebammen nur nach vorheriger Genehmigung der Präfektur bzw. Unterpräfektur prüfen dürfen, vgl. dazu ebd., fol. 8 r.
253 Dr. Ficker über die Aufgaben der Medizinalräte, ebd., fol. 8 v.
254 Die französische Übersetzung gab der Autor direkt dazu: Médecins des arrondissements und Chirurgiens des arrondissements.
255 Vgl. ebd., fol. 9 v.
256 Um beurteilen zu können, wer wirklich bedürftig sei, sollten beispielsweise die Bezirksärzte bei Epidemien monatliche Listen an die Präfektur bzw. Unterpräfektur

verschreiben können, was dann durch öffentliche Gelder des Bezirks gedeckt werden müsse. Bezüglich der Pockenimpfung solle der Bezirksarzt zudem alle drei Monate ein Register der geimpften Personen an die übergeordnete Stelle senden. Auch der Bezirksarzt solle ein fähiger Mediziner sein:

„Zum Bezirksarzte wird nur derjenige Arzt von der Präfectur, Seiner Excellenz dem Herrn Minister des Innern vorgeschlagen, der sich durch seine Thätigkeit, durch sein Fortschreiten in der Kultur der medizinisch chirurgischen Kenntnisse, durch das bereits erworbene Zutrauen, in medizinischen, chirurgischen und geburtshülflichen Fällen, und durch die beste Bearbeitung der von den Medizinalräthen aufgestellten Aufgaben aus der praktischen Medizin, Chirurgie, Geburtshülfe und gerichtlicher Arzneywissenschrift auszeichnet. Ein übrigens geschickter Arzt sollte sich nur dann erst um die Stelle eines Bezirksarztes bewerben dürfen, wenn er bereits 3 Jahre die Medizin, Chirurgie und Geburtshülfe ausgeübt hat."[257]

Von einem Bezirksarzt erwartete Ficker also nicht nur ausreichend theoretisches und praktisches Wissen, sondern auch eine fest vorgeschriebene Mindestpraxiszeit.[258]

Weiterhin müsse der Bezirksarzt bei rechtsmedizinischen Fällen aktiv werden und bei der Inspektion sowie Sektion anwesend sein. Im Falle von Vergiftungen sei er dazu verpflichtet, die chemische Analyse durchzuführen. Weiterhin müsse er Hebammenanwärterinnen als Voraussetzung für die Aufnahme des Hebammenunterrichtes ein kostenloses Tauglichkeitszeugnis ausstellen. Bei Epidemien müsse er nach Aufforderung des Canton-Maire die Seuche vor Ort untersuchen, beschreiben und mögliche Vorschläge zum therapeutischen Vorgehen oder zu den Maßnahmen an die Präfektur bzw. Unterpräfektur einsenden. Bei Viehseuchen sei er zudem Ansprechpartner und Ratgeber des eingesetzten Veterinärs.[259] Schließlich solle er in einem Ort seines Bezirkes wohnen und ohne Einverständnis des Präfekten bzw. Unterpräfekten diesen nicht länger als zwei Tage verlassen dürfen. Mit seinen vielfältigen Aufgaben nahm der Bezirksarzt in Fickers Vorstellungen den Platz eines staatlichen Multifunktionsmediziners auf unterster Ebene ein.

Ähnlich wie Niemann plädierte Ficker für eine Aufteilung der Chirurgen in zwei Klassen. So sollten z. B. extra Chirurgenschulen zur speziellen Ausbildung der unteren Chirurgen ins Leben gerufen werden. Diese Wundärzte sollten nur kleinere chirurgische Eingriffe durchführen dürfen und vor allem auf dem Land

---

einsenden, die neben den Angaben zu Erkrankten, Verstorbenen und Genesenen auch Daten zu den „wirklich" Armen und Reichen enthalten sollten, vgl. dazu ebd., fol. 9 r.
257 Dr. Ficker zur Qualifikation der Bezirksärzte, ebd., fol. 9 v./10 r.
258 Ein ausreichend praktisches Wissen schien für Dr. Ficker also mit einer Mindestpraxiszeit einherzugehen. Die dadurch erhoffte medizinische und vielleicht auch menschliche Erfahrung stellte somit einen weiteren Qualifikationspunkt dar.
259 Vgl. ebd., fol. 9 r.

durch ihre Präsenz und kompetente Behandlung die Pfuscher zurückdrängen. Im Gegensatz zu diesen auf niedrigerem Sozial- und Fachniveau angesiedelten Chirurgen sollten die anderen Chirurgen auf Ebene der Bezirksärzte angesetzt werden und als Bezirkswundärzte[260] ihren medizinischen Kollegen zur Seite stehen.

Dr. Ficker wollte mit seinen Vorschlägen offenbar praktische Probleme lösen. Der Medizinalapparat sollte dem Verwaltungsaufbau entsprechend angegliedert werden, so dass für jeden Bürger und jede Behörde klar wurde, welcher Arzt bzw. Wundarzt für welchen Bereich zuständig war. Der Pfuscherei mochte er mit spezialisierten Multifunktions-Bezirksärzten, Bezirkswundärzten sowie ausgebildeten registrierten unteren Chirurgen entgegentreten. In diesem Rahmen sollte auch die lokale Nähe und die damit verbundene Anwesenheit der zuständigen Ärzte mittels an die Stellen geknüpfter Bedingungen bzw. Aufenthaltsbestimmungen sichergestellt werden. Bemerkenswert sind seine direkt am Anfang des Schreibens geäußerten Befürchtungen, dass die Neuorganisation des Medizinalwesens an der mangelnden Bereitstellung finanzieller Mittel scheitern könne.

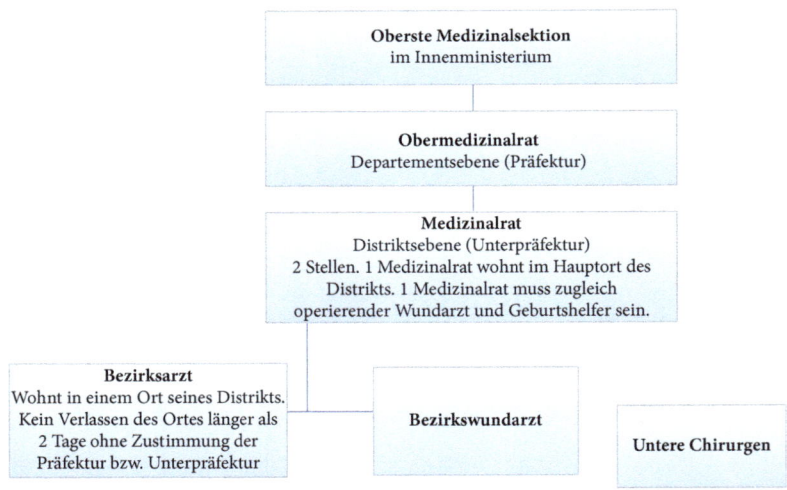

Abb. 15: Der Medizinalapparat im Königreich Westphalen in den Vorstellungen Fickers
Eigene Darstellung nach HStAM, Best. 75, Nr. 201, Acta die Organisation des Medicinalwesens betr.; Schreiben vom 09.06.1809.

---

260 Chirurgiens des arrondissements, vgl. ebd., fol. 10 r.

III.6 Standpunkte des Medizinalkollegiums zu Magdeburg

Im Gegensatz zum Präfekten des Fulda-Departements holte sein Kollege aus dem Elbe-Departement, Graf von der Schulenburg-Emden[261], direkt den Rat des Medizinalkollegiums zu Magdeburg ein. Der Innenminister hatte dem Präfekten des Elbe-Departements am 2. Mai 1809 einen Brief zukommen lassen, in welchem auch schon bestimmte Forderungen bezüglich der Organisation des Medizinalwesens enthalten waren.[262] Der Innenminister erwartete vom Präfekten, dass dieser ihm seine Sichtweise über die Folgen der neuen Gebietseinteilung auf das Medizinalwesen in seinem Departement darlegte. Dabei sollte der Präfekt auch eine Skizze über eine eventuelle Neueinteilung der Medizinalbezirke zur Angleichung an die neue territoriale Gliederung erstellen, ohne jedoch dabei neue Gelder aus dem öffentlichen Etat einzuplanen. Der Direktor des Magdeburger Medizinalkollegiums, Dr. Weinschenck, reichte neben einer Darstellung des Medizinalwesens seines Zuständigkeitsbereichs somit auch Vorschläge zu einer Umgestaltung ein.[263] Anders als Ficker orientierte sich Weinschenck dabei eher am eigenen Departement, wie es im Brief des Innenministers eigentlich auch erwünscht war. Nicht zuletzt auch, um die eigene Position zu sichern, plädierte er für ein Festhalten am Medizinalkollegium samt seiner Mitgliederzahl. Weiterhin sprach er sich für eine Beibehaltung des Hebammeninstituts, der Entbindungsklinik und des Impfkomitees aus.[264] Die neue Territorialeinteilung habe auch Auswirkungen auf den Aufsichtsbereich des Medizinalkollegiums, weshalb Weinschenck für die Distrikte die zusätzliche Einrichtung von insgesamt vier „médecins publics de district" vorsah, welche jeweils in den Hauptorten der Distrikte, namentlich Magdeburg, Neuhaldensleben, Stendal und Salzwedel, leben sollten. Dieser Schritt solle den Dienstweg erleichtern, was gerade bei der Seuchenbekämpfung und den damit verbundenen Melde- und Bekämpfungsmaßnahmen von Vorteil sei. Zu diesem Zeitpunkt gab es nämlich z. B. keinen aus den

---

261 Philipp Ernst Alexander Graf von der Schulenburg-Emden war während des Königreichs Westphalen zuerst Präfekt des Elbe-Departements und im letzten Jahr als Staatsrat tätig.
262 GStA PK, V. HA Königreich Westphalen, Nr. 1951, Acta der Organisation der Medicinalpolizey 1808–9; Schreiben des Innenministers von Wolffradt an den Präfekten des Elbe-Departements vom 02.05.1809.
263 Dr. Weinschenck schrieb dem Präfekten des Elbe-Departements am 20. Juni 1809. Dieser schickte dem Innenminister die Ausarbeitung Weinschencks im Anhang mit, vgl. ebd., Anhang (S. 9–16) des Schreibens des Präfekten des Elbe-Departements an den Innenminister des Königreichs Westphalen vom 4. Juli 1809.
264 Vgl. ebd., S. 15 des Schreibens.

öffentlichen Kassen[265] bezahlten Arzt bzw. Physikus im Distrikt Salzwedel. Im Distrikt Magdeburg waren es je drei Ärzte und Chirurgen, im Distrikt Stendal zwei Ärzte und ein Chirurg, in Neuhaldensleben letztlich nur ein Arzt. In den Hauptorten und in den kleinen Städten des Departements gab es jedoch Stadtphysici, die von den jeweiligen Gemeinden entlohnt wurden. Weiterhin sprach sich das Magdeburger Medizinalkollegium für die Einstellung von habilitierten Tierärzten aus, auch weil deshalb der Wohlstand der ländlichen Gutsbesitzer erhalten bleibe bzw. sich sogar steigern lasse. So sollten je zwei Tierärzte pro Distrikt eingesetzt werden.[266] Vor Antritt einer solchen Stelle solle der Kandidat seinen erfolgreichen Besuch einer Tierarztschule durch die Vorlage eines Zertifikates nachweisen, dann müsse er sich zusätzlich einem anspruchsvollen Examen unterziehen. Die Tierärzte sollten aber scheinbar kein festes Gehalt aus öffentlichen Kassen erhalten, sondern für die von ihnen erbrachten therapeutischen Leistungen bezahlt werden. Zudem erachtete das Kollegium die zusätzliche Einrichtung eines Ausbildungsinstituts für Chirurgen, welche sich in ländlichen Gebieten niederlassen wollten, als durchaus sinnvoll.

Am Ende seines Briefes offenbarte Weinschenck seinen Wunsch auf Beibehaltung der alten Einteilung des Medizinalwesens. Seiner Ansicht nach seien die von ihm beschriebenen Änderungsvorschläge ausreichend. Weitere Neuerungen würden den Staatsschatz belasten und so den Vorstellungen des Innenministers widersprechen.[267]

Weinschenck wollte ebenfalls mit der Ausbildung von niederen Chirurgen, welche sich auf dem platten Land niederlassen, das Problem mit den Pfuschern lösen. Für den Medizinalapparat erwog er lediglich die Anstellung zusätzlicher staatlich bezahlter Distriktsärzte mit Wohnsitz im jeweiligen Hauptort. Ansonsten kann der explizit geäußerte Wunsch des Festhaltens an den Medizinalkollegien auch als Sicherstellung der eigenen Position verstanden werden. Weinschenck betrieb sicherlich auch Standespolitik, da er die Ausbildung der Ärzte als durchaus ausreichend und zeitgemäß empfand und keine wesentlichen Vorschläge zu einer Neugestaltung der medizinischen Ausbildung machte. Wie auch Niemann wollte Weinschenck die tiermedizinische Versorgung sicherstellen, indem er zwei examinierte Tierärzte pro Distrikt plante. Im Gegensatz zu

---

265 Weinschenck meint hier öffentliche Regierungskassen. Dr. Voigtel, Direktor des Hebammeninstituts in Magdeburg, wurde z. B. aus der Kriegskasse bezahlt, vgl. Tabelle IV im Anhang des Schreibens vom 4. Juli 1809.
266 Vgl. ebd.
267 Vgl. ebd., S. 16 des Schreibens; Zur Übersicht der Äußerungen Weinschencks zur Neuorganisation der Medizinalpolizei siehe Anhang 6.

seinem Halberstädter Kollegen sah er für diese jedoch keine staatliche Bezahlung vor.

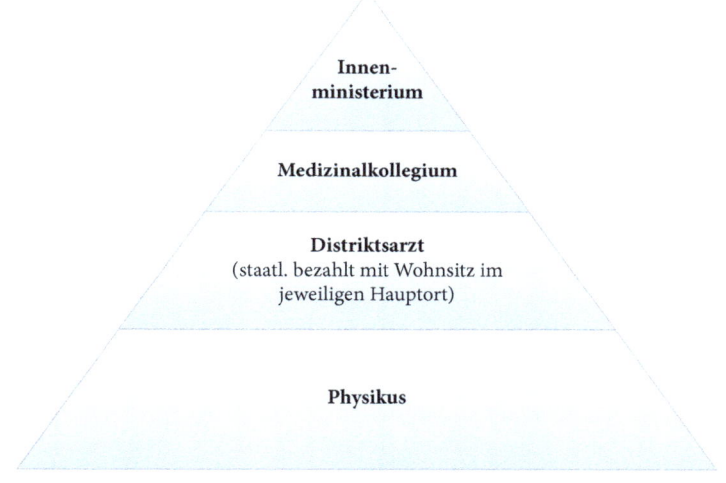

Abb. 16: Der Medizinalapparat nach den Vorstellungen Weinschencks
GStA PK, V. HA Königreich Westphalen, Nr. 1951, Acta der Organisation der Medicinalpolizey 1808–9. Schreibens des Präfekten des Elbe-Departements an den Innenminister des Königreichs Westphalen vom 4. Juli 1809.

III.7 Vorstellungen des Medizinalkollegiums zu Kassel

Neben den Vorschlägen der Medizinalkollegien zu Magdeburg und Halberstadt entschloss sich auch das Collegium medicum zu Kassel zur Einreichung seiner Überlegungen.[268] Während das Magdeburger Medizinalkollegium vom Präfekten des Elbe-Departements bezüglich der Ausarbeitungen mit einbezogen wurde, beauftragte der Präfekt des Fulda-Departements, wie bereits beschrieben, Herrn Dr. Ficker mit dieser Aufgabe. Dieser übersandte wiederum seine Arbeit dem Präfekten am 14.06.1809 – das Kasseler Medizinalkollegium unter Grandidier verfasste jedoch erst am 25.10.1809 eine förmliche Anfrage, in der es seine Unterstützung anbot.[269] Diese Umstände legen die Vermutung nahe,

---

268 Vgl. HStAM, Best. 75, Nr. 201, Acta die Organisation des Medicinalwesens betr.; „Unterthäniger Vorschlag zu Organisirung des gesamten Medicinalwesens im Königreich Westphalen", Cassel, 04.12.1809, fol. 30–39.
269 HStAM, Best. 75, Nr. 201, Anfrage von Grandidier vom 25.10.1809, fol. 25.

dass einerseits wahrscheinlich nicht alle Medizinalkollegien in gleicher Art und Weise wie die Präfekten vom Innenministerium zu einer Ausarbeitung von Vorschlägen aufgefordert wurden, andererseits das Kasseler Collegium medicum auch vom Präfekten diesbezüglich nicht berücksichtigt wurde. Trotzdem sendete Grandidier dem Innenministerium die Vorstellungen seines Gremiums zu, welches sich, wie seine Pendants in Halberstadt und Magdeburg auch, für die Beibehaltung der Medizinalkollegien aussprach.[270] So sei es „*unumgänglich nötig*"[271], eine gewisse Ordnung aufrecht zu erhalten, um dem Staatsbürger in Gesundheitsfragen die Hilfe gewährleisten zu können, die er verdiene.

> „*Dieser Zweck dürfte am besten erreicht werden durch Anstellung der Medicinal-Collegien, deren Nutzen und Nothwendigkeit in der allgemeinen Aufsicht über alles, was zum Medicinalwesen gehört, und in der Sorge der richtigen Ausführung der einzelnen Pflichten des gesamten Medicinalpersonals gegründet ist.*"[272]

Eine Ordnung mit Einbezug der Collegii medici sei auch aus dem Grund sinnvoll, da bereits fast jedes Departement ein solches Gremium besitze (vgl. dazu **Tab. 2**). So sei lediglich in den Departements der Leine und der Saale die Frage zu beantworten, ob die Professoren der Universitäten Göttingen bzw. Halle diesen Ausschuss bilden können, selbst wenn im Falle des Saale-Departements noch ein Medizinalkollegium in Halberstadt vorhanden sei.[273] Aus Gründen des erleichterten Geschäftswegs und der damit verbundenen Zeitersparnis sei es außerdem sinnvoll, das Medizinalkollegium in der Residenzstadt Kassel in den Rang eines Ober-Medizinalkollegiums zu erheben, da dieses die Befehle des Innenministers „*ungesäumt*"[274] empfangen könne.[275]

Diese Ausführungen zeigen die Orientierung an Altbewährtem, was auch den ehemals preußischen Provinzial-Medizinalkollegien eine leichtere Eingliederung hätte ermöglichen können, vorausgesetzt, die dortigen Medizinalkollegien waren nicht darauf bedacht, unabhängig von einer vorgesetzten medizinischen

---

270 Der Wunsch auf Beibehaltung dürfte neben der Überzeugung ihrer Notwendigkeit ebenfalls der Angst ihrer Abschaffung und des dadurch bedingten Positionsverlustes der Mitglieder entsprungen sein.
271 HStAM, Best. 75, Nr. 201, fol. 30 v.
272 Ebd.
273 Bei dieser Ausgangslage fände die Frage nach einer Schließung gewisser Universitäten keine Berücksichtigung.
274 Ebd.
275 Gegenüber den Medizinaldeputationen war das Obermedizinalkollegium ja bisher auch in Kassel beheimatet. Hier versuchte man offenbar im neuen politischen Rahmen diese hierarchische Stellung zu wahren.

Verwaltungsebene agieren zu wollen. Die Kollegien sollten aus Mitgliedern oder Assessoren bestehen, welche zur Beurteilung aller Fächer der Medizin- und Arzneiwissenschaft im Stande waren. Als Präsident sollte das älteste Mitglied fungieren. Weiterhin wurde für jedes Kollegium ein Rechtsgelehrter, ein Sekretär, ein Kopist und ein Pedell gefordert.[276]

Departement	Ort des bereits vorhandenen Medizinalkollegiums	Möglicher Ort des neuen Medizinalkollegiums
Elbe	Magdeburg	
Fulda	Kassel	
Harz	Heiligenstadt	
Leine		Göttingen (Prof. der Uni)
Oker	Braunschweig	
Saale	Halberstadt	Halle (Prof. der Uni)
Werra	Marburg	
Weser	Rinteln	

Tab. 2: Vorhandene und geplante Medizinalkollegien im Königreich Westphalen
Darstellung nach HStAM, Best. 75, Nr. 201, Acta die Organisation des Medicinalwesens betr.; „Unterthäniger Vorschlag zu Organisirung des gesamten Medicinalwesens im Königreich Westphalen", Cassel, 04.12.1809, fol. 30–39.

Bezüglich der Aufgaben, welche jedes Collegium medicum erledigen sollte, bot das Kasseler Gremium ebenfalls keine innovativen Vorschläge an. Demnach solle sich ein Medizinalkollegium weiterhin um die Aufrechterhaltung und Bewahrung der Gesundheit im Allgemeinen kümmern und die dazu nötigen Vorkehrungen treffen, wie z. B. die Prüfung der Medizinalpersonen, die Hilfestellung bei Epidemien, die Bearbeitung von Klagen hinsichtlich der Besoldung, die Überprüfung der ärztlichen Gutachten, die Visitation der städtischen Apotheken, etc. Da diese Aufgaben viel Zeit in Anspruch nähmen, müsse eine der „*Wichtigkeit der Sache angemeßene Besoldung*"[277] der Mitarbeiter des Gremiums gewährleistet werden. Ob diese Forderung das momentane Gehalt legitimieren sollte, dem Wunsch auf bessere Bezahlung entsprang oder aus Befürchtung einer Minderbesoldung geäußert wurde, ist dem Schreiben nicht zu entnehmen. Auch die Angaben zu den Zuständigkeitsbereichen und Prüfungen der Physici, Wundärzte, Hebammen und Apotheker offenbarten

---

276 Vgl. ebd., fol. 31 v. sowie 32 r.
277 Ebd., fol. 32 r.

keine wirklichen Reformansätze, sondern stützten sich größtenteils auf die Vorgaben der letzten Medizinalordnung aus dem Jahre 1778. Diese Auffassung wird durch die Tatsache bekräftigt, dass in den Ausführungen mehrfach vorgeschlagen wird, so zu verfahren, *„wie es bisher geschehen ist"*[278]. Wie Gebhardi, sprach sich auch das Kasseler Medizinalkollegium für die Einführung einer einheitlichen Apothekertaxe aus.

Die einzige wirkliche Erneuerung stellte die geplante Einbindung der Tierärzte in das Medizinalwesen dar.[279] So sollten *„gut unterrichtete"*[280] Tierärzte zur Wahrung eines gesunden Viehbestandes angestellt werden und im Falle von Epizootien dem leitenden Physikus zur Seite stehen.

Die Forderung nach Beibehaltung der Medizinalkollegien kann sicherlich wie bei den Ausarbeitungen der anderen Medizinalkollegien als Wahrung der eigenen Position verstanden werden. Das Kasseler Gremium ging hierbei jedoch noch weiter und schlug unter dem Hinweis auf seine geographische Nähe zur Regierung sogar seinen hierarchischen Aufstieg zum Ober-Medizinalkollegium vor. Der Wunsch auf feste Integration der Tierärzte in das Medizinalwesen scheint zeitgemäß und korreliert mit den Forderungen anderer Autoren.

Zusammenfassend sind die Berichte der verschiedenen Autoren und Gremien zu ihren Zuständigkeitsbereichen bzw. die Vorschläge zur Organisation des Medizinalwesens zwischen Bestandssicherung und notwendigen Anpassungen differenziert zu bewerten. In erster Linie ist es auffällig, dass der Großteil der medizinischen Kompetenz des Landes erst nach Aufforderung vorstellig wurde oder erst dann, wenn ein Gremium, wie z. B. das Kasseler Medizinalkollegium, durch weitere Inaktivität seine Stellung innerhalb der medizinischen Riege bzw. seinen Einfluss schwinden sah. Es fällt weiterhin auf, dass vor allem die Vertreter der bestehenden Medizinalkollegien ohne Ausnahme für das Beibehalten dieser Kollegien plädierten und eine Integration derselben in den an die

---

278 Ebd., fol. 33 v.. Zu dieser Auffassung kommt auch Sahmland, vgl. dazu SAHMLAND, I.: Kontinuitäten und Diskontinuitäten, in: FLEMMING, J.; KRAUSE-VILMAR, D. (Hrsg.): Fremdherrschaft, Kassel 2009, S. 157.

279 Im direkten Vergleich zur Medizinalordnung von 1778 waren auch die Impfärzte neu aufgeführt. Die Tatsache, dass die Impfung erst ein gutes Jahrzehnt vor der Errichtung des Königreichs Westphalen entwickelt worden war und in den folgenden Jahren allgemein an Popularität gewonnen hatte, ist dabei zu berücksichtigen. Die Aufwertung der Tierärzte war jedoch auch u. a. auf die Erkenntnisse Jenners zurückzuführen, die dieser aus den Kuhpocken gezogen hatte. Viehseuchen an sich stellten eher ein latentes Problem dar.

280 Ebd., fol. 35 r.

Verwaltungsordnung angepassten Medizinalapparat vorsahen. Dr. Ficker, Leiter der Hebammenschule in Paderborn, wünschte sich ebenfalls eine Angleichung der medizinischen Administration an den neuen Behördenaufbau. Die Medizinalkollegien in ihrer bisherigen Funktion schienen in seinen Vorstellungen dabei aber keine Rolle zu spielen. Diesbezüglich musste von Seiten der Medizinalkollegien entweder der Wunsch des Festhaltens an Altbewährtem im Vordergrund stehen oder die Sicherung der eigenen Position. Die verschiedenen Autoren verfolgten aber größtenteils die Intention, lange bestehende Probleme, so etwa die Verdrängung der Pfuscher, zu lösen. Bei diesem Vorhaben ist es schwierig einzuschätzen, ob hierbei wirklich das Ziel einer besseren medizinischen Versorgung der Landbevölkerung verfolgt wurde oder vor allem die Konkurrenz auf dem platten Lande verdrängt werden sollte. Fakt ist, dass für die meisten Autoren die Optimierung der Versorgung der Landbevölkerung mit dem Verdrängen der Pfuscher einherging. Dass vielen Autoren aber tatsächlich das Wohl der Landbevölkerung am Herzen lag, kann an der geforderten Einbindung der Tierärzte in den Medizinalapparat ausgemacht werden. Dieses schon länger bestehende Erfordernis kann hierbei auch als fortschrittlicher Ansatz gewertet werden, insbesondere der Vorschlag Niemanns, des Präsidenten des Medizinalkollegiums Halberstadt, welcher sich sogar für eine staatliche Anstellung derselben stark machte. Erstaunlich ist es, dass die verschiedenen Autoren nicht unbedingt eine bessere Bezahlung einforderten. Es hat den Anschein, dass die Verfasser dies absichtlich mieden, hatten sie wahrscheinlich das Gespür dafür, dass die Staatsfinanzen nicht dafür ausgelegt waren. Ficker befürchtete bereits, dass die Organisation des Medizinalwesens an mangelnder Bereitstellung von Geldern scheitern könnte. Weinschenck hatte diese Tatsache vor seiner Ausarbeitung vom Innenministerium sogar schriftlich vorliegen, nachdem dessen Präfekt nämlich vom Innenminister dazu angehalten worden war, eine Skizze über eine eventuelle Neueinteilung der Medizinalbezirke zur Angleichung an die neue territoriale Gliederung zu erstellen, ohne jedoch dabei neue Gelder aus dem öffentlichen Etat einzuplanen. So verwiesen die meisten Autoren maximal auf die Notwendigkeit, bestehende Finanzmittel aufrechtzuerhalten. Gegebenenfalls blieb vor diesem Hintergrund auch die Forderung nach weiteren fortschrittlichen Ansätzen von vornherein aus.

Weiterhin wird deutlich, dass die Autoren gelegentlich auch auf die Zustände in Frankreich und anderen Rheinbundstaaten verwiesen. Dies zeigt, dass die Vertreter der im Königreich Westphalen existierenden Gesundheitssysteme über die aktuellen Entwicklungen informiert waren. Als Referenz hätten sich hier die vier linksrheinischen Departements angeboten, welche 1798 im Osten

Frankreichs gebildet wurden. Das vormals deutsche Gebiet war bereits 1794 von französischen Truppen besetzt worden. Durch Schließung der renovierten Universitäten in Mainz und Bonn sowie die Tatsache, dass das Studium fortan nur noch in französischer Sprache abgehalten werden konnte, schrumpfte und veraltete der deutschsprachige Doktorenstand.[281] Lokale Initiativen, den zahlenmäßigen sowie auch qualitativen Schwund durch z. B. Wiedereinstellung der ehemaligen Physici auszugleichen, scheiterten meist am Geld oder der Weigerung der Regierung, nicht-staatliche Ärzte zuzulassen.[282] Die Ausnahme stellte hierbei jedoch das Departement Rhin-et-Moselle dar, wo der Präfekt Adrien de Lezay-Marnésia ohne ministerielle Zustimmung Distriktsärzte einstellte, indem er ihre Bezahlung auf verschiedene öffentliche Fonds verteilte und ein wieder mit den deutschen Landen komparables Medizinalsystem bildete. Durch eigenwillige Auslegung bzw. auch teilweise Missachtung der von Paris gegebenen Gesetze und das Festhalten an Altbewährtem war es in der Folge nicht nur dasjenige Departement, welches als erstes 1808/1809 im ganzen französischen Empire alle Kinder, die ab 1800 geboren wurden, gegen die Pocken geimpft hat, sondern auch jenes von den vier linksrheinischen, in welchem Typhusplagen am besten eingedämmt und die positivsten Ergebnisse bei der flächenmäßigen Verteilung und Akzeptanz diplomierter Hebammen erzielt wurden.[283]

Vor diesem Hintergrund ist der Autorenwunsch auf Beibehaltung der traditionellen Elemente in den deutschen Medizinalsystemen auch in professioneller Sicht nachvollziehbar. Der Blick nach Frankreich musste den exponierten deutschen Vertretern des Medizinalwesens wie auch den westphälischen Staatsverantwortlichen vor Augen geführt haben, dass hinsichtlich einer Modernisierung bzw. auch Optimierung des Medizinalapparates in Westphalen der französische Status quo qualitativ nicht als Vorlage dienen konnte.

Es lässt sich nur schwer sagen, ob die Vorschläge und Ausführungen der medizinischen Vertreter Entscheidungen in der Gesundheitspolitik der

---

281 Vgl. HUDEMANN-SIMON, C.: L'État et la santé, 1995, S. 503 f.
282 Vgl. ebd., S. 504 f. In Frankreich gab es, wie bereits in Kapitel II erwähnt, keinen mit den deutschen Gebieten vergleichbaren öffentlichen Medizinalapparat. Erst ab 1805 wurden Epidemieärzte eingesetzt, welche zumindest in der Seuchenbekämpfung ein vergleichbares System bildeten.
283 Vgl. ebd., S. 505 ff. Hudemann-Simon beschreibt, dass sich im Rahmen einer das Rheinland betreffenden Typhusepidemie die Zentralisierung sogar als Hindernis darstellte, da die Befehle in der Notsituation die Präfekten hinderten und ein schnelles adäquates Handeln verzögerten.

westphälischen Regierung tatsächlich beeinflusst haben. Im Rahmen der Recherchen ist es zwar ersichtlich, dass die angeforderten Ausarbeitungen auch tatsächlich den Staatsverantwortlichen zugestellt wurden, es ist jedoch nicht wirklich nachvollziehbar, was mit den Einsendungen geschah. Es ist demnach auch nicht klar, welche Auswirkungen die Ausführungen hatten oder ob sie sogar ins Leere liefen. Fakt ist, dass die hier dargestellten Einzelvorschläge und Berichte im Zeitraum von Anfang 1808 bis Ende 1809 verfasst wurden. Offensichtlich hat sich in der Zeit dieser eineinhalb Jahre nur wenig getan, bleiben gewisse Forderungen, wie z. B. der Wunsch auf Beibehaltung der Medizinalkollegien, doch dieselben. Wahrscheinlich ist auch hier nur indirekt zu erschließen, welchen Effekt die Ausarbeitungen tatsächlich hatten. So werden z. B. die Medizinalkollegien als Institution beibehalten – sei es aus mangelnder Alternative, aus zögerlicher Haltung heraus oder vielleicht doch aufgrund der Einschätzung der medizinischen Vertreter. In diesem Rahmen fassbar ist auch die Schließung der Universitäten Rinteln und Helmstedt zugunsten von Marburg, Halle und Göttingen, hatten sich doch Garnier und Niemann für nur eine Hochschule respektive zwei Universitäten im Königreich Westphalen ausgesprochen.

IV Gesundheitswesen in der Praxis: Strukturelle Anpassungsschwierigkeiten

Die vielen Überlegungen zum Medizinalwesen lassen die Frage aufkommen, welche von ihnen wirklich berücksichtigt wurden, oder ob sie überhaupt jemals das Stadium der Diskussion bzw. Planung überschritten haben. Dienten die Reflexionen tatsächlich nur der Anpassung an die neue Verwaltungsordnung oder hielten auch inhaltliche Änderungen im medizinischen Alltag Einzug? Wie reagierte man darauf, um eine für alle gleichmäßig verbindliche Arbeitsgrundlage zu schaffen? Welche Auswirkungen hatte die strukturelle Angleichung auf die Beteiligten und welche Probleme traten auf? Weiterhin bleibt noch die Frage zu beantworten, ob es zu einer Ausarbeitung und Veröffentlichung einer Medizinalordnung für das neue Königreich kam.

Die territoriale Veränderung zog bezüglich der Organisation des Medizinalwesens bestimmte Probleme nach sich, die sich besonders in Fragen der Aufteilung, der Zuständigkeit und der Finanzierung bemerkbar machten.

IV.1 Physikatsdurchtrennungen und Besoldungskomplikationen

Bestand das Königreich anfänglich aus acht Departements, welche sich teilweise nochmals aus verschieden historisch gewachsenen Gebilden zusammensetzten, so wird die Schwierigkeit der Vereinheitlichung dieser Gebilde zu einem Staat deutlich. Vor allem dort, wo ehemalige Landesgebiete durchtrennt wurden, um dem neuen Königreich und seinen verschiedenen Departements bzw. Distrikten zugeführt zu werden, offenbarten sich die Schwierigkeiten der Neuorganisation. Die Auswirkungen der neuen Gebietseinteilung zeigten sich vor allem auf regionaler Ebene. So setzte sich beispielsweise das Departement des Harzes aus ehemaligen braunschweigischen Gebieten, darunter das Amt Walkenried und Teile des Fürstentums Blankenburg, dem preußischen Eichsfeld, rechts der Werra gelegenen vormals hessischen Arealen, einem Teil des einstigen hannoverschen Fürstentums Grubenhagen und den erst freien, dann preußischen Städten Mühlhausen und Nordhausen zusammen.[284] Das Leine-Departement

---

284 ERSCH, J. S.: Handbuch über das Königreich Westphalen, Halle 1808, S. 213.

bestand aus einstigen göttingischen Gebieten des Kurfürstentums Hannover, Gebieten des vormaligen hannoverschen Fürstentums Grubenhagen, Anteilen des ehemaligen braunschweigischen Terrains und des preußischen Fürstentums Hildesheim sowie einigen wenigen Ortschaften und Ländereien aus dem ehemaligen Hessen.[285]

Diese Zusammenführung von Bruchstücken ehemalig eigenständiger Länder bereitete auch den Verantwortlichen des Medizinalwesens einige Probleme, wie die Ausführungen des Dr. Ficker bezüglich der Zusammensetzung des Fulda-Departements eindrucksvoll belegen. Das Departement der Fulda bestehe aus 55 Kantonen[286], von denen 24 zum ehemaligen Fürstentum Paderborn und weitere 24 zum einstigen Hessen zu rechnen seien. Weitere drei Kantone seien dem ehemaligen Corvey zugehörig gewesen, zwei andere entsprängen der vormaligen Grafschaft Rietberg. Zusätzlich entstamme ein Kanton den ehemaligen Osnabrückschen Landen.[287] Somit vereinige das Fulda-Departement Gebiete von fünf ehemaligen Staatsoberhäuptern mit jeweils die Staatspolizei und die Wirtschaft betreffenden unterschiedlichen Regierungsgrundsätzen.[288] Ficker stellte zudem fest, dass die Medizinal-Gehälter in diesen Kantonen weiterhin völlig unterschiedlich seien.

Viele Ärzte konnten, außer ihrem Gehalt, noch Gelder für ihre Reisen und Diäten aus den öffentlichen Kassen beziehen, anderen kamen diese Einkünfte nicht zu. Eine notwendige integrierende Organisation des Medizinalwesens war folglich mit der Schwierigkeit verknüpft, den Besitzstand und die Ansprüche der

---

285 Vgl. ebd., S. 262.
286 Auch wenn die Zahl der von Ficker aufgeführten „Cantons" im „Handbuch über das Königreich Westphalen" ebenfalls mit 55 angegeben wird, stimmt sie nicht mit den Ausarbeitungen des Kasseler Medizinalkollegiums überein, vgl. dazu ebd., S. 302 ff. Weiterhin war der ursprüngliche Kanton Kassel im März 1808 per Dekret in Oberstadt und Unterstadt unterteilt worden, vgl. dazu das königliche „*Decret vom 16. März 1808 über die Eintheilung der Stadt Cassel in zwey Cantons*", in: KÖNIGREICH WESTPHALEN: Bulletin des Lois, Band 1, Cassel 1808, S. 473 ff.
287 HStAM, Best. 75, Nr. 201, Acta die Organisation des Medicinalwesens betr., Paderborn, 14.06.1809, fol. 7 v.
288 Diese Sichtweise wird durch einen Blick in das „Handbuch" bestätigt, wo auch die Verschiedenheit der vormaligen Herrscher, der Religionen und der Bevölkerung des Departementes als auffälliges Merkmal angegeben wird, vgl. dazu ERSCH, J. S.: Handbuch über das Königreich Westphalen, Halle 1808, S. 303.

Amtsärzte zu wahren bzw. abzugelten – im Ganzen eine Angelegenheit, die mit zusätzlichen Kosten vergesellschaftet war.[289]

Eine zusätzliche Schwierigkeit bei der Angleichung ergab sich aus der Ausnahmestellung, welche die ehemals kurhessischen Territorien einnahmen. Wie bereits erwähnt, bezogen die dort angestellten Heilpersonen ihr Entgelt nicht vom Staat, sondern erhielten jährlich ein Gehalt, welches sich aus Abgaben der im Physikatsbezirk befindlichen Familien zusammensetzte. Dieser so genannte Physikatsgroschen musste jeweils als Petri- und Martini-Steuer entrichtet werden.[290] Es ist demnach eine logische Konsequenz, dass das Grundeinkommen dieser Physici von der Einwohnerzahl der ihnen unterstellten Physikatsbezirke abhing.[291] Eine regionale Fortführung dieser Entlohnungsmethode konnte jedoch für die Verantwortlichen der Gesamtorganisation nicht opportun sein. Zum einen durften die Einwohner der ehemals kurhessischen Gebiete durch eine anhaltende Zahlung dieses Groschens gegenüber ihren Mitbürgern im Königreich nicht benachteiligt werden, zum anderen waren einzelne Physikatsbezirke aufgrund der neuen politischen Einteilung durchtrennt worden, wodurch sich nicht nur die Frage nach der weiteren Zuständigkeit der betroffenen Physici stellte, sondern auch eine Reduzierung ihrer Einkommensgrundlage zu befürchten war. Das Prinzip einer gerechten Bezahlung der Physici war mit einem gebietsabhängigen Festhalten an diesem Besoldungsmodell nicht vereinbar.

Die neue politische Ordnung und die dadurch bedingten Physikatsdurchtrennungen sowie das damit verbundene Besoldungsproblem in den ehemals kurhessischen Gebieten komplizierten auch die Verwaltungsarbeit. So berichtete Dr. Elias, Physicus in Melsungen, dass die Physikate durch Departements- bzw. Distriktsgrenzen durchzogen seien und in seinen Physikatsbezirk auch noch Bruchstücke anderer Kantone fielen. Es sei demnach nicht verwunderlich, dass

---

289 Ficker schlug in diesem Zusammenhang einerseits Pensionszahlungen vor, welche die Verluste ausgleichen sollten, andererseits könne eine Lösung gefunden werden, die den Besitzstand der Mediziner bis zu deren Abgang sichere, vgl. ebd.
290 Vgl. HStAM, Best. 75, Nr. 207, Acta die den Gesundheitsbeamten in Hessen als Besoldung angewiesene Physicatsgroschen betr. 1810, 1811; Schreiben des Präfekten des Werra-Departements an den Innenminister, Marburg, 16.05.1811, fol. 52; vgl. auch ein früheres Schreiben vom 01.03.1809, siehe dazu HStAM, Best. 75, Nr. 201, fol. 42–43.
291 Für Amtschirurgen galten teilweise ähnliche Einkommensregelungen, vgl. dazu SAHMLAND, I.: Kontinuitäten und Diskontinuitäten, in: FLEMMING, J.; KRAUSE-VILMAR, D. (Hrsg.): Fremdherrschaft, Kassel 2009, S. 159.

„gar mannigfaltige Unordnungen in der Verwaltung unvermeidlich werden"[292]. Der gleichen Ansicht war auch der Präfekt des Departements der Werra. Dieser beschrieb in einem Brief an den Innenminister[293] die äußerst schlechte Lage des Medizinalwesens in seinem Departement, welche er auf die ungeeignete Physikatsverteilung zurückführte: So richte sie sich erstens teilweise nach den vorwestphälischen Gebieten, zweitens überschreite sie zudem partiell die Departementsgrenzen. Davon abgesehen sei auch die Weitläufigkeit vieler Physikate völlig unvorteilhaft. Der Physicus sei häufig gar nicht in der Lage, sich um die Belange der Bevölkerung in den entlegenen Winkeln seines Physikatsbezirkes zu kümmern, da sein geographischer Zuständigkeitsbereich zu groß bemessen sei.[294] Der Präfekt schlug deshalb die Errichtung von Physikaten vor, welche sich aus nicht mehr als zwei bis drei Kantonen zusammensetzen dürften. Die Verminderung der Physikatsgröße sollte also eine bessere medizinische Versorgung der Landbevölkerung sicherstellen. Der Innenminister gab dem Präfekten daraufhin zu erkennen, dass die Organisation der Medizinalpolizei zwar eine Aufgabe sei, deren er sich zukünftig verstärkt annehmen werde, welche jedoch im Falle wichtigerer Angelegenheiten aufgeschoben werden müsse.[295] Obwohl der Innenminister den Präfekten dazu aufforderte, konkrete Vorschläge zu einer verbesserten Physikatseinteilung zu erstellen, tat sich vorerst wenig. Selbst bis Anfang Juni 1811, also fast eineinhalb Jahre nach diesem Briefwechsel, haben sich bezüglich einer zweckmäßigen Physikatseinteilung im Fulda- und Werradepartement keine nennenswerten Fortschritte ergeben.

Um diesem Zustand endgültig Abhilfe zu schaffen, wandte sich das Collegium medicum in Kassel an den Innenminister und informierte diesen darüber, dass die Physikatsbezirke noch keine festen Grenzen hätten. Grandidier, der Präsident des Kasseler Medizinalkollegiums, stellte fest, dass diese Problematik auch die Arbeit der Friedensrichter beeinträchtige, da diese gerade bei forensischen Fällen vor der Frage der ärztlichen Zuständigkeit stünden. Die

---

292 HStAM, Bestand 76a, Nr. 663, Acta generalia die Besoldung des Medicinal Personals, als der Landphysici, Hebammen etc. im Fulda Departement betr. 1810; Schreiben des Dr. Elias an die königl. Präfektur, Melsungen, 4. Dezember 1810, S. 3 des Schreibens.
293 Vgl. HStAM, Bestand 75, Nr. 201, Schreiben des Präfekten des Werra-Departements an den Minister des Innern, Marburg, 22.01.1810.
294 Ebd., fol. 21.
295 HStAM, Best. 77a, Nr. 1128, Acta die Einziehung der präparatorischen Nachrichten zur künftigen Organisation des Medicinalwesens im Werradepartement betr. 1808, 1809, 1810; Reskript des Innenministers an den Präfekten des Werra-Departements, Cassel, 31. Januar 1810.

Unübersichtlichkeit der Lage verschärfe sich besonders an Orten, für die bisher noch kein Physicus offiziell zuständig sei.[296] Der Minister des Innern forderte daraufhin den Präfekten des Fulda-Departements dazu auf, diesen Missstand „*wenigstens provisorisch*"[297] aufzuheben, indem er in Absprache mit dem Kasseler Medizinalkollegium Listen erstelle, in denen die Kantone den bereits bestehenden Physikaten zugeordnet werden sollten.[298]

Das Kasseler Medizinalkollegium hatte bereits eine Einteilung der Physikate im Fulda- und Werra-Departement entworfen, welche es im Dezember 1809 dem Vorschlag zur Organisation des Medizinalwesens beigefügt hatte. Unter der Prämisse, dass den Physici ein „*nicht zu großer Umkreis*"[299] zuzuordnen sei und für die größeren Städte eine eigene Physikatsstelle eingerichtet werden müsse, gingen aus der Ausarbeitung insgesamt 30 Physikatsbezirke hervor, davon 17

---

296 HStAM, Best. 75, Nr. 205, Acta die Besetzung der Stadt- und Landphysicate im Fulda-Departement betr. 1808–1813; Schreiben des Präsidenten des Kasseler Medizinalkollegiums Grandidier an den Innenminister, Cassel, 4. Juni 1811.

297 HStAM, Best. 76a, Nr. 652, Acta die Eintheilung der Physicate im Fulda Departement betr. 1811; Schreiben des Innenministers an den Präfekten des Fulda-Departements, Cassel, 14. Juni 1811; Am Rande der ersten Seite des Schreibens befindet sich die Notiz: „*Ich bitte diese Sache gefälligst zu beschleunigen.*"

298 Die Verantwortlichen sollten jedoch bei der Einteilung darauf Rücksicht nehmen, dass diese zukünftig auch ohne größere Abänderungen beibehalten werden könne. Der Grund dafür schien wieder einmal finanzieller Natur zu sein, sollten doch keine neuen Physikate mehr errichtet werden, vgl. dazu ebd. Der Präfekt leitete daraufhin den Wunsch des Innenministers an seine Unterpräfekten und das Collegium medicum in Kassel weiter und erhielt vorerst nur aus dem Distrikt Bielefeld und Paderborn ein Reskript. Der Bielefelder Unterpräfekt gab an, dass in seinem Kanton nur ein einziges Landphysikat bestehe und in den Hauptstädten Bielefeld und Herford jeweils ein Stadtphysicus angestellt sei, der aus der Communen-Kasse bezahlt werde. Die Zahl sei aber ausreichend, weshalb der Unterpräfekt die Einrichtung neuer Physikate ablehnte. Der Unterpräfekt des Distrikts Paderborn nannte drei Physikate, nämlich Paderborn, Rietberg und Wiedenbrück. Das Physikat Paderborn umfasse allein schon 11 Kantone. Daraufhin sendet der Präfekt des Fulda-Departements ein erneutes Schreiben an die Unterpräfekten der Distrikte Kassel und Höxter sowie an das Collegium medicum in Kassel, vgl. dazu HStAM, Best. 76a, Nr. 652, Schreiben des Unterpräfekten in Bielefeld vom 19.07.1811, des Paderborner Unterpräfekten vom 25.07.1811 und des Präfekten vom 02.08.1811.

299 HStAM, Best. 75, Nr. 201, Acta die Organisation des Medicinalwesens betr.; „Unterthäniger Vorschlag zu Organisirung des gesamten Medicinalwesens im Königreich Westphalen", fol. 32 v.

für das Fulda- und 13 für das Werra-Departement.³⁰⁰ Die Auflistung beinhaltet teilweise Vorschläge zur Übernahme bzw. Abgabe von Gebieten und deren Angliederung an einen anderen Physikatsbezirk. So könnten z. B. dem Physikatsbezirk Münden im Distrikt Kassel des Fulda-Departements die Cantone Blume, Dransfeld und Jühnde aus dem Distrikt Göttingen des Leine-Departements zugeordnet werden; dem ebenfalls im Kasseler Distrikt befindlichen Physikatsbezirk Melsungen sollte hingegen der Canton Spangenberg aus dem Werra-Departement zugewiesen werden. Zugleich wird in dem Vorschlag der Canton Trendelburg aus dem Distrikt Höxter in der Zuständigkeit des Physikatsbezirkes Carlshaven im Distrikt Kassel gelistet. Die ebenfalls dem Distrikt Höxter zugehörigen Kantone Warburg und Rösebeck werden dem Physikatsbezirk Volkmarsen im Distrikt Kassel zugeschrieben.³⁰¹ Ziel dieser Arrondierungsmaßnahmen war sicherlich auch die Schaffung von Physikaten, welche sich in Einwohnerzahl und Ausdehnung nicht übermäßig voneinander unterscheiden sollten. Fakt ist jedoch, dass sich die geplanten Physikate sehr wohl in Größe und Volksmenge unterschieden. Allein die Anzahl der Kantone variierte von zwei in den Physikaten Fritzlar und Wiedenbrück bis zu sechs im Physikat Schmalkalden. Die Einwohnerzahl bewegte sich indessen zwischen gut 8.400 im Physikatsbezirk Fritzlar bis zu knapp 23.000 im Physikat Obervelmar. Während sich im Physikat Treysa 69 Dörfer und Weiler, neun Höfe sowie drei Städte befanden und das Physikat Vacha sogar 78 Dörfer, 30 Höfe und zwei Städte beinhaltete, umfasste das Physikat Fritzlar lediglich elf Dörfer und zwei Städte. Aufgrund dieser Dimensionen hätte sich die Versorgung eines Physikats für den Physicus also weiterhin schwierig gestaltet. In Anbetracht der eigentlichen Zielsetzung ist das Resultat doch als sehr mäßig zu bewerten. Ein Grund dafür war sicherlich

---

300 „Unmaßgeblicher Vorschlag zu Eintheilung der Physicate in dem Fulda- und Werra-Departement", vgl. dazu ebd., fol. 36–39. Grandidier, der Präsident des Collegium medicum zu Kassel, machte den Präfekten des Fulda-Departements in einem Brief vom 3. August 1811 darauf aufmerksam, dass die Ausarbeitung bereits dem Innenministerium zugesendet worden sei, vgl. dazu HStAM, Best. 76a, Nr. 652, Acta die Eintheilung der Physicate im Fulda Departement betr. 1811; Antwortschreiben des Medizinalkollegiums zu Kassel an den Präfekten des Fulda-Departements, Cassel, 03.August 1811.

301 Die hier genannten Physikatsnamen beziehen sich auf den Hauptort und dessen Lage in der entsprechenden Verwaltungsebene. So lag z. B. Volkmarsen und der dazugehörige Kanton Volkmarsen im Distrikt Kassel. Der Physikatsbezirk Volkmarsen beinhaltet in der Auflistung des Medizinalkollegiums jedoch zusätzlich die im Fließtext genannten zwei Kantone aus dem Distrikt Höxter.

auch die Vorgabe des Innenministeriums, die Zahl der Physikate nicht zu erhöhen, weshalb sich die Mitglieder des Kasseler Medizinalkollegiums „*genöthigt sahen, in einigen Fällen verschiedene Cantons aus verschiedenen Distrikten und selbst aus verschiedenen Departements nach der geographischen Lage zu verbinden*"[302]. Eine komplette Angleichung der Physikatsbezirke an die Verwaltungsordnung blieb folglich ebenfalls aus.

Wie schon erwähnt, kam es im Zuge der Errichtung des westphälischen Königreichs zur Aufsplitterung ehemaliger Länder, deren Teilstücke nun durch Departementsgrenzen voneinander getrennt waren. Die lokalen Folgen der neuen politischen Gliederung und die damit verbundenen Auswirkungen auf die Physikatsbezirke inklusive der Besoldungsproblematik zeigt folgendes Beispiel des betroffenen Physicus Dr. Schomburg zu Carlshaven[303]: Das Leine-Departement setzte sich bekanntermaßen auch aus ehemals hessischen Landesteilen zusammen. Dieses Gebiet umfasste u. a. auch fünf Dörfer des Amtes Sababurg, welche nun dem Canton Bodenfelde im Distrikt Göttingen angehörten. Diese Ortschaften waren dennoch dem Physikatsbezirk Carlshaven unterstellt, dessen zugehöriger Hauptort im Fulda-Departement lag. Der zuständige Physicus Dr. Schomburg fragte sich deshalb, ob sein gewohnter Zuständigkeitsbereich trotz Departementsgrenze erhalten bleibe.[304] Er gab zu erkennen, dass

---

302 HStAM, Best. 76a, Nr. 652, Acta die Eintheilung der Physicate im Fulda-Departement betr. 1811; Antwortschreiben des Medizinalkollegiums zu Kassel an den Präfekten des Fulda-Departements, Cassel, 03.August 1811. Dass das Medizinalkollegium selbst nicht vollkommen zufrieden mit seiner Ausarbeitung war, zeigt die Tatsache, dass es in seinem Brief an den Präfekten, der die Zusammenstellung erst nach dem Innenminister erhielt, bereits eine Änderung vorschlug. Demzufolge kümmere sich der Land- und Stadtphysicus Dr. Waldmann aus Kassel gegenwärtig um eine Epidemie in Hof, weshalb ihm die Ausmaße seines Physikatsbezirkes scheinbar nicht zu groß seien. Aus diesem Grund könne der Kanton Hof in die Zuständigkeit des Dr. Waldmann übertragen werden. Als Ausgleich sollte der Physicus zu Wolfhagen der Kanton Volkmarsen übergeben werden. Somit sollten die übrig bleibenden Kantone des ursprünglich gedachten Physikats Volkmarsen, nämlich Warburg und Rösebeck, ihrem alten Distrikt angegliedert und dort dem Physikatsbezirk Dringenberg zugeordnet werden. Ohne das dadurch aufgelöste Physikat Volkmarsen waren folglich nur noch 29 Physikatsbezirke für das Fulda- und Werra-Departement eingeplant. Welche Funktion der Physikus des dadurch wegfallenden Physikates Volkmarsen weiterhin einnehmen sollte, geht aus den Unterlagen nicht hervor.
303 Heute Bad Karlshafen
304 Vor ähnlichen Problemen stand auch Dr. Heisen zu Eschwege. Heisen war vorher als Arzt in Vacha tätig und übernahm im Laufe des Sommers 1808 das Physikat Eschwege, welches bisher auch rund zehn Gemeinden rechts der Werra eingeschlossen

er finanziell auf die nun zum Leine-Departement gehörigen Gebiete angewiesen sei:

> „Auf jeden Fall würde die Entziehung der Physicatsrechte auf [die entsprechenden] Commünen ein unverschuldeter Verlust und dieser um so unbilliger für mich seyn, da zu meiner Niederlassung in Carlshaven, das ohne Unterstützung von Seiten des Staats einen Arzt und dessen Familie zu unterhalten nicht vermag, nur die damalige Größe des Physikatskreises mich bestimmen konnte."[305]

Dr. Schomburg wies somit darauf hin, dass eine Reduzierung seines Physikatsbezirkes nicht nur seine Existenz bedrohe, sondern auch die seiner Familie.[306]

Stand er vor einer möglichen Verkleinerung seines Zuständigkeitsgebietes und den damit verbundenen Mindereinkünften, so bereitete ihm auch sein Physikatsbezirk in Normalgröße bereits einige Sorgen. Die Probleme waren ebenfalls finanzieller Natur. So ließ er am 4. Dezember 1810 verlauten, dass fast alle Gemeinden seines Physikatbezirkes ihren Physikatsgroschen bis Michaeli[307] 1810 an ihn abgetragen hätten. Es gäbe jedoch zwei Gemeinden, deren Zahlungen

---

hatte. Diese Gemeinden waren nach der politischen Einteilung des Königreichs Westphalen jedoch dem Departement des Harzes zugeordnet worden. Aus diesem Grund stellte sich auch Dr. Heisen die Frage, ob er für die Gemeinden weiterhin zuständig sei oder ob diese in den Zuständigkeitsbereich eines anderen Arztes übergegangen seien, vgl. dazu HStAM, Best. 75, Nr. 206, Acta die Besetzung der Stadt- und Landphysicate im Werra-Departement betr. 1810–1813; Schreiben des Dr. Heisen, Eschwege, 21. September 1808. Dr. Heisen und Dr. Schomburg waren nicht die einzigen Ärzte, deren Versorgungsgebiet fortan durchtrennt wurde. Demnach bezogen u. a. auch der Physicus Elias zu Melsungen im Fulda- sowie der Physicus Bauer zu Allendorf im Harz-Departement teilweise ihr Physicatsgehalt aus Kommunen, die nun im Werra-Departement lagen, vgl. HStAM, Best. 75, Nr. 207, „Etat über den Physikats-Gehalt, welchen Physici aus anderen Departements sonst von Communen des Werra-Departements bezogen haben"; die Auflistung war dem Schreiben des Präfekten des Werra-Departements an den Innenminister beigefügt, Marburg, 16.05.1811, fol. 53.

305 HStAM, Best. 75, Nr. 207, Schreiben des Dr. Schomburg, Carlshaven, letzter April 1811, fol. 26 r.

306 Die medizinische Versorgung der ehemals hessischen Dörfer im Leine-Departement sollte offenbar an einen im näheren Umkreis lebenden Arzt übergeben werden. Dr. Schomburg erachtete sicherlich auch deshalb eine Angleichung der Physikatsbezirke an die politische Verwaltungsstruktur als unnötig, hatte er doch lediglich die Sicherung seiner Lebensgrundlage im Sinn.

307 Michaeli oder St. Michaels-Tag ist in der römisch-katholischen Kirche der 29. September.

bereits seit Michaeli 1808 ausstünden.[308] Schomburg war in dieser Hinsicht jedoch keine Ausnahme. Auch Dr. Siefert, Physicus zu Gudensberg, berichtete zwei Tage zuvor, dass alle Gemeinden für das laufende Jahr noch keine Abgaben entrichtet hätten und sogar einige für das Jahr 1809 in Rückstand seien. Der Canton-Maire von Naumburg habe sogar seit Michaeli 1808 kein Physikatsgehalt bezahlt.[309] Dr. Elias reihte sich in die Liste der Kläger ein und gab an, dass auch in seinem Zuständigkeitsbereich ganze 23 Kommunen für das Jahr 1810 noch keinen Beitrag geleistet hätten.[310] Offenbar zahlten einige Gemeinden nach der Errichtung des Königreichs Westphalen ihren Physikatsgroschen nicht mehr oder nur unregelmäßig weiter. Hier stellt sich die Frage, ob diese Kommunen die Neuordnung der Verwaltung absichtlich nutzten, um die Zahlungen des Physikatsgroschens einzufrieren, oder ob sie lediglich die Organisation des Medizinalwesens abwarten wollten. Fakt ist, dass sich einige Kommunen gegen die weitere Einziehung des Physikatsgroschens zur Wehr setzten. So beschwerten sich die Maires der Gemeinden Ruhlkirchen, Seibelsdorf, Vockenroth und Ohmes beim Präfekten des Werra-Departements über die Tatsache, dass sie vom Canton-Maire zu Treysa aufgefordert worden sein, dem Physicus Bauer zu Amöneburg den „*Doctorsgehalt*"[311] zu entrichten. Da aber die Gemeinden etwa 5–6 Stunden von diesem Physicus entfernt lägen, wende sich die Bevölkerung im Falle einer Krankheit oder gar Notsituation eher an Ärzte in der Umgebung.[312] Der Maire von Neustadt erhielt die gleiche Aufforderung zur Auszahlung des Physikatsgroschens und reagierte mit noch forscherer Kritik als seine Kollegen. Er warf dem Physicus Bauer vor, sich die Gunst des Canton-Maires zu Treysa

---

308 Vgl. HStAM, Best. 76a, Nr. 663, Acta generalia die Besoldung des Medicinal Personals, als der Landphysici, Hebammen etc. im Fulda Departement betr. 1810; Schreiben des Dr. Schomburg, Carlshaven, 04.12.1810.
309 Vgl. ebd., Schreiben des Dr. Siefert, Gudensberg, 02.12.1810.
310 Vgl. ebd., Schreiben des Dr. Elias, Melsungen, 04.12.1810.
311 HStAM, Bestand 77a, Nr. 2506, Acta Gesuche um Loßzählung von Entrichtung der Physicats-Steuer; Schreiben der Maires von Ruhlkirchen, Vockenroth, Seibelsdorf und Ohmes an den Präfekten des Werra-Departements, Dezember 1809.
312 Vgl. ebd.; diese Beschreibung deckt sich mit der Erkenntnis, die der Präfekt des Werra-Departements dem Innenminister am 22.01.1810 in seinem Schreiben zukommen ließ, dass die Physikate zu groß ausgelegt seien und die medizinische Versorgung in den weit entfernten Gemeinden vom entsprechenden Physicus nicht sichergestellt werden könne, vgl. HStAM, Bestand 75, Nr. 201, Schreiben des Präfekten des Werra-Departements an den Minister des Innern, Marburg, 22.01.1810.

erschlichen zu haben,[313] und machte zudem den Präfekten des Werra-Departements darauf aufmerksam, dass die Auszahlung des Physikatsgroschens mit der neuen Staatsverfassung „*inkompatibel*"[314] sei. Er verwies dabei auf den Artikel 45 der westphälischen Konstitution und das königliche Dekret vom 21. September 1808, welche den Code Napoleon als bürgerliches Gesetzbuch des Königreichs Westphalen festlegten bzw. dessen deutsche Übersetzung genehmigten.[315] Im Hinblick darauf seien zudem die Munizipalitätskassen dazu angewiesen worden, „*ihre Ausgaben zweckmäßiger zu verwenden [...] als die Gelder an einen Mann zu verschländern der solche nicht verdient und dem nach der heutigen Verfassung ohnehin kein fixer Gehalt zugestanden wird*"[316]. Die Erhebung und somit auch die Auszahlung des Physikatsgroschens waren für den Maire von Neustadt demnach verfassungswidrig. Die Tatsache, dass der Physikatsgroschen mancherorts nur mit dem größten Widerwillen entrichtet wurde, war jedoch offenbar schon ein vorwestphälisches Problem: Bereits Anfang 1808 machte Dr. Gebhardi im Zuge seiner Vorstellungen für eine Neuordnung des Medizinalwesens den Präfekten des Werra-Departements darauf aufmerksam, dass die Landphysici im ehemaligen Kurhessen weitläufige Gebiete versorgen sollten, was nicht selten dazu führte, dass diese nur notgedrungen die entfernten Gemeinden des Bezirks aufsuchten. Dadurch hätten die entsprechenden Physici den Physikatsgroschen erhalten, ohne dem Staat den „*geringsten Nutzen*"[317] zu bringen. Als Reaktion der vernachlässigten Bevölkerung sei der Physikatsgroschen folglich

---

313 Tatsache ist, dass der Canton-Maire zu Treysa vom Präfekten am 30. Oktober 1809 dazu aufgefordert worden war, dem Physicus Bauer weiterhin das Physikatsgehalt zu bezahlen. Dieser hatte sich zuvor an den Präfekten gewandt, um diesem zu berichten, dass er für das Jahr 1809 noch kein Physikatsgehalt erhalten habe, vgl. dazu HStAM, Bestand 77a, Nr. 2511, Acta über die Besoldungen der bey der Gesundheitspolizey angestellten Diener 1809, 1810; Schreiben des Physicus Bauer an den Präfekten des Werra-Departements vom 22.10.1809 und Schreiben des Präfekten an die Canton-Maires zu Treysa und Kirchhain vom 30.10.1809.
314 Ebd., Schreiben des Maire von Neustadt an den Präfekten des Werra-Departements, 12.12.1809.
315 Vgl. KÖNIGREICH WESTPHALEN: Bulletin des Lois et Décrets du Royaume de Westphalie, Band 2, 2. Auflage, Cassel 1810, S. 618 ff.
316 HStAM, Best. 77a, Nr. 2506, Schreiben des Maire von Neustadt an den Präfekten des Werra-Departements, 12.12.1809, S. 3 des Schreibens.
317 HStAM, Best. 77a, Nr. 1128, Acta die Einziehung der präparatorischen Nachrichten zur künftigen Organisation des Medicinalwesens im Werradepartement betr. 1808, 1809, 1810; Schreiben des Dr. Gebhardi an den Präfekten des Werra-Departements, Witzenhausen, Februar 1808, S. 3 des Schreibens.

nur mit äußerstem Widerstreben bezahlt worden.[318] Angesichts der Errichtung des westphälischen Königreichs und der Übernahme des Code Civil als bürgerliches Gesetzbuch wäre es demnach durchaus nachvollziehbar, wenn sich einige Gemeinden bewusst gegen die Fortzahlung einer Gebühr entschieden hätten, welche in anderen Landesteilen ja gar nicht erhoben wurde. Vor dem Hintergrund des Gleichheitsgrundsatzes[319] waren die Beschwerden über die unterschiedliche Besteuerung also durchaus gerechtfertigt.

Dr. Schomburg hatte sich 1810 zusätzlich an die Präfektur des Leine-Departements gewendet, da er aus den ehemals hessischen Dörfern für das laufende Jahr scheinbar ebenfalls nicht besoldet worden war. In einem Briefwechsel des Präfekten des Leine-Departements mit dem Innenminister versicherte dieser, dass der Etat für den Physicus zu Carlshaven für das laufende Jahr bereits angewiesen sei und die gleiche Summe in den kommenden Jahren im Etat der Gesundheitsbeamten mitgetragen werde,[320] woraufhin der Generaldirektor der Staatskasse die Auszahlung von 309,50 Francs an den Carlshavener Gesundheitsbeamten befahl.[321] Im Juli 1811, also fast ein Jahr später, gab Schomburg jedoch an, dass er das Geld trotz Bewilligung nie erhalten habe.[322]

Dr. Schomburg war diesbezüglich aber auch wieder einmal nur einer von vielen: So hatte der Innenminister den Präfekten des Leine-Departements im Verlauf der Korrespondenz im Sommer 1810 darauf hingewiesen, dass die Einziehung des Physikatsgroschens zukünftig wegfalle und mit Beginn des folgenden Jahres durch Zahlungen aus dem öffentlichen Etat ausgeglichen werde.[323]

---

318 Auch für Dr. Elias zu Melsungen war schon von „*jeher die [...] Erhebungs- und Zahlungsart für den Geber so unangenehm wie für den Empfänger*", zitiert nach HStAM, Best. 76a, Nr. 663, Acta generalia die Besoldung des Medicinal Personals, als der Landphysici, Hebammen etc. im Fulda Departement betr. 1810; Schreiben des Dr. Elias zu Melsungen, 04.12.1810.
319 Artikel 7 des Code Civil beschrieb die Gleichheit der Bürger vor dem Gesetz: „*L'exercice des droits civils est indépendant de la qualité de citoyen, laquelle ne s'aquiert et ne se conserve que conformément à la loi constitutionnelle.*", zitiert nach DANIELS, H. G. W.: Code Civil des Français. Civil-Gesetzbuch der Franzosen, Cöln 1805, S. 8.
320 Vgl. HStAM, Bestand 75, Nr. 207, Schreiben des Innenministers an den Präfekten des Leine-Departements, September 1810, fol. 1 r.
321 Vgl. ebd., Schreiben des Generaldirektors des Staatsschatzes, Cassel, Oktober 1810, fol. 5 r.
322 Vgl. ebd., Schreiben des Dr. Schomburg, Carlshaven, 02.07.1811, fol. 28–29.
323 Vgl. ebd., Reskript des Präfekten des Leine-Departements an den Innenminister, Göttingen, 21.09.1810. Es geht aus dem Schreiben hervor, dass der Innenminister den Präfekten wohl in einem auf den 25. Juli 1810 datierten Brief über diese Absicht informiert hat.

Die Physici sollten also ab 1811 ihre Besoldung aus der Staatskasse erhalten. Die Entscheidung weckte bei einigen die Hoffnung, fortan ohne die Probleme rückständiger Zahlungen und Streitigkeiten auskommen zu können und gleichzeitig über ein sicheres Gehalt zu verfügen. Dr. Elias wagte sogar zu behaupten, dass dies der „Wunsch eines jeden Physicus sei"[324]. Der Physicus zu Gudensberg nutzte die geplante Besoldungsumstellung hingegen, um darauf aufmerksam zu machen, dass die Physici im Königreich Westphalen im Vergleich zu anderen Staaten nur ein geringes Gehalt bekämen. Deshalb fragte er sich eher, ob die Abgabe des Physikatsgroschens nicht auf 1 ½ oder sogar 2 Groschen pro Familie erhöht werden könne.[325] Der Präfekt des Fulda-Departements sah in der Umstellung wiederum die Chance, den „häufigen Klagen"[326] endlich ein Ende zu setzen.

Das Resultat der Umstellung dürfte jedoch keiner der ursprünglichen Vorstellungen entsprochen haben, kam es doch tatsächlich dazu, dass die Physici fortan gar nicht mehr besoldet wurden.[327] Dies konnte also weder der Wunsch eines jeden Physicus noch der der Präfekten sein, welche sich folglich dauerhaft mit drängenden Gesuchen der Gesundheitsbeamten auseinandersetzen mussten. So bat der Präfekt des Werra-Departements den Innenminister im Mai 1812 darum, die Physikatsbesoldungen für das Jahr 1811 zu überweisen, da er mit Klagebriefen „ununterbrochen bestürmt"[328] werde. Dies war jedoch nicht der erste Brief, den der Präfekt dem Innenminister diesbezüglich zukommen ließ. Er habe ihm bereits in den Schreiben vom 20. September 1811, 12. November 1811,

---

324 HStAM, Bestand 76a, Nr. 663, Schreiben des Dr. Elias, Melsungen, 04.12.1810.
325 Vgl. HStAM, Bestand 76a, Nr. 663, Schreiben des Dr. Siefert, Gudensberg, 02.12.1810. Zum Vergleich zog Siefert einen Kreisphysicus aus dem Königreich Baiern heran, welcher im Jahr 200 Gulden verdiene. Schon im März 1809 hatte der Physicus Dr. Gagel zu Hofgeismar den Verdienst eines öffentlichen Gesundheitsbeamten als „spärliche" Angelegenheit bezeichnet und seine Hoffnung ausgedrückt, dass bei der Reform des Medizinalwesens eine Erhöhung des Gehaltes berücksichtigt werde, vgl. GStA PK, V. HA Königreich Westphalen, Nr. 1954, Vaccine, Objets généraux 1808–1813; Schreiben des Physicus Dr. Gagel, Hofgeismar, 15. Maertz 1809, S. 5 des Schreibens.
326 Ebd., Schreiben der Präfektur des Fuldadepartements, Cassel, 30.11.1810.
327 So baten beispielsweise Dr. Fleisch zu Nentershausen (Distrikt Eschwege), Dr. Bock zu Homberg (Distrikt Hersfeld) sowie Dr. Hartwig zu Frankenberg (Distrikt Marburg) um Auszahlung der rückständigen Physikatsgehälter von 1811 und 1812, vgl. dazu HStAM, Bestand 75, Nr. 207, Schreiben des Dr. Fleisch, 10.03.1812, fol. 43; Schreiben des Dr. Bock, 25.07.1812, fol. 35; Schreiben des Dr. Hartwig, 14.02.1812, fol. 44; auch die Medizinalkollegien erhielten zahlreiche Beschwerdebriefe.
328 Ebd., Brief des Präfekten des Werra-Departements an den Innenminister, 23.05.1812, fol. 38.

15. Januar 1812 und 10. Februar 1812 die Probleme geschildert.[329] Zudem hatte er ihm im März des laufenden Jahres einen Entwurf über den Etat der Physici im Werra-Departement für das Rechnungsjahr 1812 zukommen lassen.[330] In der Sache hatte sich in diesem Zeitraum jedoch nichts geändert. Die finanziellen Einbußen, die durch den Wegfall des Gehaltes zustande kamen, konnten auch nicht durch die ärztliche Praxis ausgeglichen werden. Mancherorts sahen sich die Physici zusätzlich mit einer größeren Anzahl von Privatärzten konfrontiert. Dementsprechend beschwerte sich der Physicus Dr. Bock aus Homberg, dass „dieser kleine Ort [...] seit neuem Jahre mit vier practicierenden Aerzten, so zu sagen, übersezt" sei.[331] Auch Dr. Wendelstadt drückte sein Erstaunen über die Nachricht aus, dass noch ein vierter Arzt in Hersfeld zugelassen werden sollte, obwohl seines Erachtens bereits zwei Ärzte für den Ort und die Umgebung völlig ausreichen würden.[332] Zu den Klagen bezüglich der Weitläufigkeit der Physikate und der daraus resultierenden Minderversorgung randständiger Gemeinden gesellten sich somit Beschwerden über eine zu hohe Ärztedichte. Die verschiedenen Sichtweisen entsprangen sicherlich unterschiedlichen Interessen – einerseits sollte vor allem die medizinische Versorgung der Bevölkerung in der Fläche sichergestellt werden, andererseits wollten die Physici ihre privatwirtschaftlichen Einkünfte nicht verlieren.

Zusätzlich zu der wegfallenden Besoldung hatten die Physici im Zuge ihrer Dienstausübung laufende Ausgaben zu beklagen. Aus diesem Grund wandte sich das Medizinalkollegium zu Marburg im September 1812 an den Innenminister, um diesen darauf vorzubereiten, dass die Physici im Falle eines längeren Zahlungsverzugs ihre Tätigkeiten einstellen könnten.[333] Wenn die Gelder aus der Staatskasse nicht zur Verfügung stünden, so müsse auch die Rückkehr zum Physikatsgroschen in Betracht gezogen werden. Die Wiederaufnahme dieser Sondersteuer konnte jedoch weder im Sinne der politisch Verantwortlichen noch der betroffenen Bürger sein, müssten die Ersteren doch ihr Versagen

---

329 Vgl. ebd.
330 Vgl. ebd., Schreiben des Präfekten des Werra-Departements an den Innenminister, Marburg, 17.03.1812, fol. 40–41.
331 Ebd., Schreiben des Dr. Bock, 25.07.1812, fol. 35.
332 Vgl. HStAM, Bestand 75, Nr. 206, Acta die Besetzung der Stadt- und Landphysicate im Werra-Departement betr. 1810–1813, Schreiben des Dr. Wendelstadt zu Hersfeld, Februar 1813, S. 2–4 des Schreibens.
333 Die Marburger Deputation glaubte, „dass der Diensteifer der Physicorum, sei ihr Wille auch noch so gut, erkalten" könnte, HStAM, Bestand 75, Nr. 207, Schreiben des Marburger Medizinalkollegiums an den Innenminister, Marburg, 07.09.1812, fol. 33.

offenkundig machen und die Letzteren zusätzlich die ausstehenden Abgaben entrichten. Aufgrund der Brisanz der Lage versuchte das Innenministerium die Situation zu entschärfen, indem es auf Grundlage der Etats der Physici im Werra-Departement für die Jahre 1811[334] und 1812[335] deren Gehalt für das Jahr 1813 bestimmte.[336]

---

334 Vgl. ebd., Schreiben des Präfekten des Werra-Departements an den Innenminister, Marburg, 16.05.1811, fol. 54 im Anhang.
335 Vgl. ebd., Schreiben des Präfekten des Werra-Departements an den Innenminister, Marburg, 17.03.1812, fol. 40–41.
336 Die Einzelgehälter für die Distrikte beliefen sich für Marburg auf 2105, 91 Fr., für Hersfeld auf 2556,32 Fr. und für Eschwege auf 1744,13 Fr.. Dies ergibt einen Gesamtbetrag von 6406, 36 Fr., vgl. dazu ebd., Innenminister an den Präfekten des Werra-Departements: Bewilligung der Gelder für die Entschädigung der Physici durch Verlust des Physikatsgroschens für das Jahr 1813, September 1812, fol. 31; vgl. auch GStA PK, V. HA Königreich Westphalen, Nr. 1967, Gehälter und Entschädigungen der Medizinalbeamten pro 1813.

Canton	Commune	Namen	Charakter	Betrag der Besoldung				Betrag der Bürokosten				Summe des Gehalts und der Bürokosten				Monatlicher Abzug des Gehalts (2%)		Monatlich zu zahlender Betrag
				jährlich		monatlich		jährlich		monatlich		jährlich		monatlich				
				Frc	Ct	Frc	Ct	Frc	Ct	Frc	Ct	Frc	Ct	Frc	Ct	Frc	Ct	
Distrikt Marburg																		
Marburg	Marburg	Busch	Landphysicus	73 293	17 75	30	57,8					366	92	30	57,8		61	29,968
Marburg	Marburg	Schumacher	Physicus	590	52	49	21					590	52	49	21		99	48,22
Marburg	Marburg	Claus	Secret. beim Collegium medicum	116	55	9	71,3					116	55	9	71,3		19	9,523
Franckenberg	Franckenberg	Hartwig	Physicus	355	67	29	63,4					355	67	29	63,9		59	29,044
Amoeneburg	Amoeneburg	Bauer	Physicus	751	17	62	59,9					751	17	62	59,9	1	25	62,349
Rauschenberg	Rauschenberg	Weitershausen	Chirurgus	93	24	7	77					93	24	7	77		16	7,61
Wetter	Wetter	Orth	Chirurgus	93	24	7	77					93	24	7	77		16	7,61
Collegium medicum zu Marburg Marburg								200		16	66,8	200		16	66,8			16,668
Centralausschuß zur Verbreitung der Kuhpockenimpfung im District Marburg								200		16	66,8	200		16	66,8			16,668
Marburg (gesamt)				2367	31	197	27,58	400		33	33,4	2767	31	230	60,3	3	95	226,653

Tab. 3: Etat über die Besoldung und Bureaukosten der Medizinalbeamten im Werra-Departement für das Jahr 1813

(*fortgeführt*)

Tab. 3: Fortsetzung

Canton	Commune	Namen	Charakter	Betrag der Besoldung				Betrag der Bürokosten				Summe des Gehalts und der Bürokosten				Monatlicher Abzug des Gehalts (2%)		Monatlich zu zahlender Betrag
				jährlich		monatlich		jährlich		monatlich		jährlich		monatlich		Frc	Ct	
				Frc	Ct	Frc	Ct	Frc	Ct	Frc	Ct	Frc	Ct	Frc	Ct			
Distrikt Hersfeld																		
Hersfeld	Hersfeld	Wendelstädt		260	62	55	45,1					665	41	55	45,1	1	11	54,341
				404	79													
Rotenburg	Rotenburg	Heisen		433	17	36	09,9					433	17	36	09,1		72	35,379
Neukirchen	Neukirchen	Hoerle		498	70	41	55					498	70	41	55		83	40,720
Homberg	Homberg	Bock		577	97	48	16,5					577	97	48	16,25		96	47,205
Vacha	Vacha	Busch		441	69	36	80,9					441	69	36	80,9		74	36,069
Centralausschuß zur Verbreitung der Kuhpockenimpfung im District Hersfeld								100		8	33,4	100		8	33,4			8,334
Hersfeld (gesamt)				2616	94	218	07,83	100		8	33,4	2716	94	226	41,16	4	36	222,0516
Distrikt Eschwege																		
Eschwege	Eschwege	Heisen		563	06	46	92,2					563	06	46	92,2		94	45,982
Nentershausen	Nentershausen	Fleisch		353	21	29	43,5					353	21	29	43,5		59	28,845
Schmalkalden	Schmalkalden	Vogler		765	70	63	80					765	70	63	80,0	1	28	62,52
Schmalkalden	Schmalkalden	Brand		62	16	5	18					62	16	5	18		10	5,8
Centralausschuß zur Verbreitung der Kuhpockenimpfung im District Eschwege								100		8	33,3	100		8	33,4			8,334
Eschwege (gesamt)				1744	13	145	34,6	100		8	33,3	1844	13	153	67,9	2	91	150,769
Summa total				6728	38	560	69	600		50		7328	38	610	69	11	22	599,47

Marburg, 10. November 1812   Der Präfekt

Kanton	Gemeinde	Name	Charakter	Betrag der Besoldung				Betrag des Abzugs von 2 Prozent				Betrag der wirklich zu zahlenden Besoldung			
				jährlich		monatlich		jährlich		monatlich		jährlich		monatlich	
				Francs	cents	francs	cents	francs	cents	francs	cents	francs	cents	francs	cents
Cassel	Cassel	**1. Charité**													
		Ristelhüber	Direktor, Administrator bei dem Hospital der Charité	3000	-	250	-	60	-	5	-	2940	-	245	-
		Garnier	Königlicher Arzt und Inspektor	1200	-	100	-	24	-	2	-	1176	-	98	-
		2. Collegium medicum													
		Grandidier	Arzt	615	61	51	30	12	31	1	2,7	603	30	50	27,6
		3. Entbindungsanstalt													
			Unterhaltungskosten	5000	-	416	64	-	-	-	-	5000	-	416	64
		4. Medizinalbeamten													
		Kampfmüller	Wundarzt	292	2	24	35	5	84	-	48,8	286	18	23	84,1
		Waldmann	Landphysicus	705	90	58	82	14	11	1	17,7	691	79	57	64,4
		Weimar	Hebamme	512	82	42	73	10	25	-	85,5	502	57	41	88
Obervellmar	Napoleonshöhe	Range	Wundarzt	307	95	25	66	6	15	-	51,2	301	80	25	15

Tab. 4: Anstehender Etat der Besoldung der Medicinal-Beamten in dem Departement der Fulda für das Jahr 1813

Anmerkung: Bei den Cent-Angaben handelt es sich teilweise um gerundete Beträge. Es können hier auch gegebenenfalls Rechenfehler der Beamten vorliegen, so zum Beispiel bei Kampfmüller, wo der monatliche Betrag der wirklich zu zahlenden Besoldung im Centbereich in der Nachkommastelle abweicht.
Beide Tabellen: Darstellung nach GStA PK, V. HA Königreich Westphalen, Nr. 1967, Gehälter und Entschädigungen der Medizinalbeamten pro 1813.

(*fortgeführt*)

Tab. 4: Fortsetzung

Kanton	Gemeinde	Name	Charakter	Betrag der Besoldung					Betrag des Abzugs von 2 Prozent					Betrag der wirklich zu zahlenden Besoldung				
				jährlich		monatlich		jährlich		monatlich		jährlich		monatlich	
				francs	cents	francs	cents	francs	cents	francs	cents	francs	cents	francs	cents
Fritzlar	Fritzlar	Stammel	Arzt	219	32	18	28	4	38	-	36	214	94	17	91,2
Carlshafen	Carlshafen	Schomburg	Arzt	194	25	16	19	3	88	-	32,4	190	37	15	86,5
Carlshafen	Carlshafen	Schomburg	Landphysicus	292	83	24	40	5	85	-	48,9	286	98	23	91,6
Gudensberg	Gudensberg	Siefert	Landphysicus	436	74	36	40	8	73	-	72,9	428	1	36	66,9
Wolfhagen	Wolfhagen	Hildebrandt	Landphysicus	422	5	35	17	8	44	-	70,4	413	61	34	46,9
Melsungen	Melsungen	Elias	Landphysicus	187	61	15	63	3	75	-	31,3	183	86	15	32,2
Hofgeismar	Hofgeismar	Gagel	Landphysicus	291	68	24	30	5	83	-	48,7	285	85	23	82
Summa				13678	78	1139	90	173	52	14	46	13505	26	1125	44,9

Dies schien jedoch nur ein schwacher Trost zu sein, gab der Innenminister doch gleichzeitig zu, dass er für „*die Rückstände*" der zwei vorangegangenen Jahre „*keine Entschädigung aus dem Schatze bewilligen*"[337] könne. Die Beschwerden hielten aber scheinbar an. Um die fortdauernden Gesuche „*endlich einmal*" zu beenden, wiederholte der Präfekt in Marburg im November seine „*dringende Bitte*"[338], das Gehalt für die Gesundheitsbeamten sowie die Bürokosten des Collegii medici, des Zentralausschusses zur Verbreitung der Kuhpockenimpfung zu Marburg und der Spezialausschüsse für die Beförderung der Impfung in Hersfeld und Eschwege pro 1811 und 1812 auf den Staatsschatz anzuweisen. Ob und wann die Gehälter tatsächlich ausbezahlt bzw. die Rückstände für die zwei ausstehenden Jahre beglichen wurden, geht aus dem bearbeiteten Material nicht hervor.

Resümierend ist festzustellen, dass mit der Gründung des Königreichs Westphalen Regionen in einen Staat zusammengefasst wurden, welche bereits über ein medizinalpolizeiliches System verfügten. Allein im Fulda-Departement waren dies Gebiete fünf verschiedener vorheriger Landesherren, in denen die Physici auch unterschiedlich entlohnt worden waren. In den ehemals hessischen Teilen waren die Physici nicht vom Staat selbst, sondern mittels einer familienbezogenen Spezialabgabe der in den Physikaten liegenden Gemeinden bezahlt worden.[339] Die Fortzahlung dieses „Physikatsgroschens" konnte aufgrund der neuen Verwaltungsgliederung und der dadurch teilweise abgetrennten Physikatsteile sowie unter dem Prinzip des Gleichheitsgrundsatzes und der Einheitlichkeit nicht beibehalten werden. Demnach war eine Neueinteilung der Physikate, auch unter dem Aspekt einer Verbesserung der medizinischen Versorgung der Landbevölkerung, erforderlich. Die diesbezüglich notwendigen Umstrukturierungsmaßnahmen wurden erst nach mehreren Jahren mit letztlich nur mäßigem Resultat vollzogen, weil eine raumgerechte Aufteilung der Physikate nur bedingt erzielt wurde und eine vollständige Angleichung an die neue Verwaltungsordnung ausblieb. Die Besoldungsproblematik bestand jedoch weiter fort. Erst per 1811 sollten die Physici der althessischen Gebiete aus der Staatskasse bezahlt

---

337 Ebd.
338 GStA PK, V. HA Königreich Westphalen Nr. 1967, Gehälter und Entschädigungen der Medizinalbeamten pro 1813; Präfekt des Werra-Departements an den Innenminister, Marburg, 10.11.1812. Dem Schreiben war zusätzlich ein in Marburg ausgearbeiteter „*Etat über die Besoldung und Büreau-Kosten der Medizinalbeamten im Werra Departement für das Jahr 1813*" angehängt. Dieser lag rund 300 Fr. über der Aufstellung, welche das Innenministerium im September festgesetzt hatte, siehe dazu Tab. 3.
339 Vgl. Anm. 276.

werden.³⁴⁰ Bis dahin erhielten sie oft nur lückenhaft oder auch teilweise gar keine Physikatsgroschenzahlungen mehr, da die entsprechenden Gemeinden sich entweder gegenüber anderen Regionen des Königreiches im Sinne des Gleichheitsgrundsatzes benachteiligt sahen, sie die Zahlungen gelegentlich auch unter dem Vorwand eines Abwartens der Umorganisation des Medizinalwesens verschleppten und/oder die Abgaben im Rahmen einer Kosten-Nutzen-Abwägung eigenmächtig ganz einstellten.³⁴¹ Die versprochenen Zahlungen aus der Staatskasse blieben scheinbar ebenfalls aus, so dass die betroffenen Physici gar nicht mehr besoldet wurden.

IV.2 Die Sorgen der Medizinalkollegien

Wie die Ausarbeitungen zur Organisation des Medizinalwesens im Königreich Westphalen zeigen, sprachen sich die Autoren größtenteils für die Beibehaltung der Medizinalkollegien aus, darunter natürlich auch Vertreter derselben, die ihre eigene Position gefährdet sahen und diese im Übergangsprozess sichern wollten. Dieses ist ihnen gelungen, denn die Collegii medici blieben bestehen – so auch das Medizinalkollegium zu Magdeburg. Dieses war ein ehemals preußisches Provinzial-Collegium medicum. Im Königreich Westphalen stellte es hingegen das einzige Medizinalkollegium des Elbe-Departements dar.³⁴² Durch die Einverleibung der linkselbischen Territorien Preußens waren die Medizinalkollegien dieser Gebiete von ihrem Ober-Collegium medicum zu Berlin abgeschnitten worden.

---

340 Vgl. Anm. 309.
341 Vgl. Anm. 28, vgl. Anm. 31.
342 Glaubt man der Statistik und geht davon aus, dass der Einflussbereich des ehemaligen Provinzialkollegiums in preußischer Zeit das Herzogtum Magdeburg und Mansfeld einschloss, so ist es wahrscheinlich, dass sich der Zuständigkeitsbereich zwar geographisch etwas vergrößert hat, die Zahl der Einwohner aber etwa gleich geblieben ist, sich sogar eher reduziert hat. Folgende Zahlen sollen dies belegen: Laut den Statistiken von Hassel erstreckte sich das Herzogtum Magdeburg mit Mansfeld im Jahre 1805 über gut 108 Quadratmeilen mit einer Bevölkerung von ca. 320.000 Einwohnern. Das Elbe-Departement war etwa 160,12 Quadratmeilen groß und wies Ende 1811 eine Bevölkerungszahl von 294.505 Einwohnern auf, vgl. dazu HASSEL, G.: Statistisches Repertorium über das Königreich Westphalen, Braunschweig 1813, S. 7; vgl. auch HASSEL, GEORG: Statistischer Umriß der sämtlichen Europäischen Staaten in Hinsicht ihrer Größe, Bevölkerung, Kulturverhältnisse, Handlung, Finanz- und Militärverfassung und ihrer außereuropäischen Besitzungen, Braunschweig 1805, S. 5. Im Übrigen ist nur der linkselbische Teil des Herzogtums Magdeburg in das neue Königreich integriert worden, und der Ort Mansfeld wurde sogar dem Saale-Departement zugeschlagen.

Dadurch stellte sich für die ehemaligen preußischen Provinzialkollegien nicht nur die Frage nach einem Ersatz dieser Institution als obere Medizinalinstitution[343] – die Ausführungen des Medizinalkollegiums Magdeburg stellen vor allem die Funktion Berlins als wichtigen Geldgeber dar. Demnach hätte das Magdeburger Collegium medicum aus dem Berliner Medizinalfonds jährlich 400 Thaler[344] erhalten, welche zur Aufrechterhaltung des Ausbildungsinstituts für Hebammen sowie der Entbindungsklinik essenziell seien. So sei diese Institution auf 960 Thlr. angewiesen, um weiter bestehen zu können, wovon das Departement 560 Thlr. übernehme und die übrigen 400 Thlr. nun aus einer anderen Quelle entrichtet werden müssten.[345] Das Collegium medicum hatte zudem seit Besetzung der preußischen Gebiete in und um Magdeburg durch französische Truppen im Jahre 1806 keine Bezahlung mehr erhalten, also seit gut drei Jahren.[346] Die Frage, ob und aus welcher Quelle die Gelder aus dem Berliner Medizinalfonds ersetzt wurden, konnte aus den bearbeiteten Unterlagen nicht beantwortet werden.

Im Zuge der Bestandsaufnahme des Medizinalwesens lieferte der Präfekt des Saale-Departements dem Innenminister im März 1808 eine Beschreibung der bis dato gängigen Prüfungsmethoden im Königreich Preußen. Alle Ärzte in Preußen sollten einen anatomisch-klinischen Kursus belegen und von einer speziellen Kommission in Berlin geprüft werden, bevor sie vom Ober-Collegium medicum die Zulassung zur Praxis erhielten. Auch die Wundärzte, die sich in den größeren Städten niederlassen wollten, mussten sich einer Prüfung in Berlin unterziehen. Diejenigen Wundärzte, welche in den kleineren Städten und auf dem platten Lande praktizieren wollten, konnten von den jeweiligen Provinzialkollegien geprüft werden.[347] In Halberstadt, dem Hauptort des Saale-Departements, hatte sich ein preußisches Provinzialcollegium medicum befunden. Nachdem nun das Ober-Collegium medicum in Berlin als oberste

---

343 Der Präfekt des Saale-Departements beklagte sich beim Innenminister über die häufigen Anfragen bezüglich dieser Angelegenheit. Vor allem der Ersatz des Obermedizinalkollegiums als oberste Prüfungsinstanz musste geklärt werden, vgl. GStA PK, V. HA Königreich Westphalen Nr. 1953, Schreiben des Präfekten des Saale-Departements an den Innenminister, Halberstadt, 05.03.1808.
344 Vgl. GStA PK, V. HA Königreich Westphalen, Nr. 1951, Acta der Organisation der Medicinalpolizey 1808–9; Schreiben des Präfekten des Elbe-Departements an den Innenminister, Magdeburg, 4. Juli 1809, S. 2, 7 und 15 des Schreibens.
345 Vgl. ebd.
346 Vgl. ebd.
347 Vgl. GStA PK, V. HA Königreich Westphalen Nr. 1953, Prüfung der Ärzte und Wundärzte; Schreiben des Präfekten des Saale-Departements an den Innenminister, Halberstadt, 05.03.1808.

Prüfungsinstanz nicht mehr zuständig war, bestimmte der Justiz- und Innenminister Siméon in einem auf den 17. März 1808 datierten Brief an den Saale-Präfekten, dass die Universität Halle zukünftig die Prüfung der Ärzte und Wundärzte für die größeren Städte übernehmen werde.[348] Daraufhin setzte sich in Halle eine Kommission aus den Professoren und angesehensten Ärzten der Stadt zusammen, die die Kandidaten fortan prüfte. Im Gegensatz zur Medizinischen Fakultät dieser Stadt stellte das Gremium jedoch keine Doktorwürde aus, sondern war einzig und allein dazu bestimmt, die Ärzte, welche sich im Saale-Departement niederlassen wollten, auf ihr Können und Wissen zu überprüfen, um ihnen daraufhin die Zulassung zu erteilen oder zu verweigern.[349] Der Präfekt des Saale-Departements wies dabei darauf hin, dass das Gremium in Halle hauptsächlich von Männern besetzt sei, welche von der Regierung bezahlt würden. Das Medizinalkollegium in Halberstadt bestehe dagegen vor allem aus praktizierenden Ärzten, welchen es nicht egal sei, wie viele neue Kollegen sich in ihrer Stadt niederließen, da diese ihnen die Patienten streitig machen konnten. Im Kern befürchtete der Präfekt, dass das Medizinalkollegium in Halberstadt bei den Prüfungen im Eigeninteresse handle und sich somit in der Entscheidung beeinflussen lasse. Aus diesem Grund bevorzugte er die unabhängigere Kommission in Halle.[350] Der neue Innenminister von Wolffradt, der seit Jahresbeginn 1809 sein Amt inne hatte, war über diese Sonderregelung im Saale-Departement erstaunt. Er ließ verlauten, dass ihm eine solche Regelung nicht bekannt sei und sich normalerweise jeder Arzt vor dem Collegium seines Departements prüfen lassen solle.[351] Der Präfekt des Saale-Departements klärte den Innenminister daraufhin über die Entscheidung seines Vorgängers auf:

---

348 Vgl. ebd., Reskript des Innenministers an den Präfekten des Saale-Departements, Cassel, 17.03.1808.
349 Vgl. ebd., Schreiben des Präfekten des Saale-Departements an den Innenminister, Halberstadt, 16.06.1809, S. 2 des Schreibens. In Anlehnung an das ehemalige Ober-Collegium medicum in Berlin prüfte die Kommission natürlich auch die Wundärzte, welche sich in den größeren Städten niederlassen wollten.
350 Vgl. ebd., S. 2 und 3 des Schreibens.
351 Vgl. GStA PK, V. HA Königreich Westphalen Nr. 1953, Schreiben des Innenministers an den Präfekten des Saale-Departements, Cassel, 14.12.1809. An dieser Stelle stellt sich die Frage, warum der Innenminister sich so überrascht zeigte. Wie in den vorherigen Fußnoten belegt, hatte der Präfekt des Saale-Departements bereits im Laufe des Jahres über die Arbeit des Prüfungskomitees in Halle Bericht erstattet (vgl. Schreiben vom 16.06.1809). Es ist daher erstaunlich, dass dem Innenminister erst ein Jahr nach Amtsantritt und diesbezüglicher Korrespondenz auffiel, dass sich die oberste Prüfungsinstanz für Ärzte im Saale-Departement nicht in Halberstadt, sondern in Halle befand.

"Er [der ehemalige Innenminister Siméon] hielt unterm 17. Maerz 1808 die Resolution, dass eine aus mehreren der medizinischen Professoren gebildeten Prüfungs-Komißion zu Halle hinsichts der vorzunehmenden Prüfung die Stelle des Ober-Collegii medici et sanitatis vertreten, das Collegium Medicum aber die übrigen Prüfungen vornehmen solle. Dieser Verfügung zufolge sind daher jetzt alle Aerzte und Wundaerzte, welche sich in den größeren Städten etablieren wollen, in Halle examiniert, wie ich dieß Eur. Exzellenz in meinem Schreiben vom 16. Junius anzuzeigen die Ehre gehabt habe."[352]

Der Präfekt stellte schließlich die Frage, ob das Collegium medicum in Halberstadt doch fortan die Aufgaben der Kommission in Halle übernehmen solle. Der Innenminister von Wolffradt reagierte und erteilte dem Medizinalkollegium in der Departementshauptstadt im folgenden Juni die Erlaubnis, zukünftig auch die Prüfung der Ärzte, Wundärzte und Hebammen der größeren Städte vorzunehmen.[353]

Die Medizinalkollegien in den Städten der ehemals preußischen Gebiete, welche sich nun in den Hauptorten des Elbe-, Harz- und Saale-Departements befanden, hatten noch weitere Sorgen, mussten sie sich doch vermehrt mit Beschwerden von Ärzten auseinandersetzen, die eine Niederlassung in ihrem Departement anstrebten. Ursache hierfür war der Beschluss, dass sich Kandidaten, welche sich erstmals im jeweiligen Departement niederlassen wollten, einer nochmaligen Prüfung vor dem zuständigen Collegium medicum unterziehen sollten. Der Innenminister ließ verlauten, dass dies unumgänglich sei, da an verschiedenen Universitäten in der Vergangenheit Mißbrauch getrieben worden sei und nicht wenige ihren Doktorhut nicht aufgrund ihrer Leistungen, sondern durch Beziehungen und finanzielle Mittel erhalten hätten. Um den Schutz der Bevölkerung zu garantieren und die Gesundheit so weit wie möglich zu erhalten, sei die nochmalige Prüfung durch die Medizinalkollegien nötig.[354] So wurde auch der Arzt Wiedemann aus Elbingerode als examinierter Doktor der Medizin, Chirurgie und Geburtsheilkunde vom Präfekten des Saale-Departements dazu aufgefordert, ein nochmaliges Examen vor der Kommission in Halle abzuleisten, obwohl er bereits in Marburg geprüft worden war.[355] Im

---

352 Ebd., Schreiben des Präfekten des Saale-Departements an den Innenminister, Halberstadt, 25.12.1809, S. 2 und 3 des Schreibens.
353 Vgl. ebd., Schreiben des Innenministers an den Präfekten des Saale-Departements, Cassel, 10.06.1810.
354 Vgl. ebd., Schreiben des Innenministers an den Präfekten des Harz-Departements, Cassel, 18.11.1809.
355 Vgl. ebd., Schreiben des Dr. Wiedemann an den Innenminister, Elbingerode, 11.03.1809.

Elbe-Departement durfte er sich ohne vorherige Prüfung ebenfalls nicht niederlassen. Auch der Arzt Rath, welcher in Göttingen sein Examen absolviert hatte, wurde von der Prüfungskommission des Medizinalkollegiums des Harz-Departements dazu angehalten, sich einem erneuten Examen zu unterziehen.[356] Der Präfekt des Harz-Departements konnte dies im Gegensatz zu seinem Kollegen im Saale-Departement nicht nachvollziehen:

> „[…] so scheint es doch zweifelhaft, ob Aerzte, die ihren Examen auf einer Universität des Königreichs bestanden, das Diplom und die Examinationsprotokolle und die Zeugniße ihrer Brauchbarkeit empfangen haben, noch einmal bei hiesigem Collegio medico examinirt werden sollen."[357]

Hierdurch werde nicht nur der Wert eines universitären Gutachtens der Form nach in Frage gestellt, sondern auch der Arzt zu neuen Ausgaben gezwungen. Tatsächlich gaben viele Ärzte die finanzielle Zusatzbelastung als Hauptgrund ihrer Beschwerden an. So erklärte auch der Arzt Wiedemann, dass er sich dem Examen stellen würde, wenn es ihm nicht an Geld fehle.[358] Der Halberstädter Chirurg Gueinzius konnte sich eine Prüfung ebenfalls nicht leisten. Im Gegensatz zu Wiedemann hatte Gueinzius eine chirurgische Laufbahn beim Militär eingeschlagen und war über 20 Jahre bei der vorherigen Regierung als Compagnie-Chirurg tätig gewesen. Er hatte zudem zwischen 1805 und 1807 als Oberchirurgus gedient.[359] Nun kümmerte sich Gueinzius um die Versorgung der Halberstädter Veteranen-Compagnie und stellte den Antrag auf Erhalt einer Erlaubnis zur Zivilversorgung, da ihm diese vom Ministerium in Kassel und von der Präfektur des Saale-Departements in der Vergangenheit versprochen worden sei. Trotz seiner praktischen Erfahrung musste aber auch der Chirurg Gueinzius geprüft werden. In diesem Fall erklärte sich jedoch das Medizinalkollegium in Halberstadt dazu bereit, dem Kandidaten keine Kosten für das Examen zu berechnen.[360] Auch Dr. Hering aus Hadmersleben im Saale-Departement

---

356 Vgl. ebd., Schreiben des Präfekten des Harz-Departements an den Innenminister, Heiligenstadt, 09.11.1809.
357 Ebd.
358 Vgl. GStA PK, V. HA Königreich Westphalen Nr. 1953, Schreiben des Dr. Wiedemann an den Innenminister, Elbingerode, 11.03.1809. Wiedemann hatte für das Examen in Marburg 100 Reichsthaler bezahlen müssen.
359 Vgl. ebd., Schreiben des Chirurgen Gueinzius, Halberstadt, 08.11.1812. Gueinzius erwähnte in seinem Brief, dass er auch einige Zeit im französischen Hospital in Erfurt tätig gewesen sei. Hier stellt sich die Frage, ob er sich durch die Preisgabe dieser Information einen Vorteil erhoffte.
360 Vgl. ebd., Schreiben des Innenministers an den Präfekten des Saale-Departements, Cassel, 31.12.1812.

wurde zur Examensprüfung geladen. Hering war Doktor der Medizin und Chirurgie und hatte vom preußischen König die Erlaubnis bekommen, sich in Hadmersleben niederzulassen. Dort war er nun bereits zwei Jahre tätig gewesen.[361] Der Präfekt des Saale-Departements bestand dennoch auf einer Prüfung des Hadmerslebener Arztes und legte dem Innenminister seine Gründe dafür vor. Hering sei im November 1806 in Göttingen zum Doktor der Medizin promoviert worden und habe tatsächlich die Erlaubnis bekommen, in die Staaten des Königs von Preußen zurückzukehren, um sich dort niederzulassen.[362] Er habe sich jedoch nicht, wie in Preußen üblich, einem Examen vor der Prüfungskommission des Obermedizinalkollegiums in Berlin unterzogen, wodurch er eigentlich über keine Approbation bzw. Berechtigung zu einer Niederlassung verfüge. Überzeugt von den Darstellungen des Präfekten bestätigte der Innenminister die nochmalige Prüfung des Dr. Hering.[363] Dr. Loewer, der sein Examen am Collegio medico zu Braunschweig absolviert hatte und sich nun um eine Niederlassung in Halberstadt bemühte, wurde vom Präfekten des Saale-Departements im November 1808 ebenfalls zu einer weiteren Prüfung vor der Prüfungskommission in Halle aufgefordert.[364] Loewer wollte dies jedoch nicht hinnehmen und wandte sich deshalb mehrmals direkt an den Innenminister.[365] Dieser forderte den Präfekten des Saale-Departements schließlich dazu auf, Loewer zur

---

361 Vgl. ebd., Schreiben des Dr. Hering, Hadmersleben, 04.12.1808.
362 Vgl. ebd., Schreiben des Präfekten des Saale-Departements an den Innenminister, Halberstadt, 22.12.1808, S. 1 und 2 des Schreibens.
363 Vgl. ebd., Schreiben des Innenministers an den Präfekten des Saale-Departements, Cassel, 06.01.1809.
364 Das Prüfkomitee in Halle war bis zum Juni 1810 die alleinige Instanz zur Prüfung der Ärzte und Wundärzte, welche sich in den großen Städten des Saale-Departements niederlassen wollten. Vgl. ebd., Schreiben des Präfekten des Saale-Departements an Dr. Loewer, Halberstadt, 24.11.1808. Aus den Schreiben wird nicht deutlich, in welchem medizinischen Fachgebiet Dr. Loewer examiniert wurde und in welcher Funktion er sich niederlassen wollte. In einem Brief wird erwähnt, dass er die Ausübung der Arzneikunde vom Collegio medico in Braunschweig bescheinigt bekommen habe, in einem anderen Schreiben ist vom Mediziner Loewer die Rede. In einem weiteren Bericht wird angedeutet, dass Loewer in vorwestphälischer Zeit als Stadtwundarzt in Halberstadt tätig war, vgl. dazu GStA PK, V. HA Königreich Westphalen Nr. 1953, Schreiben des Dr. Loewer an den Innenminister, 29.09.1810; vgl. auch ebd., Schreiben des Präfekten des Saale-Departements an den Innenminister, Halberstadt, 20.10.1810; vgl. ebenfalls ebd., Schreiben des Collegium Medicum et Sanitatis zu Halberstadt, 18.10.1810.
365 In den bearbeiteten Akten waren 3 Schreiben aufzufinden, die Loewer in unterschiedlichen Zeitabständen in einer Zeitspanne von ungefähr zwei Jahren an den Innenminister gesendet hatte, vgl. ebd., Schreiben des Dr. Loewer, 19.12.1808, 29.10.1809 und 29.09.1810.

medizinischen Praxis zuzulassen und dem Medizinalkollegium den Neuzugang mitzuteilen.[366] Letzteres wollte dies jedoch nicht akzeptieren und entwarf deshalb einen ausführlichen Bericht, *„warum es nicht gut sein dürfte, Medicinalpersonen zu gestatten sich die Examinationsbehörde selbst auszuwählen, besonders wenn über ihren günstigen Wohnsitz kein Zweifel obwaltet, und ein Collegium zur Prüfung derselben authorisirt ist."*[367] Dabei ist anzumerken, dass Loewer in Halberstadt wohnte und laut Collegium medicum dort in den Jahren vor der Thronbesetzung Jerômes als Stadtwundarzt tätig gewesen war. In dieser Position sei er jedoch regelmäßig durch Pfuschereien aufgefallen, weshalb er im Juni 1807 vom damaligen Appellationsgericht bereits zu einer Geldstrafe verurteilt worden sei. Kurz darauf habe er in Braunschweig sein Examen abgelegt.[368] Das Medizinalkollegium gab zu bedenken, dass dies kein Einzelfall sei. So habe sich nach dem Tilsiter Frieden manch mittelmäßiger und mittelloser Militärchirurg zu einem Doktor machen lassen, wobei sie von den Universitätsprofessoren tatkräftig und unerlaubt unterstützt worden seien, beispielsweise bei der Ausarbeitung der Disputation in lateinischer Sprache. So habe sich gerade ein solcher Doktor im August des Jahres zur nochmaligen Prüfung gestellt, wobei dieser nicht einmal dazu in der Lage gewesen sei, drei Wörter aus einer lateinischen Formel zu übersetzen.[369] Zudem sei das öffentliche Ansehen der Medizinalkollegien in Gefahr, wenn sich Kandidaten, die sich in einem bestimmten Departement niederlassen wollten, woanders prüfen ließen. So könne schnell der Eindruck entstehen, dass die Medizinalkollegien unterschiedliche Prüfungen abhielten und gewisse Gremien für schlechte Kandidaten besonders Erfolg versprechend seien. Dass die nochmalige Prüfung der Ärzte durchaus ihren Zweck erfüllte, zeigt auch ein Brief des Präfekten des Elbe-Departements an den Innenminister im Oktober 1809. In seinem Schreiben berichtete er von einer Prüfung des Dr. Jean Charles Gross, der an der Universität Erfurt promoviert hatte und sich nun in der Gemeinde Wanzleben im Distrikt Magdeburg niederlassen wollte. Das Resultat der Prüfung war, dass aufgrund seiner mangelhaften Kenntnisse ihm fortan jegliches Praktizieren untersagt wurde. In diesem Zuge schlug der Präfekt dem Innenminister vor, den Universitäten aufzuerlegen, die Examina schwieriger zu gestalten und den in Erfurt ausgestellten Doktordiplomen mit Misstrauen gegenüberzutreten.[370]

---

366 Vgl. ebd., Schreiben des Innenministers an den Präfekten des Saale-Departements, 11.10.1810.
367 Ebd., Schreiben des Collegium Medicum et Sanitatis zu Halberstadt, 18.10.1810
368 Vgl. ebd.
369 Vgl. ebd.
370 Vgl. GStA PK, V. HA Königreich Westphalen Nr. 1953, Schreiben des Präfekten des Elbe-Departements an den Innenminister, Magdeburg, 18.10.1809.

In den ehemals hessischen Gebieten des Königreichs Westphalen eröffnete sich indes die Schwierigkeit, dass sich durch die neue Aufteilung die Zuständigkeitsbereiche der Medizinalkollegien verschoben hatten. So benachrichtigte der Präfekt des Werra-Departements den Innenminister im Februar 1810, dass die Kommunikation in Medizinalangelegenheiten dadurch erschwert sei, dass immer noch ein beträchtlicher Teil der Korrespondenz der Verantwortlichen im Werra-Departement über das Medizinalkollegium Kassel abgewickelt werde, obwohl dieses nun bekanntlich in einem ganz anderen Departement liege.[371] Damit die Absprachen zukünftig über das Medizinalkollegium zu Marburg geführt würden, plädierte der dort ansässige Präfekt für eine Angleichung des Aufsichtsbereichs des Marburger Medizinalkollegiums an die politische Verwaltungsstruktur – ein Prinzip übrigens, das *„bey allen Central Departementbehörden angenommen und gewiß passend ist."*[372] Indem das Marburger Collegium medicum die Verantwortung für das gesamte Departement erhalte, könnten also die entsprechenden Geschäftswege erleichtert werden. Die Antwort des Innenministeriums erfolgte gut zwei Wochen später:

> *„Allein dieser Antrag kann für jetzt nicht stattfinden, und muß bis auf die Organisation der Gesundheitspolizey im Ganzen ausgesetzt bleiben, indem partielle Verfügungen in dieser Hinsicht zu unausbleiblichen Anweisungen Anlaß geben würden."*[373]

Die Zustände sollten also bis zu einer endgültigen Organisation des gesamten Medizinalwesens beibehalten werden.

---

371 Der Präfekt berichtete, dass bei der Errichtung des Königsreichs Westphalen der größere Teil der ehemals hessischen Territorien an das Werra-Departement gefallen sei, darunter einige Gebiete, die der Zuständigkeit des Kasseler Medizinalkollegiums unterstellt gewesen waren. Obwohl der Hauptort des jetzigen Werra-Departements Marburg sei, welcher ebenfalls über ein Medizinalkollegium verfüge, habe es in der Konsequenz jedoch keine Veränderung in Aufsichtsangelegenheiten gegeben, was gerade in den Distrikten Eschwege und Hersfeld zu anhaltender Kommunikation mit dem erwähnten Kasseler Kollegium führe, vgl. HStAM, Best. 75, Nr. 202, Collèges de santé. Departement de la Werra; Schreiben des Präfekten des Werra-Departements an den Innenminister, Marburg, 20.02.1810.
372 Der Präfekt des Werra-Departements zur Übertragung der Aufsicht über das ganze Werra-Departement an das Collegium medicum zu Marburg, ebd.
373 HStAM, Bestand 77a, Nr. 1128, Acta die Einziehung der präparatorischen Nachrichten zur künftigen Organisation des Medicinalwesens im Werradepartement betr. 1808, 1809, 1810; Antwortschreiben des Innenministers an den Präfekten des Werra-Departements vom 9. März 1810.

Wie für die Physici des Werra-Departements so ergaben sich auch für das Marburger Medizinalkollegium finanzielle Schwierigkeiten. Im Gegensatz zu den Physici wurden die ärztlichen Mitglieder der Instanz aber scheinbar weiter besoldet. Geldprobleme traten hingegen im Bereich der Verwaltungsarbeit auf. So wandte sich die Deputation des Collegii medici in Marburg im Oktober 1809 an den Präfekten des Werra-Departements, um ihn darüber in Kenntnis zu setzen, dass ihr Sekretär bereits seit 15 Monaten kein Gehalt mehr bekommen habe. Dieser sei vorher immer aus der Herrschaftskasse bezahlt worden.[374] Der Präfekt hatte sich schon Ende Juni desselben Jahres wegen der rückständigen Besoldungen der „Diener der Gesundheitspolizei" an den Innenminister gewandt und wiederholte seine Bitte mit dem Hinweis, dass der Sekretär des Medizinalkollegiums zu Marburg allein von dem geringen Gehalt seines Sohnes leben müsse. Die ausstehenden Gelder wurden letztlich gegen Ende des Jahres 1809 auf den Staatsschatz angewiesen.[375] Weiterhin hatte das Collegium medicum zu Marburg in den Jahren 1811 und 1812 offenbar keinen finanziellen Ausgleich seiner Bürokosten erhalten, forderte der Präfekt des Werra-Departements doch im November 1812, wie bereits im vorigen Kapitel beschrieben, neben den zurückstehenden Besoldungen der Physici u. a. auch die Bürokosten des Medizinalkollegiums für die entsprechende Zeit aus der Staatskasse zu erstatten.[376] Für das Jahr 1813 waren zwar 200 Francs dafür im Etat eingeplant – ob und wann dieses Geld tatsächlich ausgezahlt wurde, geht aus den bearbeiteten Akten aber nicht hervor.

Trotz des Weiterbestandes der Medizinalkollegien bewahrheiteten sich die anfänglichen Spekulationen über einen Ausbau des Kasseler Medizinalkollegiums zum Ober-Collegium medicum nicht. Die höchste medizinische Instanz

---

374 Vgl. HStAM, Bestand 77a, Nr. 2511, Acta über die Besoldungen der bei der Gesundheitspolizey angestellten Diener; Deputation des Collegii medici zu Marburg an den Präfekten des Werra-Departements, Marburg, 02.10.1808.
375 Der Innenminister antwortete dem Präfekten am 21. Oktober 1809 und machte diesen darauf aufmerksam, dass das erwähnte Schreiben vom 27. Juni 1809 gar nicht eingegangen sei (Das Schreiben lag in der Akte jedoch vor). Der Präfekt schickte daraufhin den *„Etat der rückständigen Besoldungen, der bei der Gesundheitspolizey angestelten Diener im Departement der Werra de 1808"* dem Innenminister zu, welcher die rückständigen Besoldungen für 1808 bzw. 1809 am 07.11. bzw. 02.12. auf den Staatsschatz übertrug, vgl. ebd., Korrespondenz zwischen Präfekt des Werra-Departements und dem Innenminister.
376 Vgl. GStA PK, V. HA Königreich Westphalen Nr. 1967, Gehälter und Entschädigungen der Medizinalbeamten pro 1813; Präfekt des Werra-Departements an den Innenminister, Marburg, 10.11.1812.

in der Verwaltung stellte das Innenministerium in Kassel dar, während die Medizinalkollegien offenbar nicht fest in die Verwaltungsordnung integriert wurden, auch wenn die ärztliche Prüfung, bis auf die vorübergehende Ausnahme im Saale-Departement, in den Medizinalkollegien des jeweils zugehörigen Departements stattfinden sollte. Schon im Zuge der Organisation des Medizinalwesens waren die Medizinalkollegien vom Innenministerium nicht in gleicher Weise zur Ausarbeitung konkreter Pläne aufgefordert worden wie die Präfekten. Selbst ihre Position als Anlaufstelle für die verschiedenen Heilpersonen wurde, so hat es den Anschein, geschwächt. So gingen beispielsweise die Beschwerden bezüglich des Physikatsgroschenproblems oder auch Bewerbungen um freie Physikatsstellen bei verschiedenen Institutionen ein, bei den Medizinalkollegien, der Präfektur bzw. Unterpräfektur oder auch direkt im Innenministerium.[377] Weiterhin entsteht der Eindruck, dass vor allem die Medizinalkollegien der ehemals preußischen Hoheitsgebiete die Absolventen nicht-preußischer Universitäten besonders unter die Lupe nahmen. Die Frage, ob hierbei wirklich die Angst vor einer verminderten medizinischen Qualität im Vordergrund stand oder vielmehr der Schutz des altbewährten regionalen Medizinalapparates vor Fremdeinflüssen, bleibt offen. Tatsache ist aber auch, dass die nochmaligen Prüfungen nicht selten die Niederlassung unqualifizierter oder untauglicher Ärzte verhinderten.

---

377 Die Ausschüsse zur Verbreitung der Kuhpockenimpfung wurden ebenfalls unabhängig von den Collegii medici etabliert. Dafür nahmen gelegentlich Mitglieder der Medizinalkollegien Positionen in den neu geschaffenen Impfkomitees ein, so z. B. Prof. Weinschenck, der gleichzeitig Präsident des zentralen Impfkomitees des Elbe-Departements und Direktor des Medizinalkollegiums zu Magdeburg war, vgl. dazu GStA PK, V. HA Königreich Westphalen, Nr. 1951, Acta der Organisation der Medicinalpolizey 1808–9, Schreiben des Präfekten des Elbe-Departements an den Innenminister, Magdeburg, 04.07.1809.

V Fortschrittliche Elemente in der Medizinalpolitik der Westphalenzeit

Zwischen die Probleme der ärztlichen Besoldung, der ungeklärten Zuständigkeitsbereiche der Medizinalkollegien und der Physici mischten sich jedoch auch Elemente fortschrittlichen Charakters. Der staatliche Aufbau eines Systems zur Durchführung der Pockenschutzimpfung steht dabei im Vordergrund.

V.1 Die Pocken und die Anfänge ihrer Prävention mittels Vakzination

In der Geschichte der Seuchen werden heutzutage nicht selten die großen Infektionskrankheiten in ihrer Bedeutung für die Menschheit nach den entsprechenden Zeitaltern bzw. Jahrhunderten zugeordnet, unabhängig davon, dass die Krankheiten natürlich auch außerhalb dieser Zeiträume auftraten und der Menschheit unbeschreibbares Leid bescherten. War das Mittelalter mit der Pest, das 19. Jahrhundert mit Cholera und Tuberkulose und das 20. Jahrhundert mit Polio und HIV verbunden, so war das 18. Jahrhundert das Säkulum der Pocken[378]. Die Pocken oder auch Blattern waren endemisch, das heißt, sie herrschten ständig in einer bestimmten Region vor. Sie traten in regelmäßigen Abständen von vier bis sieben Jahren[379] seuchenartig auf, also immer dann, wenn sie genügend ungeschützte Individuen

---

378 Exkurs Pockenvirus: Die WHO erklärte im Mai 1980 ihre 1967 gestartete Ausrottungsinitiative für erfolgreich beendet. In weiten Teilen Asiens, Afrikas und Südamerikas wurden bis in die 1950er Jahre noch jährlich über 5 Pockenerkrankungen pro 100.000 Einwohnern gezählt. In Deutschland, wo die Impfung seit 1874 Pflicht war, trat der letzte eingeschleppte Pockenfall 1972 auf. Der letzte natürliche Pockenfall ergab sich 1977 in Somalia. Heute lagern zwei bekannte Restbestände zu Forschungszwecken in Hochsicherheitslaboren in Atlanta/Georgia (USA) und in Koltsovo (Russland). Das Robert-Koch-Institut (RKI) verfügt immer noch über einen Plan zur systematischen Impfung der Bevölkerung im Falle eines erneuten Auftretens der Krankheit. Das Orthopoxvirus variola (Variolavirus) gehört zur Familie der Poxviridae, die mit einer Größe von 170–450 nm die größten bisher bekannten Viren darstellen. Primärwirt des Variolavirus ist der Mensch. Häufigster Übertragungsweg war die Inhalation viruskontaminierter Aerosole, vgl. dazu DOERR, H. W.; GERLICH W. H.: Medizinische Virologie. Grundlagen, Diagnostik, Prävention und Therapie viraler Erkrankungen, Stuttgart 2010, S. 699 ff. Vgl. auch HOF, H.; DÖRRIES, R.: Medizinische Mikrobiologie, Stuttgart 2005, S. 252 ff.
379 Vgl. GINS, H. A.: Krankheit wider den Tod. Schicksal der Pockenschutzimpfung, Stuttgart 1963, S. 68; vgl. auch KÜBLER, P.: Geschichte der Pocken und der Impfung, Berlin 1901, S. 100.

befallen konnten, darunter meist Kinder, welche die Krankheit bisher noch nicht durchgemacht hatten. Dies ist der Grund dafür, dass die Pocken vornehmlich als Kinderkrankheit galten. Ein Großteil der Bevölkerung infizierte sich mit den Blattern. Nur wenige Menschen blieben von ihnen verschont.[380] Den zeitgenössischen Berichten des 18. Jahrhunderts zufolge dauerte die Krankheit etwa drei Wochen und die Betroffenen klagten meist über starke Schmerzen, Ängste und Fieber. Als Langzeitfolge trugen die meisten Menschen Pockennarben davon, nicht wenige hatten weiterhin Fisteln und Geschwüre; einige Erkrankte erblindeten oder litten unter Lähmungen.[381] Ungeachtet der anhaltenden Beeinträchtigungen forderten die Blattern, in Abhängigkeit von ihrer Erscheinungsform, zahlreiche Todesopfer. So starben beispielsweise laut Johann Christian Wilhelm Juncker (1761–1800), Professor der Medizin in Halle an der Saale, in dieser Stadt in den Jahren 1786, 1788 und 1789 insgesamt 1241 Menschen, davon vier an Pocken. Von 458 Verstorbenen im Jahre 1787 gingen hingegen 110 Tote auf das Konto der Blatternseuche. Die Periodik zeigt sich in den Zahlen der Jahre 1779 und 1783, wo von 458 bzw. 525 Toten 107 bzw. 87 an den Pocken verstarben.[382] In diesem Beobachtungszeitraum herrschte demnach in Halle bezüglich der Pockenepidemien ein Vierjahreszyklus. Laut zeitgenössischen Berechnungen forderten die Pocken im Deutschland des 18. Jahrhunderts von ungefähr 28 Millionen Einwohnern ca. 70.000 Menschenleben pro Jahr. Insgesamt fielen in Europa bei einer Bevölkerungszahl von 160 Millionen jährlich 400.000 Menschen den Pocken zum Opfer.[383] Die Pocken nahmen somit hinter den Lungenerkrankungen den zweiten Platz

---

380 Der Mediziner Bernhard Christoph Faust (1755–1842) schätzte 1794, dass etwa nur 1/6 aller Menschen versterben, ohne jemals von den Pocken angesteckt worden zu sein, vgl. FAUST, B. C.: Versuch über die Pflicht der Menschen, jeden Blatternkranken von der Gemeinschaft der Gesunden abzusondern und dadurch zugleich in Städten und Ländern und in Europa die Ausrottung der Blatternpest zu bewirken, Bückeburg 1794, S. 3. *„Ohne bestimmte Zahlen anzunehmen, ist man doch zu dem Schlusse berechtigt, dass weitaus der größte Theil der Menschen die Blattern durchmachen musste. Meist fand die Ansteckung schon im Kindesalter statt"*, zitiert aus KÜBLER, P.: Geschichte der Pocken, Berlin 1901, S. 100.
381 Vgl. FAUST, B. C.: Versuch über die Pflicht, Bückeburg 1794, S. 4 ff.
382 Vgl. JUNCKER, J. C. W.: Archiv der Aerzte und Seelsorger wider die Pockennoth, 3. Stück, Leipzig 1797, S. 12.
383 Vgl. FAUST, B. C.: Versuch über die Pflicht, Bückeburg 1794, S. 11; vgl. auch WOLFF, E.: Einschneidende Maßnahmen. Pockenschutzimpfung und traditionale Gesellschaft im Württemberg des frühen 19. Jahrhunderts, (Medizin, Gesellschaft und Geschichte, Beiheft 10), Stuttgart 1998, S. 101. Schätzungen zufolge starb jeder zwölfte Mensch an den Pocken. Mancherorts waren sie in Epidemiejahren sogar für ein Drittel aller

in der Statistik der häufigsten Todesursachen ein[384] und waren Hauptgrund der erhöhten Kinder- und Säuglingssterblichkeit.[385]

Der englische Landarzt Edward Jenner (1749–1823) entwickelte 1796 die erste verfügbare Schutzimpfung[386] gegen Pocken. Noch ohne Kenntnis über das Virus als Verursacher und die mit der Impfung verbundenen immunologischen Vorgänge beobachtete Jenner, dass mit Kuhpocken infizierte Menschen einen Schutz gegenüber Menschenpocken erlangten.[387] Durch die Publikation seiner Ergebnisse im Jahre 1798[388] verbreitete sich das Verfahren der Vakzination[389] auf dem ganzen Kontinent.

Zuvor bestand in Europa bereits das Verfahren der Variolation[390], welches zuerst in Beiträgen der in Konstantinopel praktizierenden Ärzte Jacob Pylarini (1659–1718)[391] und Emmanuel Timoni (um 1670–1724) Mitte der 1710er Jahre in England publiziert wurde und spätestens durch Lady Mary Wortley Montagu (1689–1762) in der Öffentlichkeit Beachtung fand.[392] Bis zu Jenners Entdeckung versuchten verschiedene Ärzte die Variolation zu optimieren. Auch, wenn die Methode die Letalität

---

Tode verantwortlich, vgl. dazu die Statistiken des Pockenhistorikers Paul Kübler in seinem Buch „Geschichte der Pocken und der Impfung", Berlin 1901, S. 67–101.

384 SAHMLAND, I.: Die Anfänge der Schutzimpfung in Gießen, in: Gießener Universitätsblätter 30, Dezember 1997, S. 51–61, hier S. 51.

385 „*Auf die Kindersterblichkeit aber waren die Pocken von sehr wesentlichem Einfluss*", zitiert aus KÜBLER, P.: Geschichte der Pocken, Berlin 1901, S. 101.

386 In Deutschland war die Impfung gerade in ihrer Anfangszeit unter verschiedenen Namen bekannt: Begriffe wie Schutzblattern, Schutzpocken, englische Blattern waren im Sprachgebrauch integriert.

387 Vgl. dazu WOLFF, E.: Einschneidende Maßnahmen, 1998, S. 11.

388 Vgl. JENNER, E.: An inquiry into the causes and effects of the Variolae Vaccinae, a disease discovered in some of the western Counties of England, particularly Cloucestershire, and known by the name of the Cow Pox, London 1798.

389 Vacca = lat. Kuh.

390 In Indien und China kannte man bereits seit Jahrhunderten gewisse Variolationsmethoden. So gab es beispielsweise das Verfahren des „Pockensäens", bei dem trockene Pockenkrusten ganz oder in zerriebener Form in die Nase gelegt oder eingeblasen wurden.

391 Auch Iakovos Pylarinos oder Giacomo Pylarini.

392 Montagu war Frau des englischen Botschafters am Osmanischen Hof in Istanbul. In dieser Zeit beobachtete sie, dass ältere Frauen Kindern an mehreren Stellen menschlichen Pockeneiter einimpften bzw. inokulierten, ohne dass diese wirklichen Schaden davon nahmen. Daraufhin ließ sie an ihrem kleinen Sohn dasselbe Verfahren vornehmen. Die Neuigkeiten berichtete sie in Briefen ihren Freunden in London. Dorthin zurückgekehrt brach 1721 eine Pockenepidemie aus, woraufhin Lady Montagu ihre Tochter impfen ließ, welche ebenfalls gut darauf ansprach. Nach einer kurzen Zeit der Euphorie stagnierte das Interesse für die Methode jedoch mehrere Jahre, letztlich auch aufgrund der Tatsache,

im Vergleich zur natürlichen Ansteckung deutlich reduzieren konnte, so blieb sie für den Impfling doch ein riskanter Eingriff, der hin und wieder tödlich endete. Weiterhin förderte sie auch gelegentlich die Ausbreitung von Pockenepidemien. Die Pocken hatten also nicht viel von ihrem Schrecken verloren. Noch vier Jahre vor Jenners Veröffentlichung schrieb der deutsche Arzt Bernhard Christoph Faust[393]:

> *„Gewiß! wir Menschen kennen nicht in seiner ganzen scheuslichen, Schauder-erweckenden Größe das Elend, das die Blattern über das Menschengeschlecht bringen. Es ist unendlich."*[394]

---

    dass einige Impfungen mit dem Tode endeten und oftmals auch zum Auslöser einer Seuchenphase wurden. So steckte ein Impfling von Dr. Maitland, welcher schon die Tochter Montagus geimpft hatte, beispielsweise sechs Dienstboten an. Der Sohn des Earls of Sunderland verstarb angeblich infolge einer Inokulation, auch wenn diesbezüglich gegenläufige Meinungen bestehen. Weiterhin verstarb der 19-jährige Diener von Lord Bathurst an den Pocken, nachdem er wahrscheinlich mit den inokulierten Kindern desselben in Kontakt geraten war. Dem Bericht eines Sekretärs der Royal Society of London aus dem Jahre 1727 zufolge bestand für einen Geimpften ein Sterberisiko von 2:182, das der ungeimpften Normalbevölkerung lag hingegen bei 2:17. Dennoch erlangte das Verfahren erst Mitte des 18. Jahrhunderts wieder größere Akzeptanz und verbreitete sich vor allem in den gehobenen Kreisen, die sich die relativ teure Impfung leisten konnten. Mit der Zeit konnte auch der ärmere Bevölkerungsteil von der Impfung profitieren, ließen einige einflussreiche Philanthropen doch eigens zur Inokulation gedachte Impfhäuser errichten. Vgl. KLEBS, A. C.: Die Variolation im achtzehnten Jahrhundert. Ein historischer Beitrag zur Immunitätsforschung, in: SUDHOFF, K.; STICKER, G. (Hrsg.): Zur historischen Biologie der Krankheitserreger. Materialien, Studien und Abhandlungen, 7. Heft, Gießen 1914, S. 13ff.; vgl. GLYNN, I.; GLYNN, J.: The Life and Death of Smallpox, New York 2004, S. 55; vgl. auch HOWGRAVE, F.: Reasons against the Inoculation of the Small-Pox, London 1724, S. 50ff.; vgl. auch VASOLD, M.: Pest, Not und schwere Plagen. Seuchen und Epidemien vom Mittelalter bis heute, München 1991, S. 184.

393 Bernhard Christoph Faust wurde 1755 in Rotenburg a. d. Fulda in eine traditionsreiche Arztfamilie geboren. Er studierte in Göttingen Medizin und wurde 1777 in Rinteln zum Doktor der Medizin promoviert. Weiterhin war er im Zuge der Weiterbildung im Fach Geburtshilfe im Accouchierhaus in Kassel tätig. Bis zu seiner Berufung im Jahre 1788 als Leibarzt und Hofrat der Fürstin Juliane von Schaumburg-Lippe in Bückeburg praktizierte er als Physicus in seiner Geburtsstadt und nahm damit die Position seines verstorbenen Vaters ein. Faust wurde insbesondere bekannt durch seinen Gesundheitskatechismus. Nebenbei publizierte er verschiedene andere Arbeiten über Probleme auf anderen medizinischen Gebieten. Vor dem Hintergrund der Gesundheitsförderung war Faust zudem ein Verfechter der Pockenimpfung und forderte z. B. auch die Isolierung der Erkrankten. In seiner Wahlheimat Bückeburg, in der er 1842 starb, führte er 1801 das „Krengelfest" für geimpfte Kinder ein, welches dort heute noch zu seinem Gedenken im Mai gefeiert wird, vgl. dazu SAHMLAND, I.: Bernhard Christoph Faust. Ein Pionier der Gesundheitsförderung, in: Deutsches Ärzteblatt, Jg. 102, Heft 37, 2005, A 2457–2461.

394 FAUST, B. C.: Versuch über die Pflicht, Bückeburg 1794, S. 4.

137

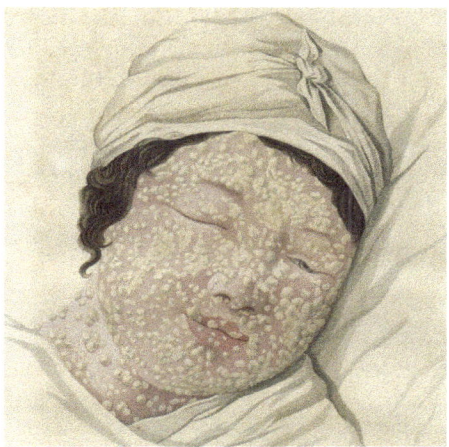

Abb. 17: Hautausschlag bei Pocken
ALIBERT, J.-L.: Clinique de l'hôpital St. Louis ou traité complet des maladies de la peau, 1833, Tafel 8 (Ausschnitt)

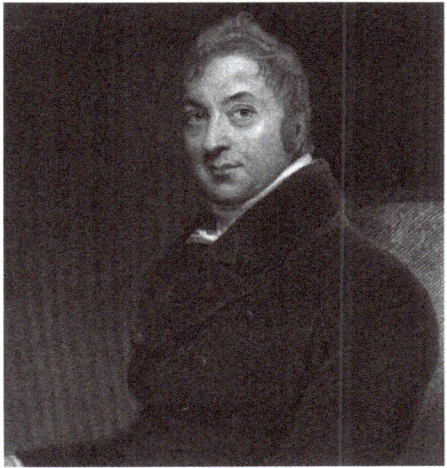

Abb. 18: Edward Jenner (1749–1823)
BARON, J.: The Life of Edward Jenner, Band 2, 1838, Titelbild (Ausschnitt)

Wie erlösend muss also die Nachricht von Jenners Erkenntnissen für die Menschen in Europa gewesen sein? Vor einer generellen Übernahme der Impfmethode für deutsche Gebiete prüften insbesondere praktizierende Ärzte das Verfahren auf seine Wirksamkeit, allen voran der hannoversche Hofmedicus Georg Friedrich Ballhorn sowie der Hofchirurg Christian Friedrich Strohmeyer, die um die Jahrhundertwende die ersten Impfungen in Hannover und den umliegenden Gebieten durchführten.[395] Die beiden Mediziner ließen die zur Impfung notwendige Kuhpockenlymphe zuerst aus England importieren, bevor sie sie selbst von ihren Impflingen gewannen und den Impfstoff somit in größeren Umlauf brachten.[396] Der Impffortschritt gestaltete sich daraufhin jedoch keineswegs geradlinig, was einerseits an den verschiedenen Erklärungsmodellen zur Verursachung der Pocken und andererseits an der kritischen Bewertung der Impfung an sich lag. So gab es in der Bevölkerung immer noch die religiös begründete Annahme, die Pocken seien eine Strafe Gottes.[397] Weiterhin

---

395 Vgl. ZEHNER, J. G.: Kuhpocken, und Kuhpocken-Impfung, als ein ohnfehlbares Mittel die Kinderblattern zu verhüten, Mannheim 1801, S. 10.

396 Ballhorn und Strohmeyer nahmen daher in den Anfängen der Schutzimpfung eine wichtige Verteilerfunktion ein, vgl. den Beitrag von Irmtraut Sahmland zu Georg Friedrich Ballhorn in GERABEK, W. E. et al.: Enzyklopädie Medizingeschichte, Berlin 2005, S. 134 f.

397 Vgl. ANONYMUS: Ueber die Pockeninoculation und Pockenvertilgung, in: Deutsche Monatsschrift, 2. Band, Leipzig 1798, S. 180–192, hier S. 188, vgl. MEMMINGER, F. A.: Versuch einer Beschreibung der Stadt Reutlingen, Reutlingen 1805, S. 157; vgl. ANGERSTEIN, J. C.: Freundschaftlicher Aufruf an seine Amtsbrüder auf dem Lande, zur Impfung der wohltätigen Schutzpocken in ihren Gemeinden. Nebst einigen Gesprächen zur Belehrung und Beherzigung für die lieben Bauersleute, und vorzüglich für Eltern unter ihnen, welche ihre Kinder von Verunstaltungen des Gesichts, körperlichen Gebrechen und dem Tode durch Menschenpocken bewahren wollen, Berlin 1805, S. 3 f.. Diese Vorstellung wurde also selbst trotz der Veränderung der Pockensterblichkeitsraten durch Variolation und der ersten guten Erfolge der Vakzination teilweise beibehalten. Ein berühmtes Beispiel für diesen religiösen Standpunkt stellt die regierende österreichische Erzherzogin Maria Theresia dar, die im Alter von 50 Jahren selbst an den Pocken erkrankte und durch diese mehrere Familienmitglieder verlor, darunter u. a. ihre zwei Töchter, die Erzherzoginnen Johanna Gabriela und Maria Josepha. So soll sie nach dem Tod der zuletzt genannten im Jahre 1767 von ihrem Leibarzt Gerard van Swieten darum gebeten worden sein, den Befehl zu erteilen, ihre Kinder und jene des Reiches impfen zu lassen. Die Reaktion Maria Theresias wird folgendermaßen

existierte die Vorstellung, dass die Blattern eine von Geburt an mitgegebene Unreinheit des Körpers seien, von der sich der Mensch erst reinigen müsse.[398] Eine Impfung dürfe dementsprechend diesen Prozess nicht behindern. Zusätzlich gab es auch die Meinung, dass die ärztliche Hilfe bei der Pockenerkrankung nicht nötig sei und die Krankheit der Natur überlassen werden müsse.[399] Auch der Impfstoff an sich wurde kritisch betrachtet, war es doch recht ungewöhnlich, außer über die Nahrung tierisches Material aufzunehmen. Es bestand folglich die Angst, dass dem Menschen durch die Applikation des Stoffes „etwas Viehisches"[400] übertragen werden könne und er dadurch animalische Züge entwickle. Zusätzlich gab es auch nicht zu vernachlässigende ökonomische Gründe, so z. B. die Impfkosten und der erhöhte Zeitaufwand, die einige Eltern davon

---

beschrieben: „*Die Kaiserin antwortete nicht sogleich; sie ging langsam und gedankenvoll einige Male auf und ab und schüttelte mehrmals lebhaft ihr Haupt. Ich kann seine Bitte nicht erfüllen, Swieten, sagte sie dann. Sie streitet wider die Religion. Gott hat diese Krankheit der Menschheit als eine Geißel und eine Strafe gesandt, und es wäre gottlos und thöricht, zu vermeinen, daß man sich durch menschlichen Aberwitz dieser strafenden Geißel Gottes zu entziehen vermöchte, es wäre unchristlich und freigeistig, wenn man nicht demuthsvoll und sonder Widerstreben die Schickung Gottes hinnehmen und seinem geheiligten Willen sich unterwerfen wollte!*", zitiert aus MÜHLBACH, L.: Kaiser Joseph der Zweite und sein Hof, Berlin 1864, S. 558. Maria Theresia ließ sich schließlich doch überzeugen und forderte die Einrichtung von Impfinstituten.

398 ANGERSTEIN, J. C.: Freundschaftlicher Aufruf, Berlin 1805, S. 4; vgl. auch MEMMINGER, F. A.: Versuch, Reutlingen 1805, S. 158.

399 Vgl. MEMMINGER, F. A.: Versuch, Reutlingen 1805, S. 158. Nebenbei gab es natürlich auch Menschen in der Bevölkerung, die sich vorstellten, dass sich die Krankheit von Person zu Person übertrage – ohne jedoch zu wissen, wie. Diese verschiedenen Sichtweisen konnten, obwohl sie sich teilweise gegenseitig ausschlossen, im alltäglichen Leben nebeneinander bestehen, vgl. WILKE, G.: Die Sünden der Väter: Bedeutung, und Wandel von Gesundheit und Krankheit im Dorfalltag, in: LABISCH, A.; SPREE, R. (Hrsg.): Medizinische Deutungsmacht im sozialen Wandel des 19. und frühen 20. Jahrhunderts, Rehburg-Loccum 1989, S. 123–140, hier S. 125.

400 ANGERSTEIN, J. C.: Freundschaftlicher Aufruf, Berlin 1805, S. 98. Dieser Vorstellung entgegnete der Verfasser mit dem Beispiel, dass auch der 50-jährige alleinige Verzehr von Schweinefleisch aus einem Menschen kein Schwein mache, vgl. ebd.; Wolff schreibt dieser *"Vertierungsfurcht"* eine lediglich untergeordnete Rolle für die

abhielten, ihre Kinder vakzinieren zu lassen.[401] Außerdem wurde die Krankheit teilweise als natürliche Bevölkerungsauslese akzeptiert, war doch der Pockentod einiger Kinder von den Eltern in ihren wirtschaftlichen Berechnungen durchaus eingeplant.[402] Ein weiteres Problem stellten regelmäßig kursierende Berichte von ineffektiven Impfungen dar, welche einige Eltern verunsicherten und schließlich dazu führten, dass diese ihren Kindern eine Impfung vorenthielten.[403] Doch nicht nur in der allgemeinen Bevölkerung bestanden Vorbehalte gegen die Impfung – auch in der Ärzteschaft gab es teils gegenläufige Meinungen. Während die einen die Impfung propagierten, warnten die anderen vor kopflosen und voreiligen Maßnahmen. So vertrat z. B. der Frankfurter Arzt Johann Valentin Müller den Standpunkt, dass es wissenschaftlich gesehen keinen Anhalt dafür gebe, dass eine Kuhpockenimpfung wirklich vor einer Ansteckung mit Menschenpocken schütze, da sich die beiden Krankheiten doch sehr unterschiedlich beim Menschen manifestieren würden. Es bestehe also keine kausale Verbindung.[404] Der Berliner Arzt Marcus Herz zweifelte ebenfalls und stellte fest, dass die Erkenntnisse über die Folgen einer solchen Impfung noch völlig unzureichend seien, könne es doch durchaus möglich sein, dass sie andere, bisher noch unbekannte Beschwerden nach sich ziehe:

Impfablehnung in Deutschland zu, vgl. WOLFF, E.: Einschneidende Maßnahmen, 1998, S. 442 f.
401 Ebd., S. 294 f.
402 Vgl. WETZLER, J. E.: Aktenstücke über die Schutzpocken-Impfung in der königlichbaier´schen Provinz in Schwaben. Nebst einer Abhandlung über die Maßregeln und Anstalten, welche die Regierungen in Hinsicht der Schutzpocken-Impfung treffen sollen, Ulm 1807, S. 31.
403 Laut dem Wolfenbütteler Arzt Harcke lag die Ursache für die Misserfolge in von nichtgeschulten Kräften falsch durchgeführten Impfungen, vgl. HARCKE, W.: Einige Worte über die Impfung der Schutzblattern und über die Nothwendigkeit, diese Impfung zum Gesetze zu machen, in: Braunschweigisches Magazin, 19. Band, Braunschweig 1806, S. 337–348, hier S. 339 f. Scheinbar führten aber auch Neidmotive zu aufkommenden Spekulationen von unwirksamen Impfungen, vgl. SAHMLAND, I.: Die Anfänge der Schutzimpfung in Gießen, 1997, S. 58.
404 Vgl. MÜLLER, J. V.: Beweis, dass die Kuhpocken mit den natürlichen Kinderblattern in keiner Verbindung stehen, und also ihre Einimpfung kein untrügliches Verwahrungsmittel gegen die natürlichen Blattern seyn könne. Dem Publikum zur Beherzigung gewidmet, Frankfurt a. M. 1801.

„[…] wer kann das Heer von Schärfen, verderblichen Zerstörungen und krankhaften Anlagen übersehen, welche ein Stoff, den wir so ganz und gar nicht kennen, der so ganz und gar das erste Urtheil wider sich hat, als die eitrige Jauche eines kranken Rindviehes, in dem menschlichen Körper hervorbringen kann?"[405]

Die Bedenken von Herz konnten die Ausbreitung der Vakzination zwar nicht verhindern, dennoch erreichten sie einen kritischeren Umgang mit der neuen Methode. So wurde im Juli 1801 auf Befehl des preußischen Königs Friedrich Wilhelm III. (1770–1840) vom Ober-Collegium medicum et sanitatis ein Rundschreiben zur Kuhpockenimpfung veröffentlicht, nach dem das neue Impfverfahren in mehrjähriger Dokumentation auf Nutzen und Unbedenklichkeit geprüft werden sollte. Dafür sollten Daten des Geimpften, wie Name, Stand und Aufenthalt, festgehalten, die Impffolgen protokolliert und den entsprechend zuständigen medizinischen Provinzial-Collegien zugesendet werden. Die Impfung durfte vorerst nur von approbierten praktischen Ärzten und Regimentschirurgen durchgeführt werden. Kreis-, Land- und Stadtchirurgen sollten einzig unter Leitung eines Arztes vakzinieren dürfen.[406] Nach der Auswertung von 7445 Impfversuchen kam das Ober-Collegium medicum et sanitatis zu Berlin im Juni 1802 bereits zu dem Urteil, dass die neue Impfmethode durchaus *„ein der größten Empfehlung werthes Mittel"*[407] sei, um künftig der Pockenerkrankung

---

405 HERZ, M.: D. Marcus Herz an den D. Dohmeyer, Leibarzt des Prinzen August von England über die Brutalimpfung und deren Vergleichung mit der humanen, 2. Abdruck, Berlin 1801, S. 5. Seiner Ansicht nach seien folglich auch die Auswirkungen für umfangreich angelegte Massenimpfungen unabschätzbar und widersprächen zudem der ärztlichen Ethik. Daraufhin ergaben sich rege Diskussionen und Versuche, die Argumente der Impfkritiker sinnvoll zu widerlegen, woraus ganze Bücher resultierten, vgl. ARONSSON, J. E.: Rechtfertigung der Schutzblattern- oder Kuhpockenimpfung gegen die Einwendung des Herrn Hofrath und Professors Marcus Herz und des Herrn Dr. Joh. Valentin Müller, Berlin 1801; vgl. auch OSIANDER, F. B.: Ausführliche Abhandlung über die Kuhpocken ihre Ursachen, Zufälle, Einimpfung, Behandlung, Verhältnisse zu andern Hautausschlägen der Menschen und Thiere u.s.w. nach eigenen und anderen Beobachtungen, Göttingen 1801.
406 AUGUSTIN, F. L.: Die königlich preußische Medicinalverfassung oder vollständige Darstellung aller, das Medicinalwesen und die medicinische Polizei in den königlich preußischen Staaten betreffenden Gesetze, Verordnungen und Einrichtungen, Potsdam 1818, S. 607 ff.
407 Ebd., S. 613. Das positive Ergebnis der Untersuchungen veranlasste das Ober-Medicinal-Collegium dennoch nicht zur Beendigung der Impfdokumentation. Die Ärzte

entgegenzutreten. Daraufhin wurde im Oktober desselben Jahres die Errichtung eines Impfinstituts in Berlin angeordnet.[408] Die Impfanstalt wurde im Dezember 1802 im Berliner Friedrichs-Waisenhaus eröffnet.[409] Die Errichtung weiterer Impfinstitute in Königsberg und anderen größeren preußischen Städten folgte. Knapp ein Jahr später, am 31. Oktober 1803, erließ der preußische König ein Reglement, welches die „*Beförderung der Schutzblatternimpfung [...] zu einem besondern Augenmerk [der] Staatsverwaltung*"[410] erhob. Um eine Verbreitung der Methode, vor allem auf dem platten Lande, sicherzustellen, wurde fortan auch den Kreis-, Land- und Stadtchirurgen die Ausübung der Vakzination gestattet. Weiterhin erhielten auch die Landgeistlichen, Landschullehrer und Landhebammen, unter bestimmten Auflagen die Erlaubnis zu impfen.[411] Von einem

---

und Medizinalkollegien in den Provinzen sollten ihre Berichterstattung weiterhin in gleicher Weise aufrechterhalten.

408 Vgl. ebd.
409 Vgl. MÜNCH, R.: Gesundheitswesen im 18. und 19. Jahrhundert. Das Berliner Beispiel, (Publikationen der Historischen Kommission zu Berlin), Berlin 1995, S. 232 f. Die Impfungen fanden jeden Sonntag statt, vgl. KÜBLER, P.: Geschichte der Pocken, Berlin 1901, S. 178.
410 Reglement zur Schutzpockenimpfung in Preußen vom 31.10.1803, zitiert nach AUGUSTIN, F. L.: Medicinalverfassung, 1818, S. 614. Die Entscheidung gründete sich auf die positiven Resultate von 17441 durchgeführten Impfungen und deren Verlaufsbeobachtung sowie von bewusst erzeugten Ansteckungen 8000 Geimpfter mit echten Pocken, vgl. ebd.
411 Es ist offensichtlich, dass bei der Bestimmung dennoch Rücksicht auf die approbierten Ärzte genommen wurde, die sich teilweise gegen die Übertragung der Impfung an fachfremde Kräfte zur Wehr setzten. So sollten die erwähnten Geistlichen, Hebammen und Schullehrer erst nach Belehrung und Anleitung des zuständigen Physicus sowie nach Erhalt einer durch den Distriktsphysicus ausgestellten Fähigkeitsbescheinigung Impfungen durchführen dürfen. Ebenfalls sollte der Impfstoff nur von den dafür vorgesehenen Impfinstituten bezogen werden. Selbst ein Stadtchirurgus sollte nur an Orten, wo sich kein Arzt befand, eigenständig impfen dürfen. In Gegenwart eines approbierten Arztes sollte er sich dessen Leitung unterstellen. Erst mit der Erweiterung des Reglements am 13. Oktober 1804 erhielten die bisher eingeschränkten Wundärzte volle Impfberechtigung. Weiterhin wurden auch die Militärchirurgen mit der Erlaubnis zur Vakzination ausgestattet. Auch hier sollten die Wundärzte niederen Grades, etwa die Compagnie- oder Escadronschirurgen, nur nach Erhalt einer vom Regimentschirurgen unterschriebenen Befugnis die Impfung praktizieren dürfen, vgl. ebd., S. 616 f.; vgl. auch FREVERT, U.: Krankheit als politisches Problem 1770–1880. Soziale Unterschichten in Preußen zwischen medizinischer Polizei und staatlicher Sozialversicherung, (Kritische Studien zur Geschichtswissenschaft, Band 62), Göttingen 1984, S. 72.

generellen Impfzwang wurde jedoch abgesehen. In den ersten Jahren der Vakzination waren es neben den ärztlichen Befürwortern vor allem Lehrer und Geistliche, die entweder in Predigten oder als Vorbild durch Impfung ihrer eigenen Kinder die Verbreitung der Pockenschutzimpfung vorantrieben.[412]

Obwohl die Impfung in Preußen bereits vier Jahre vor der Errichtung des Königreichs Westphalen zum staatlichen Anliegen erklärt wurde, so war sie durch ihre Unverbindlichkeit dennoch abhängig von der Akzeptanz der Bevölkerung und der Einsatzbereitschaft der Impfenden. Noch mehr galt dies für andere Gebiete, wo die Verbreitung der Impfung noch hauptsächlich von der Eigeninitiative der praktizierenden Ärzte abhing. Dort stieg das Verlangen nach obrigkeitlicher Kontrolle der Vakzination. Dieser Wunsch bestand auch dann weiter, als diese Gebiete sich mit den ehemals preußischen Territorien zum Königreich Westphalen vereinigten. Wenige Monate vor diesem Zusammenschluss waren bereits Impfverordnungen im Großherzogtum Hessen und im Königreich Bayern erlassen worden, welche eine Impfpflicht beinhalteten.[413]

---

412 Vgl. WOLFF, E.: Einschneidende Maßnahmen, 1998, S. 165 ff.; vgl. auch SAHMLAND, I.: Die Anfänge der Schutzimpfung in Gießen, 1997, S. 56; vgl. ebenfalls WEIS, E.: Reformen im rheinbündischen Deutschland, (Schriften des Historischen Kollegs, Band 4), München 1984, S. 207.

413 Vgl. BULMERINCQ, M. E. VON: Ergebnisse des Bayerischen Impfgesetzes im Vergleiche zu den Ergebnissen der Schutzpocken-Impfung in den europaeischen Gross-Staaten, München 1867, S. 3.; vgl. auch RUPP, J. P.: Hundert Jahre Impfgesetz. Ausstellung in der Universitäts-Bibliothek Gießen 19.-26. April 1974, Katalog zur Ausstellung, Gießen 1974, S. 4; vgl. ebenfalls WEIS, E.: Reformen, 1984, S. 207. Für Bayern wurde Ende August 1807 eine solche Impfverordnung erlassen. Dort sollten nach §1 alle Personen, welche das 3. Lebensjahr vollendet und bisher weder die Pockenkrankheit noch eine Schutzimpfung hatten, bis zum 1. Juli 1808 geimpft sein. Eine Versäumung oder Verweigerung sollte mit entsprechenden Geldstrafen geahndet werden, vgl. BULMERINCQ, M. E. VON: Das Gesetz der Schutzpocken-Impfung im Königreich Bayern, in seinen Folgen und seiner Bedeutung für andere Staaten, Leipzig 1862, S. 3 ff. Das Impfgesetz vom 06.08.1807 für das Großherzogtum Hessen regelte ebenfalls, dass fortan alle zur Impfung vorgesehenen Personen diese auch wahrnehmen und im Falle der Nichteinhaltung bestraft werden sollten. Künftig sollten vor allem die Ortsgeistlichen Listen über bereits geimpfte und noch nicht vakzinierte Kinder führen, anhand welcher die impfenden Ärzte und Chirurgen die Kinder zum ersten Mal vakzinieren bzw. zu den abgelaufenen Impfreaktionen befragen sollten. Die Verantwortlichen wurden auch zu einer Impfnachsorge verpflichtet. Falls ein Impfverantwortlicher bis zum 9. Tag nach Durchführung der Impfung seinen Impfling nicht besichtigt hatte, waren die Angehörigen des Geimpften dazu angehalten, den Impfer anzuzeigen, vgl. Impfverordnung für das Großherzogtum

V.2 Die Beförderung der Vakzination im Königreich Westphalen

Um auch für das Königreich Westphalen eine ähnliche gesetzliche Anordnung zu erzielen, wandte sich der Wolfenbütteler Arzt Dr. Wilhelm Harcke Ende Januar 1808 mit seinem Anliegen persönlich an Jérôme Bonaparte.[414] Harcke offenbarte seinem König, dass der überwiegende Teil seiner Landsleute den Wunsch verspüre, die Impfung in die Verantwortlichkeit des Staates zu legen. Der Arzt aus Wolfenbüttel, welches nun zum Distrikt Braunschweig im Departement der Oker gehörte, hatte sich in den vorangegangenen Jahren um die Impfung in der Stadt und der umliegenden Gegend verdient gemacht und bereits im Mai 1806 öffentlich die Einführung eines Impfgesetzes gefordert.[415] Zu diesem Zeitpunkt hätten laut Harcke immer noch bei gut der Hälfte aller Eltern gewisse Vorurteile gegenüber der Impfung bestanden.[416] Harcke sah in der Errichtung des neuen Staates nun die Chance, das Vorhaben einer gesetzlichen Regelung der Vakzination zu verwirklichen und von Beginn an für klare Verhältnisse zu sorgen. Er habe selbst seit Entdeckung der Impfung gut 3000 Menschen vakziniert, dennoch seien in den von ihm beaufsichtigten Kreisen in dieser Zeit allein 1000 Menschen an den Pocken gestorben. In den Ländern des Königreichs Westphalen seien im Jahr 1807 insgesamt 6000 Menschen dieser Krankheit zum Opfer gefallen, mindestens genau so viele seien entstellt worden.[417] Harcke war der Ansicht, dass diese Zahlen das Resultat der immer noch bestehenden vielfältigen Vorurteile seien, weshalb nur eine im Gesetz verankerte Impfregelung der Seuche endlich Einhalt gebieten könne. Er argumentierte geschickt, hob er in seinem Brief doch das Wohlwollen anderer Herrscher hervor, die bereits durch einen entsprechenden Gesetzeserlass für

---

Hessen vom 6. August 1807, in: Großherzoglich hessische Verordnungen. Erstes Heft. Vom August 1806 bis Ende des Jahres 1808, Darmstadt 1811, S. 63–67.
414 Vgl. GStA PK, V. HA Königreich Westphalen Nr. 1954, Vaccine, Objets généraux 1808–1813; Schreiben des Dr. Wilhelm Harcke an seine Majestät Jérôme Napoleon, Wolfenbüttel, 30.01.1808.
415 Vgl. HARCKE, W.: Einige Worte über die Impfung der Schutzblattern und über die Nothwendigkeit, diese Impfung zum Gesetze zu machen, 1806, S. 337–348.
416 Vgl. ebd., S. 337.
417 Vgl. GStA PK, V. HA Königreich Westphalen Nr. 1954, Schreiben des Dr. Wilhelm Harcke an seine Majestät Jérôme Napoleon, Wolfenbüttel, 30.01.1808, S. 2 des Schreibens.

ihre Untertanen gesorgt hätten. Daraufhin zitierte er noch Napoleon, der sich selbst über ein gerettetes Menschenleben und den daraus resultierenden sinnbildlichen Erhalt der bürgerlichen Krone mehr freue, als über eine Auszeichnung durch eine militärische Jury.[418] Inwiefern Harckes Brief Jérôme und die politisch Verantwortlichen bei der Entscheidungsfindung bezüglich der Thematik beeinflusst hat, lässt sich nicht beurteilen. Tatsache ist, dass der König am 13. April 1808 ein Dekret zur Kuhpockenimpfung erließ. Grund für den Gesetzeserlass war jedoch der gleiche wie jener, der Harcke bereits im Januar zu seiner Forderung veranlasst hatte. So heißt es in der Präambel des königlichen Dekretes,

> „daß Nachlässigkeit und Vorurtheile noch immer eine große Anzahl Unserer Unterthanen abhalten, an den Wohlthaten einer Entdeckung Theil zu nehmen, deren glückliche, durch die Erfahrung hinreichend bestätigte Erfolge schon in dem größten Theile Europa's die, durch die Plage der Blattern verursachten, Menschen-Verluste um ein Beträchtliches gemindert haben".[419]

In sieben Artikeln wurden die Bestimmungen des Impfgesetzes niedergelegt, welches im Gegensatz zur bayerischen Variante keine obligatorische Impfpflicht beinhaltete. Bei Betrachtung der Artikel wird jedoch schnell deutlich, dass die Einführung des Gesetzes mit einem indirekten Impfzwang verbunden war, sollte nach Art. 1 doch allen Kindern ohne nachweislichen Pockenschutz vom Zeitpunkt der Gesetzesveröffentlichung an die Aufnahme in Schulen und Universitäten sowie Lehrstätten verweigert werden. Währenddessen sollten Kinder ohne Eltern, also solche, welche sich in Waisen- oder Findelhäusern befanden, von den dort zuständigen Ärzten geimpft werden. Hilfsbedürftigen Eltern sollte es zusätzlich vorbehalten sein, ihre Kinder kostenfrei immunisieren zu lassen. Für die Ärzte und Chirurgen war ein finanzieller Ausgleich vorgesehen, der sich verhältnismäßig an „*der Anzahl derjenigen, welche sie in der Cur gehabt haben*"[420], orientieren sollte. Die Umsetzung und Aufrechterhaltung der Verordnung

---

418 „*Quant à moi, si l'ouverture que j'ai l'honneur de vous faire peut sauver la vie a un seul homme je m'estimerai plus fier de la couronne civique que je me trouverois avoir meritée, que de la triste gloire qui peut revenir des Juries militaire*", so Napoleon, zitiert nach ebd., S. 2 und 3 des Schreibens.
419 KÖNIGREICH WESTPHALEN: Bulletin des Lois et Décrets du Royaume de Westphalie, Band 1, Cassel 1810, S. 693.
420 Ebd., S. 695.

musste durch die Errichtung von Ausschüssen zur Verbreitung der Kuhpockenimpfung sichergestellt werden. Dafür hatte jeder Präfekt im Hauptort seines Departements einen Zentralausschuss zu errichten, der mit den fähigsten Ärzten zu besetzen war. Die gleiche Aufgabe erhielten auch die Unterpräfekten für ihre Distrikte. Die Gesundheitsbeamten und Maires wurden dazu angehalten, künftig vierteljährlich den Sonderausschüssen in den Distrikten über den Fortgang der Vakzination, eventuelle Schadensfälle und die Summe der geimpften Kinder zu berichten. Die Distriktsgremien sollten dabei immer mit dem Zentralausschuss im Departementshauptort in Verbindung stehen. Weiterhin war jährlich ein tabellarischer Bericht zu verfassen, um das Ministerium und den König über den Impffortschritt zu informieren.[421] Das Dekret vom 13. April 1808 konnte durch seine Bestimmungen also eine durchaus geeignete Grundlage für eine intensive, flächendeckende und kontrollierte Immunisierung der Bevölkerung darstellen.

Der Gesetzesvorlage entsprechend wurden in den folgenden Wochen und Monaten Zentral- und Spezialausschüsse zur Beförderung der Kuhpockenimpfung auf Departements- bzw. Distriktsebene eingerichtet. Die Zentralausschüsse waren gleichzeitig auch zuständig für ihren Distrikt. So verfügte das Fulda-Departement beispielsweise über einen Zentralausschuss in Kassel und Spezialausschüsse in Höxter und Paderborn, während im Werra-Departement in gleicher Weise entsprechende Gremien in Marburg, Hersfeld und Eschwege errichtet wurden. Das Zentralkomitee für die Verbreitung der Impfung im Elbe-Departement befand sich demzufolge in Magdeburg, die Sonderkomitees in Salzwedel, Neuhaldensleben und Stendal.

Dass die Ausschüsse nicht immer mit gleich vielen Mitgliedern besetzt waren, zeigt sich am Beispiel des Elbe-Departements, wo sich das Zentralkomitee, inklusive Sekretär, aus sieben Personen zusammensetzte, die Sonderkomitees in Neuhaldensleben, Salzwedel und Stendal bestanden indes jeweils aus drei bzw. vier bzw. fünf Mitgliedern.[422]

---

421 Vgl. ebd., S. 693–697.
422 Zur genauen Besetzung der Ausschüsse zur Beförderung der Kuhpockenimpfung im Elbe-Departement siehe Anhang 7.

Wie die unterschiedlichen Mitgliederzahlen der Impfgremien zeigen, bot das Gesetz in seiner Ausführung auch in anderen Zweigen dieses Bereichs große Spielräume. Dies führte dazu, dass bald schon der Ruf nach präziseren und klaren Bestimmungen lauter wurde. So lobte der Physicus Dr. Gagel aus Hofgeismar im März 1809 zwar die Einführung eines Gesetzes zur Pockenimpfung, führte aber zugleich Verbesserungsvorschläge an.[423] Gagel war der Ansicht, dass es für eine ordentliche Ausführung des Gesetzes unerlässlich sei, das Geschäft der Impfung ausschließlich den Gesundheitsbeamten, also den entsprechenden Physici, zu überlassen, da allein diese Personen zur Ausstellung und Aufbewahrung der notwendigen Impflisten verpflichtet seien. Der Physicus kam zu dieser Ansicht, weil das Gesetz bis dahin jedem in- und ausländischen Arzt die Ausführung der Impfung im Königreich Westphalen erlaubte, wobei es jedoch nicht selten vorkam, dass diese Ärzte den geimpften Kindern weder einen Impfschein ausstellten noch deren Namen in einer Liste der Geimpften vermerkten.[424] Dies war jedoch von großer Wichtigkeit, sollten die Kinder doch zukünftig nur nach Vorlage ihres Impfschutzes zur Schule bzw. Lehrstelle zugelassen werden. Bei dieser Ausgangslage hätte wohl ein *„großer Theil der bisher geimpften Kinder"*[425] in den folgenden Jahren das Problem gehabt, sich legitimieren zu können. Außerdem verfälschten die vielen nicht registrierten Impflinge die Bilanzen des Impffortschritts und stellten auch einen allgemeinen Unsicherheitsfaktor dar, weil ein Impfschutz dieser Personen nicht wirklich nachvollziehbar war. Dem Bemühen um Eingrenzung der zur Impfung berechtigten Personen liegt in

---

423 Vgl. GStA PK, V. HA Königreich Westphalen Nr. 1954, Vaccine, Objets généraux 1808–1813; Schreiben des Dr. Gagel, Hofgeismar, 15. Maertz 1809.

424 Der Zentralausschuss zur Beförderung der Kuhpockenimpfung im Fulda-Departement ging in seinem Jahresbericht über das Impfjahr 1809 davon aus, dass allein im Fulda-Departement über 1000 geimpfte Kinder nicht registriert wurden, weil zum einen in den Distrikten Höxter und Paderborn unerlaubterweise sehr viele von Pfarrern, Schullehrern, Gutsbesitzern und Hebammen geimpft worden seien, zum anderen teilweise durchziehende Militärärzte und ausländische Ärzte Impfungen durchführten, welche keine Listen über die geimpften Kinder führten. So müsse davon ausgegangen werden, dass im Verlaufe des Jahres 1809 anstatt 6431 über 8000 Kinder im Fulda-Departement vakziniert worden seien, vgl. dazu HStAM, Best. 75, Nr. 222, Acta die Einführung der Vaccine im Fulda-Departement betr.; Generalbericht über die Verbreitung der Schutz-Pockenimpfung im Fuldadepartement während des Jahres 1809, S. 1 und 2 des Schreibens. Der Generalbericht wurde an das Schreiben des Präfekten des Fulda-Departements an den Innenminister vom 3. Januar 1811 angehängt.

425 Vgl. GStA PK, V. HA Königreich Westphalen Nr. 1954, Schreiben des Dr. Gagel, Hofgeismar, 15. Maertz 1809, S. 4 des Schreibens.

diesem Zusammenhang auch der Versuch einer Qualitätssicherung in der Impfpraxis zu Grunde. Um die Impfung in geordnete Bahnen zu bringen, sollten die Prediger und Maires den Physici zukünftig am Anfang eines Jahres Listen über die neugeborenen und noch nicht geimpften Kinder überreichen, worauf in jeder Kommune ein bestimmter Tag im Jahr festgelegt werden sollte, an dem dann die Impfkandidaten vakziniert würden. Die nötigen Listen würden daraufhin von den Physici an die zuständige Präfektur gesendet. Ähnliche Vorschläge machte auch der Zentralausschuss zur Beförderung der Kuhpockenimpfung im Fulda-Departement in seinem Generalbericht zum Jahr 1809.[426] Das Gremium forderte, nur einen Impfarzt pro Canton festzulegen, der zusammen mit dem Maire einen Impftag bestimmt. Dabei müsse der Impfarzt aber nicht unbedingt der zuständige Physicus sein. Den Eltern sollte zwar die Möglichkeit gelassen werden, ihre Kinder auch von anderen Ärzten vakzinieren zu lassen, aber solche sollten dennoch am jeweiligen Impftag vorstellig werden, um ihren Pockenschutz dem zuständigen Impfarzt zu bezeugen, damit dieser den Geimpften in die Liste der immunen Kinder aufnehmen konnte. Um den Impfärzten die verwaltungstechnische Arbeit zu erleichtern, sollten diese vorgedruckte Formulare[427] erhalten. Der Zentralausschuss stellte jedoch noch weitere Überlegungen an. Zur „Beförderung und zur vollkommeneren Organisation der Leitung der Schutzpockenimpfung"[428] schlug das Komitee weitere Regeln vor, die in **Tab. 5** dargestellt sind.

Das Ziel der gleichförmigen und kontrollierten Impfung zum Wohle des Individuums und des Staates sollte durch die Einhaltung dieser Maßregeln erreicht werden. Der Ausschuss blieb jedoch realistisch und merkte zum Schluss an, dass durch eine optimale Impfvorsorge die Pockenopfer zwar reduziert werden könnten, aber auch in Zukunft weiterhin Individuen an der Seuche sterben würden. Bis zur Auflösung des Königreichs Westphalen waren die Ärzte, die zentralen und speziellen Impfausschüsse sowie viele Staatsvertreter bemüht, die Pockenschutzimpfung weiter voran zu bringen.

---

426 Vgl. HStAM, Best. 75, Nr. 222, Acta die Einführung der Vaccine im Fulda-Departement betr.; Generalbericht über die Verbreitung der Schutz-Pockenimpfung im Fulda-Departement während des Jahres 1809, S. 13 und 14 des Schreibens.
427 Zu den vom Zentralausschuss zur Beförderung der Kuhpockenimpfung im Fulda-Departement vorgeschlagenen Schemata der Register und Formulare zur Pockenimpfung siehe Anhang 9.
428 Ebd., S. 12.

- Die Schutzpockenimpfung muss allgemein, sicher gewesen und genau kontrolliert sein
- Tabellen für Kinder unter 14 Jahren für jede Commune, in denen der Name der Kinder und der Eltern, das Alter, das Geschlecht und die Hausnummer vermerkt werden
- Ein Impfarzt pro Canton
- Impfarzt und Maire bestimmen Impftag pro Jahr; wenn nötig, auch zwei
- Der Maire bzw. Pfarrer übergibt dem Arzt eine Liste der im vergangenen Jahr geborenen und noch lebenden Kinder
- Freie Wahl des Impfarztes durch die Eltern, jedoch Vorstellung des vakzinierten Kindes am entsprechenden Tag beim Impfarzt sowie Kontrolle und Listeneintragung durch den Impfarzt
- Eltern, die ihre Kinder ohne begründete Entschuldigung nach Vollendung des 1. Lebensjahres noch nicht haben vakzinieren lassen, sollen ihre Kinder auf eigene Kosten durch den Cantonswundarzt impfen lassen
- Schnellstmögliche Nachimpfung aller Kinder, die zum Zeitpunkt des Impftages nicht impffähig gewesen sind
- Kosten der allgemeinen Impfung werden durch Commune übernommen. Bestimmter Betrag für Sonderimpfungen
- Sendung vollständiger Listen an den Physicus
  - → Weiterleitung an das Spezialkomitee
  - → Weiterleitung an das Zentralkomitee
- Lagerung der frischen Impfmaterie in der Hauptstadt und in jedem Distriktsort
- Errichtung eines Impfinstitutes in der Hauptstadt, wo Kinder hilfebedürftiger Eltern geimpft werden können
- Anzeige eines natürlichen Pockenfalls beim Maire durch den Hausbesitzer unter Androhung von Strafe sowie Benachrichtigung des Impfarztes und der zuständigen Behörde durch den Maire
- Bei Ausbruch eines natürlichen Pockenfalls schnellstmögliche Impfung aller impffähigen Kinder in der Umgebung durch den Impfarzt sowie Anweisung bestimmter Regeln durch den Impfarzt nach Absprache mit der zuständigen Behörde
- Bei den außerplanmäßigen Impfungen im Zusammenhang mit einem natürlichen Pockenfall darf der Impfarzt keine finanziellen Nachteile haben; deshalb Bezahlung aus der Staatskasse oder durch die Communen
- Ausstellung des Impfscheins durch den Impfarzt. Bei fremd-geimpften Kindern nur Scheinausstellung nach Vorlage eines gültigen Attestates des fremden Arztes
- Bereitstellung von vorgefertigten Formularen für den Impfarzt
- Zusicherung von bestimmten Geldbeträgen zur Entlohnung der Impfärzte

Tab. 5: Vorschläge des Zentralkomitees zur Beförderung der Kuhpockenimpfung im Fulda-Departement

Eigene Zusammenstellung nach HStAM, Best. 75, Nr. 222, Acta die Einführung der Vaccine im Fulda-Departement betr.; Generalbericht über die Verbreitung der Schutz-Pockenimpfung im Fulda-Departement während des Jahres 1809

Dazu diente u. a. auch gute Öffentlichkeitsarbeit. Um den vielerorts immer noch bestehenden Vorurteilen gegenüber der Vakzination zu begegnen und eine Epidemie bei immer wieder vereinzelt auftretenden natürlichen Pockenfällen zu verhindern, wurden nicht nur die Pfarrer dazu angehalten, in ihren sonntäglichen Predigten die Impfung zu propagieren, auch die Zeitungen[429] sollten mit ihren Berichten die Bürger zur Impfung animieren. Dementsprechend ist auch im Laufe des Jahres 1809 den Konsistorien und Offizialaten im Werra-Departement wiederholt vom Präfekten aufgetragen worden, das königliche Impfdekret in gehäufter Regelmäßigkeit zu verkünden.[430] Hintergrund dieser mehrfachen Aufforderungen war eine überdurchschnittliche Zahl an Impfverweigerern im Distrikt Eschwege, woraufhin der Präfekt sogar die Prediger ermahnte, sich *„keine Contraventionen gegen dieses Gesetz […] zu Schulden kommen zu lassen"*[431]. Eine ähnliche Nachlässigkeit herrschte offenbar auch im Distrikt Höxter des Fulda-Departements, schlug der dortige Präfekt dem Innenminister im Juni 1809 deshalb sogar vor, die Eltern zu einer Impfung ihrer Kinder direkt zu zwingen.[432] Der Innenminister ließ jedoch daraufhin verlauten, dass er seine Zustimmung zu einem direkten Impfzwang nicht geben könne.[433] Die Forderungen nach strengeren Impfregeln hielten dennoch an. Manche Befürworter eines radikaleren Vorgehens begründeten ihre Einstellung mit der Wichtigkeit der Sache für die Allgemeinheit und reihten sich hierbei hinter großen Persönlichkeiten ein. So habe der *„berühmte"* Hufeland erst *„neulich"* der preußischen Regierung den Grundsatz vorgelegt:

---

429 Siehe dazu einen Auszug aus dem Paderbornschen Intelligenzblatt vom 20.05.1809, vgl. dazu Anhang 8. Der Veröffentlichung im Paderbornschen Intelligenzblatt lag eine hartnäckige Pockenepidemie im dortigen Distrikt zugrunde, die während des Jahres 1809 im ganzen Fulda-Departement wütete. Im Distrikt Paderborn starben von 484 Erkrankten 128, vgl. dazu HStAM, Best. 75, Nr. 222, Generalbericht über die Verbreitung der Schutz-Pockenimpfung im Fulda-Departement während des Jahres 1809, S. 8 des Schreibens.
430 Vgl. HStAM, Best. 75, Nr. 223, Acta die Einführung der Vaccine im Werra-Departement betr., Schreiben des Präfekten des Werra-Departements an den Innenminister, Marburg, 24.09.1809.
431 Ebd.
432 Vgl. HStAM, Best. 75, Nr. 222, Schreiben des Präfekten des Fulda-Departements an den Innenminister, Cassel, 04.06.1809. In der gesamten Impfbilanz des Jahres 1809 schnitt der Distrikt Höxter im Vergleich jedoch gut ab. Das Zentralkomitee erklärte dies mit der durch die Pockenepidemie bedingten erhöhten Impfbereitschaft, vgl. ebd., Generalbericht über die Verbreitung der Schutz-Pockenimpfung im Fulda-Departement während des Jahres 1809, S. 4 des Schreibens.
433 Vgl. ebd., Antwort des Innenministers auf den Brief des Präfekten des Fulda-Departements vom 04.06.1809, Cassel, 21.06.1809.

„Die Vaccination ist das einzige aber auch sichere Mittel, die Menschenpocken unmöglich zu machen. Es ist also jeder Staatsbürger wenn er auch für seine Person sich jener Gefahr aussetzen wollte und dürfte, für andere verbunden, davon Gebrauch zu machen, und wer nun noch Menschenpocken bekommt (nehmlich aus Vernachlässigung der Vaccination) der hat sich eines Staatsverbrechens schuldig gemacht und ist strafbar."[434]

Hier liegt also der Konflikt zwischen Persönlichkeitsrecht und dem Recht und Interesse der Allgemeinheit vor.

Die Schuld für immer wieder auftretende Pockenepidemien und daraus resultierende überdurchschnittliche Opferzahlen sah das zentrale Impfkomitee in Kassel einerseits in der Sturheit und den Vorurteilen der *„unteren Classen"*[435] gegenüber der Impfung, andererseits in der teilweise ungünstigen Versorgung bestimmter Gebiete. So seien einige Cantone im Distrikt Höxter, in denen 1809 die natürlichen Pocken ausbrachen, zu weit vom Distriktshauptort entfernt gewesen, um von rechtzeitigen Hilfsmaßnahmen profitieren zu können.[436] Andere Ärzte waren der Ansicht, dass viele Bürger die Vakzination aus Kostengründen nicht wahrnehmen wollten, weshalb sie eine generelle Gratisimpfung empfahlen.[437] Alle Vorschläge zur Verbesserung der Impfsituation und zur Präzisierung der Schutzmaßnahmen bei natürlichen Pockenfällen konnten zwar als Leitpunkte dienen – eine Konsolidierung und gesetzliche Verankerung blieb aber offenbar aus.[438] Hinzu kommt die Frage, in welchem Maße die im Dekret geforderten Bestrafungen von Nicht-Geimpften, wie das Verbot zur Aufnahme

---

434 Ebd., Schreiben verschiedener Ärzte an den Innenminister, 28.07.1810, Cassel.
435 Ebd., Generalbericht über die Verbreitung der Schutz-Pockenimpfung im Fulda-Departement während des Jahres 1809, S. 8 des Schreibens.
436 Vgl. ebd., S. 9 des Schreibens.
437 Vgl. ebd., Schreiben verschiedener Ärzte an den Innenminister, 28.07.1810, Cassel.
438 Es findet sich in den bearbeiteten Materialien kein weiterer Anhalt auf eine gesetzliche Regelung des Vorgehens zur Verhinderung bzw. Einschränkung von Pockenepidemien. Diese Einschätzung wird durch ein Schreiben des Kasseler Stadt- und Landphysicus sowie Sekretärs der Centralcommission zur Verbreitung der Kuhpockenimpfung, Dr. Waldmann, vom 2. Juli 1813 nochmals bestätigt, macht dieser darin doch abermals Vorschläge, wie die Ausbreitung der Pocken von den Nachbarcommunen auf die Stadt Kassel verhindert werden könne, vgl. dazu ebd., Schreiben des Dr. Waldmann an den Polizeycommissar, Cassel, 02.07.1813. Weiterhin wird in allen Schreiben der oberen und unteren Verwaltungsebenen Bezug auf das Dekret vom 13. April 1808 genommen. So auch in dem vom 30. Juni 1813, in dem der Minister sein Bedauern darüber ausdrückte, dass trotz der Bestimmungen des erwähnten April-Dekretes immer noch einige Eltern ihre Kinder nicht vakzinieren ließen, vgl. dazu ebd., Schreiben des Innenministers an das Consistorium zu Cassel, 30. Juni/1. Juli 1813.

in eine Schule, tatsächlich umgesetzt wurden, ermahnte doch der Innenminister den Staatsrat im Juli 1813 dazu, die öffentlichen Bildungseinrichtungen strenger zu überwachen, damit die Maßregeln auch wirklich eingehalten würden. In diesem Rahmen wurden alle Verwaltungsbehörden zu erhöhter Aufmerksamkeit aufgefordert und die Leiter der Schulen und Universitäten an ihre Prüfpflicht erinnert.[439] Im September 1812 berichtete der Präsident des Zentralausschusses für die Verbreitung der Impfung im Elbe-Departement, Prof. Weinschenck, dass im Zuge einer Pockenepidemie in Magdeburg die ansteckungsfähigen Schulkinder verpflichtet worden seien, sich als erste impfen zu lassen.[440] Daraus kann geschlossen werden, dass sehr wohl Kinder, welche noch nicht vakziniert worden waren, die Schule besuchten.

Neben den unpräzisen Impfbestimmungen und den offenbar noch bestehenden Vorurteilen in der Bevölkerung gab es jedoch noch einen weiteren Punkt, der das Fortschreiten der Impfung bedrohte. Wie in den anderen Staatsressorts und Bereichen des Medizinalwesens machte sich auch im Impfsektor die Finanzschwäche des Staates bemerkbar. So klärte der Präfekt des Fulda-Departements am 23. August 1811 den Innenminister darüber auf, dass der Einsatz und der Enthusiasmus der Impfärzte bald zurückgehen könnten, wenn sie die gesetzlich festgelegte Belohnung nicht erhalten sollten.[441] Allein „*der lebhafte Wunsch ein so glücklich begonnenes Werk nicht im ersten Entstehen wieder misslingen zu sehen,*"[442] sei der Antrieb gewesen, dem Innenministerium dies derart offen zu sagen. Schon gut zwei Jahre zuvor hatte der Präfekt den Innenminister wiederholt gebeten, dass sein beantragter Kredit zur Entschädigung der Impfärzte endlich genehmigt werde.[443] Sogar der vom Zentralausschuss verfasste Generalbericht zum Fortschritt der Kuhpockenimpfung im Fulda-Departement des Jahres 1809 endet demonstrativ mit der Bemerkung, dass die bayerische sowie darmstädtische Verordnung den Impfärzten entsprechende Geldbeträge zur Entlohnung

---

439 Vgl. GStA PK, V. HA Königreich Westphalen, Nr. 1962, Gesundheitspolizeiliche Maßnahmen; Schreiben des Innenministers an den Staatsrat (Conseiller d'Etat), Cassel, 14.07.1813.
440 Vgl. GStA PK, V. HA Königreich Westphalen, Nr. 1954, Teilbericht des Zentralkomitees für die Verbreitung der Impfung im Elbe-Departement, Magdeburg, 21.09.1812, S. 2 des Schreibens.
441 Vgl. ebd., Schreiben des Präfekten des Fulda-Departements an den Innenminister, Cassel, 23.August 1811.
442 Ebd.; Anpassung und Umstellung: D.W.
443 Vgl. ebd., Schreiben des Präfekten des Fulda-Departements an den Innenminister, Cassel, 3. Januar 1811.

zusicherten.[444] Auch der Präfekt des Elbe-Departements merkte in einem Brief an den Innenminister am 4. Juli 1809 an, dass sich die Ärzte bisher ehrenamtlich und unentgeltlich für die Vakzination eingesetzt hätten.[445] Die im Dekret vom 13. April 1808 versprochenen Vergütungen wurden also scheinbar gar nicht ausbezahlt. Selbst im Oktober 1813 wandte sich der Cantonschirurg Fischer zu Heringen „nothgedrungen"[446] an den Innenminister und versuchte diesem zu verdeutlichen, dass er und seine Familie nicht mehr subsistieren könnten. Er habe mittlerweile über 3000 Kinder auf dem platten Lande geimpft, die zugesicherten Vergütungen habe er aber bisher nicht erhalten. Dementsprechend würden „*die gegenwartige drückende Zeiten*" sowie der „*fühlbare Geldmangell auf dem Lande*"[447] ihn dazu veranlassen, persönlich beim Innenminister um eine Gratifikation zu bitten. Ende des Jahres 1812 bat auch der Präfekt des Werra-Departements den Innenminister darum, wenigstens die Bürokosten der verschiedenen Ausschüsse zur Beförderung der Kuhpockenimpfung auf den Staatsetat anzuweisen, wurden diese in den vorangegangenen zwei Jahren doch scheinbar nicht erstattet.[448] Im Rahmen der Impf-Regelungen wurden die Ärzte und Impfausschüsse jedoch weiterhin dazu angehalten, die nötigen Listen zu erstellen und

---

444 Vgl. ebd., Generalbericht über die Verbreitung der Schutz-Pockenimpfung im Fulda-Departement während des Jahres 1809, S. 19 und 20 des Schreibens.
445 GStA PK, V. HA Königreich Westphalen, Nr. 1951, Acta der Organisation der Medicinalpolizey 1808–9; Schreiben des Präfekten des Elbe-Departements an den Innenminister, Magdeburg, 04.07.1809, S. 2 und 3 des Schreibens. Der Präfekt deutete zwar an, dass der Minister vom König eine Gratifikation für die Impfärzte erwirkt habe, ob es sich dabei jedoch um eine spezielle Regelung für das Elbe-Departement handelte, geht aus den bearbeiteten Akten nicht hervor. Es ist wahrscheinlich, dass hier eher eine Anspielung auf den Gesetzestext des Impfdekrets vom 13.04.1808 gemacht wird.
446 HStAM, Best. 75, Nr. 223, Schreiben des Cantonschirurgen Fischer an den Innenminister, Heringen, 12.10.1813.
447 Ebd. Überdies merkte Fischer an, dass er durch ständige Einquartierungen von Soldaten, die über die Militärstraße aus Richtung Vacha in seinen Canton kämen, zusätzlich belastet werde.
448 Vgl. GStA PK, V. HA Königreich Westphalen, Nr. 1967, Gehälter und Entschädigungen der Medizinalbeamten pro 1813; Schreiben des Präfekten des Werra-Departements an den Innenminister, Marburg, 10.11.1812. Selbst im Falle von akuten Pockenepidemien war die Finanzierung der Impfungen offenbar nicht sicher. So schien der Präfekt des Werra-Departements sehr überrascht gewesen zu sein, als er davon hörte, dass die Impfkosten für die Verhinderung der Ausbreitung der Pockenepidemie in der Gemeinde Wolfsanger für die Gebiete des Fulda-Departements auf den Staatsschatz angewiesen werden sollten. Daraufhin versuchte er, dass ähnliche Regelungen auch für Gebiete des Werra-Departements übernommen wurden, vgl.

diese zeitgerecht der Präfektur bzw. dem Innenministerium zu überreichen. Das Einsenden der Listen erfolgte allerdings in einer auffälligen Unregelmäßigkeit. So trafen einige Übersichten manchmal erst mit bis zu zwei- bzw. dreijähriger Verspätung im Innenministerium ein. Dies kann am Beispiel der Impfberichte des Werra-Departements für das Jahr 1808 verdeutlicht werden: Während der Präfekt dem Innenminister die Tabellen aus dem Distrikt Marburg bereits im Februar 1809 zusenden konnte, ließen die Listen aus den Distrikten Eschwege und Hersfeld auf sich warten und konnten erst im September 1809 bzw. im März 1810 dem Innenminister überreicht werden.[449] Die Daten über das Impfjahr 1809 sendete der Präfekt dem Innenminister an Heiligabend 1810 zu.[450] Die restlichen Impflisten des Werra-Departements der Jahre 1810 bis 1812 konnte der Innenminister erst im September 1813 entgegennehmen, wobei der Spezialausschuss zur Beförderung der Kuhpockenimpfung zu Eschwege für 1812 schon gar keine Angaben mehr über den Impffortschritt machte.[451] Dass die Verzögerungen nicht nur für das Werra-Departement galten, bestätigen die vielen Rundschreiben, in denen der Innenminister die Präfekten zur fristgerechten Abgabe der Impfberichte aufforderte: Im Dezember 1810 erinnerte der Innenminister die Präfekten des Fulda-, Werra- und Oker-Departements an die Einsendung der Impflisten und der zugehörigen Berichte[452], im Juli 1812 musste er jene Jahresberichte von fast allen Departementsverantwortlichen einfordern. Während die Präfekten des Elbe- und Leine-Departements noch die Tabellen von 1811 zu übergeben hatten, waren die Präfekten des Aller-, Fulda-, Harz-, Oker- und Werra-Departements bereits für zwei Jahre im Rückstand.[453] Im Juli 1813 ermahnte der Innenminister die Präfekten erneut. Die Verantwortlichen des Fulda-, Harz- und Werra-Departements hatten offenbar die Tabellen für die vorangegangenen drei Jahre noch nicht übergeben, die Präfekten des Saale- und Leine-Departements hatten lediglich die Listen für das Jahr 1812 nachzureichen.[454] Für das

---

HStAM, Best. 75, Nr. 222, Schreiben des Präfekten des Werra-Departements an den Inneminister, 29.05.1813.

449 Vgl. HStAM, Best. 75, Nr. 223, Schreiben des Präfekten des Werra-Departements an den Innenminister vom 17.02.1809, 24.09.1809 und 18.03.1810, Marburg.

450 Vgl. ebd., Schreiben des Präfekten des Werra-Departements an den Innenminister, Marburg, 24.12.1810.

451 Vgl. ebd., Schreiben des Präfekten des Werra-Departements an den Innenminister, Marburg, 22.09.1813.

452 Vgl. GStA PK, V. HA Königreich Westphalen, Nr. 1954, Vaccine, Objets généraux 1808–1813; Rundschreiben des Innenministers, Cassel, 23.12.1810.

453 Vgl. ebd., Rundschreiben des Innenministers, Cassel, 24.07.1812.

454 Vgl. ebd., Rundschreiben des Innenministers, Cassel, 29.07.1813.

Elbe-Departement standen die Zahlen und Fakten für die Jahre 1811 und 1812 noch aus.[455] Im Zusammenhang mit der Tatsache, dass die Ärzte und Impfgremien immer noch auf ihre versprochenen Entschädigungszahlungen warteten, könnte somit auf eine gewisse Renitenz der Impfärzte und der Zentral- bzw. Spezialausschüsse geschlossen werden. Diese, ihrem ärztlichen Ethos treu bleibend, indem sie den Pocken durch unnachlässliches Impfen weiterhin entgegentraten, drückten offenbar durch die Vernachlässigung ihrer Verwaltungsaufgaben ihren Protest gegen ihre Nichtbezahlung aus. Diese Ansicht bestätigte der Präfekt des Werra-Departements im August 1813, als er dem Innenminister verdeutlichte, dass er aufgrund der mangelnden Unterlagen des Zentralausschusses zu Marburg nicht in der Lage sei, dem Innenminister die nötigen Berichte zum Impffortschritt zuzusenden. Dennoch stellte er sich schützend vor dieses Gremium und schilderte dem Innenminister vorbehaltlos den Hintergrund für das Versagen der Berichterstattung des Zentralausschusses:

> *„der Mangel an aller Unterstützung selbst der unentbehrlichsten Bureau-Kosten dieser Einrichtung seitens des Gouvernements ist die Hauptursache, daß dieselbe ihrem Zweck gar nicht entspricht und eine ungemeine Schlaffheit in dieser wichtigen Angelegenheit herrscht, wenn gleich die Kuhpocken nichts desto weniger die natürlichen Blattern so verdrängt haben, daß dieselben zu einer ganz ungewöhnlichen Erscheinung geworden sind."*[456]

Der Präfekt des Werra-Departements wies mit seinen Worten einerseits auf die negativen Auswirkungen der westphälischen Finanzproblematik auf das Medizinalwesen hin, unterstrich andererseits aber auch die Erfolge der Impfung, die die auftretenden Pockeninfektionen in relativ kurzer Zeit um ein Vielfaches reduzierte.

Obwohl die Zahl der an Pocken erkrankten Kinder innerhalb weniger Jahre deutlich abnahm, traten auch unter den verschärften Impfbedingungen regelmäßig natürliche Pockenfälle auf. Die Krankheit wurde meist von durchreisenden Kaufleuten[457] und Soldaten in die Region gebracht. Laut Zentralausschuss zur

---

455 Vgl. ebd., Schreiben des Innenministers an den Präfekten des Elbe-Departements (Rückseite des Rundschreibens des Innenministers, Cassel, 29.07.1813)
456 HStAM, Best. 75, Nr. 223, Schreiben des Präfekten des Werra-Departements an den Innenminister, Marburg, 02.08.1813.
457 Der Centralausschuss sprach in diesem Zusammenhang in seinem Generalbericht zum Impfjahr 1809 von herumreisenden, fremden Juden, die für die Pockenepidemien im Distrikt Paderborn und in der Stadt Braunschweig verantwortlich sein sollten, vgl. HStAM, Best. 75, Nr. 222, Generalbericht über die Verbreitung der Schutz-Pockenimpfung im Fulda-Departement während des Jahres 1809, S. 7–9 des Schreibens. Die Pockenepidemie in Magdeburg im Jahre 1812 wurde laut Bericht des Zentralausschusses zur Verbreitung der Kuhpockenimpfung im Elbe-Departement von Soldaten in

Beförderung der Kuhpockenimpfung im Fulda-Departement waren während des Jahres 1809 die Pocken an mehreren Orten des Departements epidemisch ausgebrochen.[458] Das Gremium schätzte die Zahl der an den Blattern verstorbenen Menschen auf etwa 300. Bei einer ungefähren Einwohnerzahl von gut 250.000 starben im Jahr 1809 also ca. 0,12% der Bevölkerung des Fulda-Departements an den Pocken. In Braunschweig, dem Hauptort des Oker-Departements, habe die Krankheit sogar innerhalb von vier Monaten 294 Todesopfer gefordert.[459] Dies entspräche bei einer ungefähren Einwohnerzahl von knapp 30.000 einem Bevölkerungsanteil von 0,98%, der innerhalb eines Vierteljahres an den Pocken verstarb. Diese Zahl ist beträchtlich, wenn selbst Berlin in den Epidemie-Jahren der 1780er Jahre, also noch vor der Einführung der Jennerschen Impfmethode, niedrigere Werte aufwies.[460] Die Bilanzen zeigen, dass die Pocken selbst in der Anfangszeit des westphälischen Königreichs, also gut acht Jahre nach den ersten Vakzinationen in Deutschland, immer noch zahlreiche Todesopfer forderten. Die ständige Präsenz der Seuche und die im Impfdekret verfassten Regelungen trugen dazu bei, dass sich die Impfung trotz individueller und regional unterschiedlich ausgeprägter Widerstände weiter verbreitete. Auch, wenn der Centralausschuss zur Beförderung der Kuhpockenimpfung im Fulda-Departement in seinem Bericht zum Impfjahr 1809 zum Schluss kam, dass *„wenigstens so viele [Kinder hätten] geimpft werden können, und müssen, als in dem Jahre gebohren wurden"*[461], gab sich das Komitee dennoch zufrieden mit der Entwicklung. In diesem Zuge vergaß es aber auch nicht, sich selbst lobende Worte zuzusprechen, machte es doch darauf aufmerksam, dass die Impfärzte und Ausschüsse *„unter so mannigfachen Hindernissen*

---

das Militärhospital der Stadt gebracht und durch die Krankenpfleger verbreitet, vgl. GStA PK, V. HA Königreich Westphalen, Nr. 1954, Teilbericht des zentralen Impfkomitees in Magdeburg über die Fortschritte der Impfung im Verlaufe des Jahres 1812, Magdeburg, 21.09.1812, S. 2 des Schreibens.

458 Besonders stark wütete die Seuche in den Distrikten Paderborn und Höxter. Im Distrikt Paderborn starben laut Gremium 128 von 484 Pockenerkrankten, ähnliche Zahlen ergäben sich für den Distrikt Höxter, vgl. ebd.

459 Vgl. ebd., S. 9. Die Zahlen beziehen sich auf den Zeitraum Oktober 1808 bis Januar 1809.

460 In Berlin forderten die Pocken in den Jahren 1783, 1786 und 1789 laut Kübler 692 bzw. 1077 bzw. 914 Todesopfer. Bei einer ungefähren Einwohnerzahl von 148.000 starben also durchschnittlich lediglich 0,6% der Bevölkerung an den Pocken. Bei den Werten aus Berlin handelt es sich im Gegensatz zu der Vierteljahreszahl aus Braunschweig um Jahresbilanzen, vgl. dazu KÜBLER, P.: Geschichte der Pocken, 1901, S. 91.

461 HStAM, Best. 75, Nr. 222, Generalbericht über die Verbreitung der Schutz-Pockenimpfung im Fulda-Departement während des Jahres 1809, S. 3 des Schreibens.

sehr viel geleistet"[462] hätten. Auch der Innenminister zeigte sich erfreut über den Fortgang der Vakzination, als er im Juni 1809 in einem Brief an den Präfekten des Fulda-Departements zur Impfung im Distrikt Paderborn Stellung nahm.[463] Der Präfekt des Elbe-Departements wagte in einem Brief an den Innenminister im Oktober 1812 sogar zu behaupten, dass der Impffortschritt das Vertrauen der Bevölkerung in die Verwaltung deutlich gesteigert habe.[464]

Dass die positiven Ergebnisse nicht nur für das Fulda-Departement galten, sondern in unterschiedlicher Ausprägung auch das gesamte Königreich Westphalen repräsentierten, soll anhand der folgenden Diagramme dargestellt werden. Sie zeigen die absoluten Zahlen der geborenen und geimpften Kinder aller Departements des Jahres 1809. Dabei erfolgt zugleich eine Unterteilung in die verschiedenen Distrikte. Schließlich werden die prozentualen Anteile der verschiedenen Departements an der Geburtenzahl und Impfzahl des gesamten Königreiches aufgeführt.

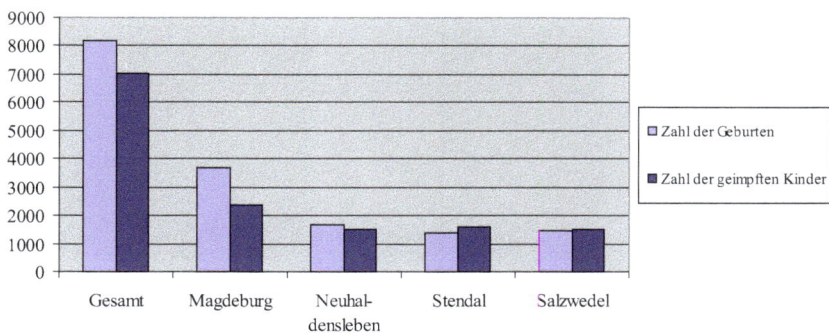

Abb. 19: Vergleich zwischen geborenen und geimpften Kindern im Elbe-Departement 1809

Eigene Darstellung nach GStA PK, V. HA Königreich Westphalen, Nr. 1954, Vaccine, Objets généraux 1808–1813; „*Comparaison faite entre le nombre des enfans nés dans le royaume de Westphalie l'an 1809 et le nombre des enfans vaccinés dans la même année.*"

---

462 Ebd., S. 10.
463 Vgl. HStAM, Best. 75, Nr. 222, Schreiben des Innenministers an den Präfekten des Fulda-Departements, 19.06.1809. Der Innenminister nimmt Bezug auf den Bericht vom 24. Mai 1809 aus Paderborn.
464 Vgl. GStA PK, V. HA Königreich Westphalen, Nr. 1954, Schreiben des Präfekten des Werra-Departements an den Innenminister, Magdeburg, 02.10.1812.

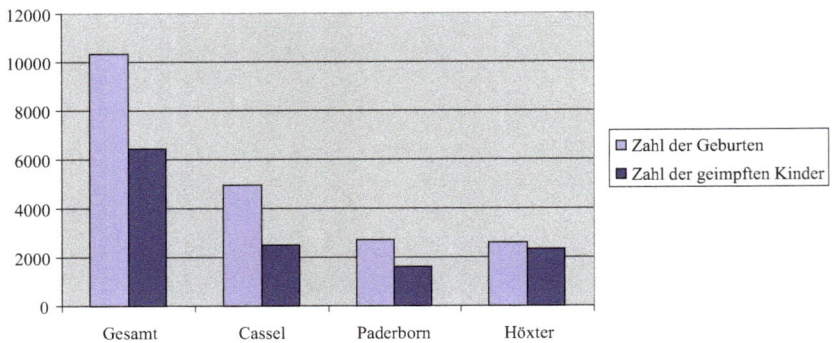

Abb. 20: Vergleich zwischen geborenen und geimpften Kindern im Fulda-Departement 1809

Eigene Darstellung nach ebd.

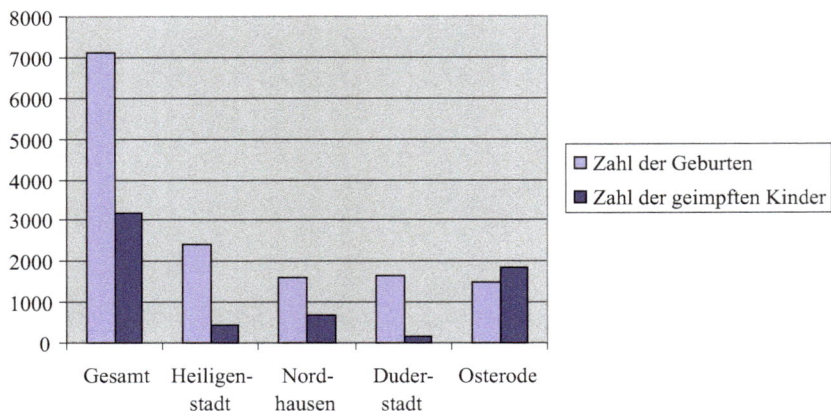

Abb. 21: Vergleich zwischen geborenen und geimpften Kindern im Harz-Departement 1809

Eigene Darstellung nach ebd.

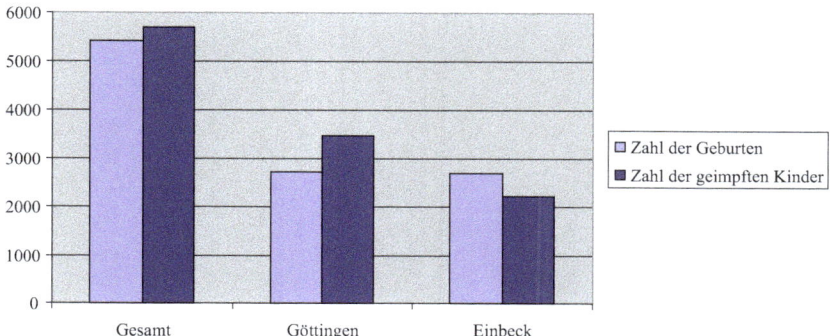

Abb. 22: Vergleich zwischen geborenen und geimpften Kindern im Leine-Departement 1809

Eigene Darstellung nach ebd.

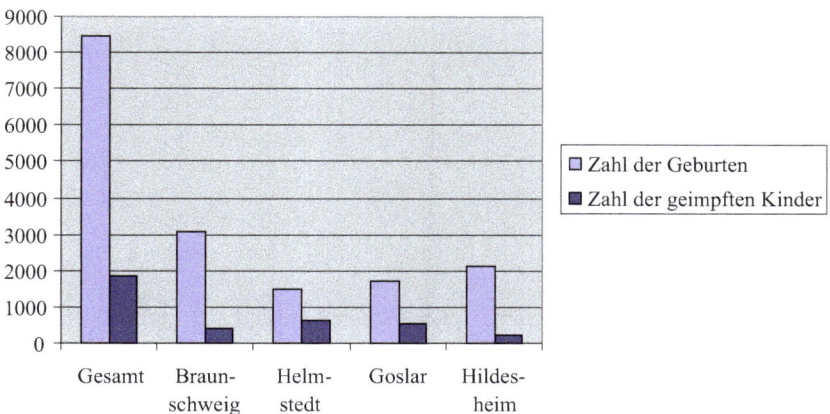

Abb. 23: Vergleich zwischen geborenen und geimpften Kindern im Oker-Departement 1809

Eigene Darstellung nach ebd.

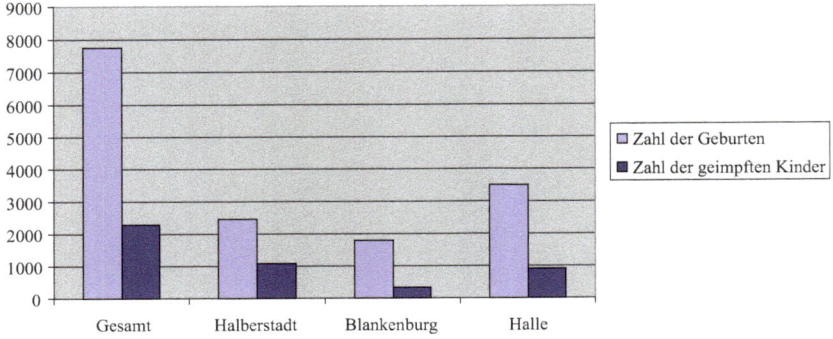

Abb. 24: Vergleich zwischen geborenen und geimpften Kindern im Saale-Departement 1809

Eigene Darstellung nach ebd.

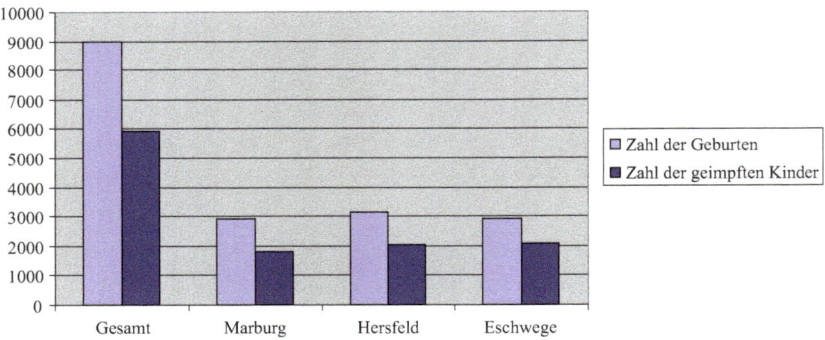

Abb. 25: Vergleich zwischen geborenen und geimpften Kindern im Werra-Departement 1809

Eigene Darstellung nach ebd.

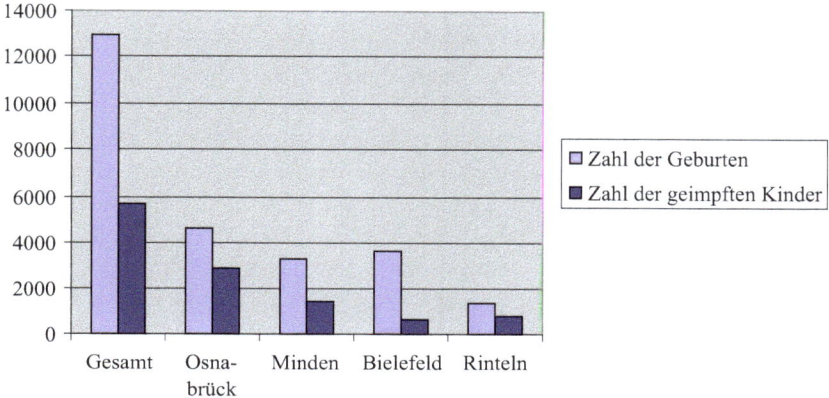

Abb. 26: Vergleich zwischen geborenen und geimpften Kindern im Weser-Departement 1809

Eigene Darstellung nach ebd.

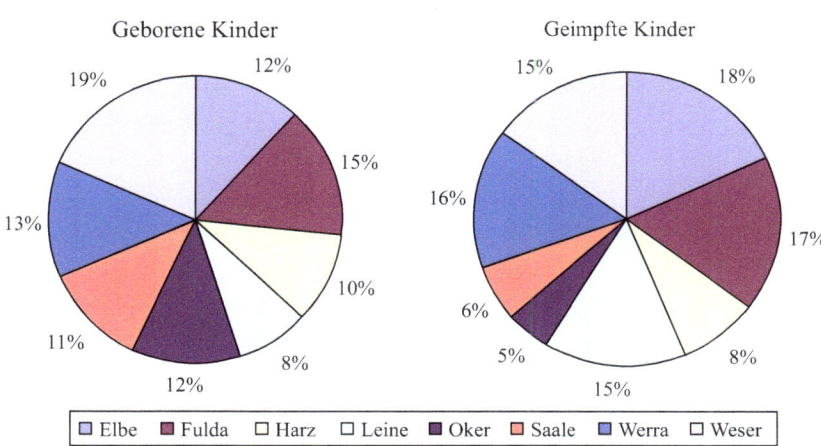

Abb. 27: Prozentuale Anteile der verschiedenen Departements an der absoluten Zahl der geborenen und geimpften Kinder im Königreich Westphalen im Jahre 1809

Eigene Darstellung nach ebd.

Im Königreich Westphalen sind im Jahre 1809 laut Listen insgesamt 69.178 Kinder geboren worden, 38.117 Kinder wurden geimpft. Dabei ist zu beachten, dass die Zahl der Geburten wahrscheinlich der Zahl der Lebendgeborenen entspricht.[465] Zusätzlich muss davon ausgegangen werden, dass es sich bei den geimpften Kindern nicht ausschließlich um die im gleichen Jahr Geborenen handelt, denn zum einen sind nicht alle Neugeborenen eines Jahres direkt geimpft worden, zum anderen verstarben nicht selten Säuglinge innerhalb des ersten Lebensjahres.[466] Weiterhin ließen unter dem Druck des Impfdekretes nun Eltern ihre Kinder vakzinieren, die in den vorhergehenden Jahren die Impfung ihrer Sprösslinge aus den verschiedensten Gründen vereitelt hatten. So ist es nachvollziehbar, dass in einigen Distrikten mehr Kinder geimpft wurden als in dem Jahr auf die Welt gekommen sind. Im Distrikt Göttingen unterzogen sich z. B. während des Jahres 1809 3461 Kinder der Pockenschutzimpfung, es wurden jedoch nur 2733 geboren. Ähnliche Werte zeigten sich in den Distrikten Stendal und Salzwedel im Elbe-Departement sowie im Distrikt Osterode. Dieser nahm innerhalb aller Distrikte des Harz-Departements eine Ausnahmestellung ein, war er doch trotz niedrigster Geburtenzahl der Distrikt, in dem fast 60% aller Impfungen des Harz-Departements des Jahres 1809 erfolgt sind. Im Gesamtvergleich erreichte das Leine-Departement überdurchschnittliche Impfzahlen, das Departement der Oker wies hingegen die schlechtesten Werte auf. Wie sich die Impfzahlen des gesamten Königreichs im Verlauf der Jahre entwickelten, ist schwer einzuschätzen, da in den bearbeiteten Materialien lediglich die Daten für das Werra-Departement ausfindig gemacht werden konnten (siehe dazu Abb. 28).

---

465 In der „Comparaison faite entre le nombre des enfans nés dans le royaume de Westphalie l'an 1809 et le nombre des enfans vaccinés dans la même année" wurde von insgesamt 10.307 geborenen Kindern im Fulda-Departement ausgegangen. Im Generalbericht des Centralausschusses zur Beförderung der Kuhpockenimpfung im Fulda-Departement zum Jahr 1809 werden 10.489 Geburten sowie 179 Totgeborene gelistet. Dies entspräche einer Zahl von 10.310 Lebendgeborenen – ein Wert, welcher der oben genannten Zahl von 10.307 sehr nahe kommt, vgl. dazu GStA PK, V. HA Königreich Westphalen, Nr. 1954, Vaccine, Objets généraux 1808–1813; vgl. auch HStAM, Best. 75, Nr. 222, Generalbericht über die Verbreitung der Schutz-Pockenimpfung im Fulda-Departement während des Jahres 1809, S. 3 des Schreibens.

466 Laut Centralausschuss zur Beförderung der Kuhpockenimpfung in Cassel verstarben im Fulda-Departement im Jahre 1809 insgesamt 2310 Kinder innerhalb des ersten Lebensjahres, vgl. dazu HStAM, Best. 75, Nr. 222, Generalbericht über die Verbreitung der Schutz-Pockenimpfung im Fulda-Departement während des Jahres 1809, S. 3 des Schreibens.

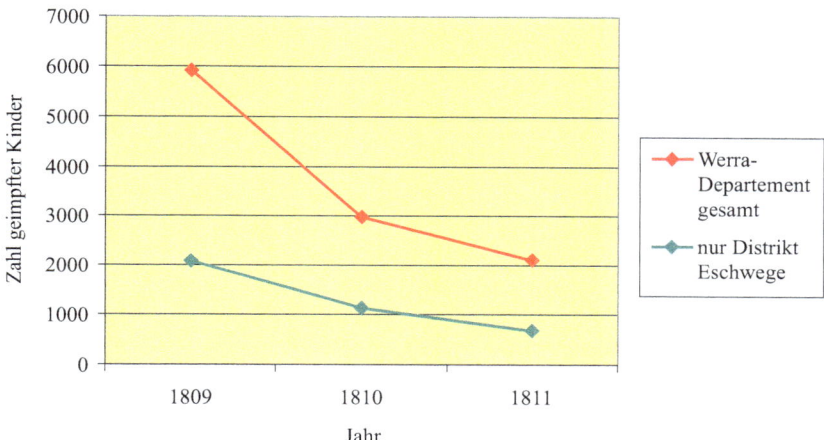

Abb. 28: Verlauf der Impfzahlen im Werra-Departement im Allgemeinen und im Distrikt Eschwege im Speziellen

Eigene Darstellung nach HStAM, Best. 75, Nr. 223, Brief des Präfekten des Werra-Departements an den Innenminister, 22.09.1813, Marburg.

Während sich im Werra-Departement im Jahr 1809 insgesamt 5925 Kinder der Schutzpockenimpfung unterzogen, wurden 1811 nur noch 2104 Neu-Geimpfte registriert.[467] Dies erscheint sehr wenig, vor allem, wenn bedacht wird, dass in diesem Jahr mit 9528 Geburten[468] fast 600 Kinder mehr geboren wurden als im Vergleichsjahr 1809.[469] Inwiefern diese Entwicklung auf das gesamte Königreich Westphalen übertragbar ist, kann aufgrund der fehlenden Daten aus den anderen Departements nicht gesagt werden.

Die Vakzinationszahlen konnten also innerhalb eines Departements von Distrikt zu Distrikt genauso unterschiedlich sein wie im Departementsvergleich innerhalb des Königreichs. Die Ausschüsse zur Beförderung der Kuhpockenimpfung hatten dabei jedoch nicht immer die Daten aus den anderen

---

467 Vgl. HStAM, Best. 75, Nr. 223, Brief des Präfekten des Werra-Departements an den Innenminister, 22.09.1813, Marburg.
468 Vgl. Hassel, G.: Statistisches Repertorium über das Königreich Westphalen, Braunschweig 1813, S. 25.
469 1812 wurden laut Listen nur noch 1527 Kinder vakziniert. Bei dieser Zahl fehlen jedoch die Geimpften aus dem Distrikt Eschwege, vgl. HStAM, Best. 75, Nr. 223, Brief des Präfekten des Werra-Departements an den Innenminister, 22.09.1813, Marburg.

Teilen des Königreiches zur Verfügung, so dass ihnen ein orientierender Vergleich fehlte. Diese Tatsache bedauerte auch der zentrale Impfausschuss des Fulda-Departements in Kassel. So hatte die Kommission bei der Ausarbeitung ihres Generalberichts für das Impfjahr 1809 lediglich Auskunft über die Zahlen des Oker-Departements aus dem Jahre 1808, welche nicht durch Kommunikation mit dem dortigen Zentralausschuss in Erfahrung gebracht worden waren, sondern einem Aufsatz aus Hufeland's „Journal der practischen Heilkunde" entstammten.[470] Unabhängig davon versuchten die Ausschüsse und Ärzte die Impfung stetig zu optimieren, indem sie verschiedene Vakzinationsmethoden prüften und unterschiedliche Effloreszenzen dokumentierten.[471] Auch das Sonderkomitee in Höxter wollte in diesem Prozess nicht hinten anstehen und berichtete dem Zentralausschuss in Kassel, dass Kinder, die sich mit natürlichen Pocken angesteckt hatten und daraufhin geimpft wurden, die normalen Krankheitszeichen beider Infektionen zeigten, wobei die echten Pocken jedoch einen milderen Verlauf nahmen als bei Kindern ohne synchrone Impfung.[472] Um den Impfärzten in und um Magdeburg genug reine Impflymphe bereitstellen zu können, kooperierte das dort ansässige zentrale Impfkomitee mit dem Arzt Dr. Buchhorn[473], der in seinen Experimenten die Impflymphe aus dem Euter einer Färse zu gewinnen versuchte.[474] Offenbar erhoffte er sich von einer jungen Kuh, welche noch nicht gekalbt hatte, eine bessere Qualität des Impfstoffes. Der Zentralausschuss zur Beförderung der Kuhpockenimpfung im Fulda-Departement machte sich hingegen Gedanken über den richtigen Zeitpunkt einer Impfung. Während im Königreich Bayern jedes Kind bis zur Vollendung des dritten Lebensjahres geimpft sein sollte, sah die Großherzogliche Darmstädtische Impfverordnung vom 6. August 1807 halbjährliche Gesamtimpfungen vor. Der Zentralausschuss erachtete die Varianten als zu lang bzw. zu kurz gegriffen

---

470 Vgl. HStAM, Best. 75, Nr. 222, Generalbericht über die Verbreitung der Schutz-Pockenimpfung im Fulda-Departement während des Jahres 1809, S. 3 des Schreibens. Vgl. NOLDE, A. F.: Die KuhpockenImpfung im Oker-Departement des Königreichs Westphalen vom Jahre 1808, nebst den Resultaten der eigenen Impfungen in demselben Jahre, in: HUFELAND, C. W.; HIMLY, K.: Journal der practischen Heilkunde, 3. Stück, Berlin 1810, S. 80–91.
471 Vgl. HStAM, Best. 75, Nr. 222, Generalbericht über die Verbreitung der Schutz-Pockenimpfung im Fulda-Departement während des Jahres 1809, S. 10 des Schreibens.
472 Vgl. ebd., S. 7 des Schreibens.
473 Dr. Buchhorn war leitender Impfarzt des Westcantons der Stadt Magdeburg.
474 Vgl. GStA PK, V. HA Königreich Westphalen, Nr. 1954, Teilbericht des zentralen Impfkomitees in Magdeburg über die Fortschritte der Impfung im Verlaufe des Jahres 1812, Magdeburg, 21.09.1812.

und kam zu dem Schluss, dass eine jährliche Impfung die optimale Lösung sei.[475] Zu einer allgemeinen Impfung aller impffähigen Kinder entschloss sich auch das zentrale Impfkomitee des Elbe-Departements. Nach Absprache mit dem Bürgermeister stellte dieser einen hergerichteten Saal zur Verfügung, in dem die Kinder an den vereinbarten Tagen geimpft wurden. Das Zentralkomitee sorgte dabei für die nötige Informationsvermittlung. Zusätzlich führte der Präsident des Zentralausschusses auch häusliche Impfungen durch. Noch Anfang April 1812 existierten in Magdeburg 1907 Kinder ohne Pockenschutz. Im folgenden Monat Mai traten mehrere natürliche Pockenfälle auf. Von insgesamt fünf erkrankten Kindern fielen trotz verstärkter ärztlicher Fürsorge drei von ihnen den Pocken zum Opfer. Währenddessen versuchten die Impfverantwortlichen die Ausbreitung der Seuche zu verhindern. Dafür waren zuerst die erkrankten Kinder in einem abgetrennten Teil des Klosters St. Augustin von der Umwelt isoliert worden. Im weiteren Verlauf wurden die Öffentlichkeit unterrichtet und die Eltern nachdrücklich dazu aufgefordert, ihre Kinder vakzinieren zu lassen. Die Impfärzte sollten zusätzlich wöchentlich über die Impfsituation berichten. Schließlich wurden die verstorbenen Kinder mit größter Sorgfalt begraben und die Betten, die benutzte Wäsche sowie alle Gegenstände, die mit den Pockenkranken in Kontakt gekommen waren, verbrannt. Zwischen dem 1. April 1812 und dem 1. September 1812 wurden von den drei Canton-Impfärzten Magdeburgs und dem Präsidenten des zentralen Impfkomitees insgesamt 1893 Kinder ohne besondere Vorkommnisse geimpft.[476]

Zusammenfassend kann die Etablierung der Pockenschutzimpfung sicherlich als bedeutendes Modernisierungselement angesehen werden, war sie nicht nur aus medizinischer Sicht sinnvoll, sondern auch von bevölkerungspolitischer Wichtigkeit. In einer Zeit, in der vor allem die Truppenstärke einer Armee und ihre

---

475 Alle über einjährige Kinder sollten sich zukünftig vom zuständigen Impfarzt impfen lassen. Offenbar hatten also Beobachtungen dazu beigetragen, dass Neugeborene erst nach einem bestimmten Zeitraum vakziniert werden sollten. Dr. Waldmann, Sekretär des zentralen Impfausschusses in Kassel, schlug 1813 vor, dass im Epidemiefall alle Kinder zwischen drei Monaten und 14 Jahren zu impfen seien, vgl. HStAM, Best. 75, Nr. 222, Generalbericht über die Verbreitung der Schutz-Pockenimpfung im Fulda-Departement während des Jahres 1809, S. 14 und 19 des Schreibens; vgl. auch ebd., Schreiben des Dr. Waldmann an den Polizeycommissar, 02.07.1813, Cassel.
476 Alle Daten und Fakten bezüglich der Pockenepidemie in Magdeburg im Jahre 1812 sind dem Teilbericht des zentralen Impfkomitees zur Verbreitung der Kuhpockenimpfung im Elbe-Departement entnommen, vgl. dazu GStA PK, V. HA Königreich Westphalen, Nr. 1954, Teilbericht des zentralen Impfkomitees in Magdeburg über die Fortschritte der Impfung im Verlaufe des Jahres 1812, Magdeburg, 21.09.1812.

Gesundheit über Sieg und Niederlage auf dem Schlachtfeld entschieden, erhielt die Vakzination auch militärstrategische Bedeutung. Dies dürfte auch für die damaligen Landesfürsten ein Hauptgrund für ihre Beförderung gewesen sein. Im Königreich Westphalen bot sich zudem die Chance, diese neue Methode fest in den Verwaltungsaufbau zu integrieren, was durch die Errichtung der verschiedenen Ausschüsse zur Verbreitung der Impfung auch geschah. Im Gegensatz zu anderen politischen Bereichen mussten hier keine eingesessenen Strukturen bewältigt werden. Dies ist der Grund dafür, dass die Pockenschutzimpfung eines der wenigen medizinalpolizeilichen Elemente des Königreichs Westphalen darstellte, die als Vorbild für andere Staaten hätten dienen können. Letztendlich hinterließen aber auch im Bereich des Impfwesens die Finanzprobleme des Königreichs ihre Spuren. Die flächendeckend ausstehenden Entlohnungen der Impfgremien und Impfärzte führten letztlich dazu, dass diese ihre Verwaltungsaufgaben vernachlässigten. Die Impfung war zudem kostenpflichtig und wurde nur für Bedürftige staatlich übernommen. Weiterhin blieben im Laufe der Jahre notwendige Präzisierungen der Impfordnung aus, sodass es im Falle von Pockenepidemien zwar zahlreiche regional unterschiedlich brauchbare Ausarbeitungen zu Erstmaßnahmen gab, eine einheitliche Regelung ließ aber bis zur Auflösung des Königreichs auf sich warten. Letztlich wurden die bestehenden Impfvorschriften teilweise inkonsequent durchgesetzt, besuchten doch 1813 immer noch einige ungeimpfte Kinder den Unterricht, obwohl ihnen der Schulbesuch dem Gesetz nach offiziell verboten war. In diesem Zusammenhang stellt sich auch die Frage, warum die Impfquoten des Jahres 1809 im Distrikts- und Departementsvergleich derart unterschiedlich waren. Bezüglich der Departements fallen die Impfquoten von Oker und Saale sogar noch geringer aus als die des Harz- und Weser-Departements. Den unterschiedlichen Werten können verschiedene Ursachen zu Grunde liegen. Das Wohnen in gebirgigen, schwer zugänglichen oder von Flussläufen unterbrochenen Gebieten sowie in Grenzregionen, der Mangel an Impfstoff, eine regional erhöhte Zahl bereits infizierter oder verstorbener Kinder sowie das Vorhandensein einer lokal größeren Impfgegnerschaft könnten genauso Grundlagen für die niedrige Impfquote gewesen sein wie die bewusste Eintragung fehlerhafter Zahlen aus Gründen des Protestes gegen die angesprochene ausgebliebene finanzielle Entlohnung oder der Widerstand gegen die Fremdherrschaft an sich bzw. schlicht ein Zeichen fehlender Akribie der Verantwortlichen. In welchem Maße geotopographische, logistische, epidemiologische, sozialpolitische oder auch persönliche Faktoren die Impfquoten beeinflussten, kann anhand des bearbeiteten Materials nicht eindeutig geklärt werden. Schließlich bleibt zu sagen, dass sich die Art der Einführung und Umsetzung für die Initiatoren dennoch schwierig gestaltet haben muss, wollte man einerseits die Impfung als modernisierendes Element des allgemeinen öffentlichen

Interesses etablieren, andererseits eine Indoktrinierung der Gesellschaft der erst kürzlich occupierten Gebiete vermeiden. Ein direkter Impfzwang hätte vor diesem Hintergrund womöglich nicht nur antipathische und ablehnende Tendenzen hervorgerufen, sondern wäre mit den zuvor im Rahmen der Einführung des Code Civil gewonnenen Bürgerrechten kollidiert.

V.3 Von den Hospitälern

Recht früh im Vergleich zu anderen Angelegenheiten der Organisation des Medizinalwesens richtete sich der Blick der neuen Regierung auf die Hospitäler des neuen Königreichs. Demnach ordnete der Justiz- und Innenminister Siméon schon kurze Zeit nach Inkraftsetzung der Verfassung die Erstellung von Zustandsberichten über die größeren Hospitäler des westphälischen Königreichs an mit der Begründung, dass der König einen Blick auf die Wohltätigkeitseinrichtungen und Stiftungen werfen und einige von ihnen kennen lernen möchte.[477]

In der Gesamtvorlage sollten Auskünfte über folgende 17 Punkte gegeben werden:

- Orte, in denen die Einrichtungen liegen
- Personen(gruppe), durch die sie verwaltet werden
- Angaben, wozu diese Einrichtungen dienen
- Anzahl der Einrichtungen
- Anzahl der Bediensteten, die dort arbeiten
- Entlohnung der Bediensteten
- genauer Betrag der Ausgaben
- andere Beobachtungen, die die Pflege betreffend gemacht wurden
- Berichte über die Verfügungen, die von den Verantwortlichen erlassen wurden
- Angaben über das Gründungsdatum der Einrichtungen
- Angaben über die Notwendigkeit der jeweiligen Einrichtung
- Verbesserungsvorschläge inklusive der Möglichkeiten der Erhöhung des bisherigen Bestandes
- Liste, auf welchen Betrag sich die bisherigen Ausgaben belaufen
- die Kosten eines Bettes
- Verwaltungskosten

---

477 Vgl. GStA PK, V. HA Königreich Westphalen, Nr. 1948, Acta die Hospitaeler betr. 1807–1813; Schreiben vom 21.12.1807.

- Angabe der Schulden, falls es welche gibt
- Datum der Verschuldung und ihre Verursacher[478]

Im Rahmen dieser Erhebung wurden auch Tafeln (Blankoformulare) für alle Departements erstellt. Waisenhäuser und Findelhäuser, Hospitäler, die sich den Kranken widmen, und Hospitäler für alte Menschen beider Geschlechter sowie Arme stehen im Fokus der Bestandsaufnahme.

Entsteht hier zusätzlich das Bild einer Regierung, die sich um das Wohl der Bürger und der Institutionen bemüht, so dient diese Maßnahme aber vor allem der Absicht, einen Eindruck über die Anzahl, den Zustand und die Funktion der vorhandenen Anstalten zu gewinnen, um nicht zuletzt deren Nutzen und Wirtschaftlichkeit zu prüfen. Weiterhin konnten die einheitlich tabellarisierten Listen als Basis dienen, um zukünftig eine bessere Übersicht und Kontrolle von zentraler Stelle aus gewährleisten zu können. Dabei mag vor allem auch das Interesse darin bestanden haben, die Einrichtungen als potentielle militärische Krankenanstalten bzw. Lazarette nutzen zu können.

In diesem Zusammenhang kam es bereits vor dem Jahreswechsel 1807/1808 zum Erlass eines königlichen Dekretes, welches die Anordnung zur Errichtung einer Administration für die Kasseler Hospitäler beinhaltete.[479] Durch die Zentralisierung der Verwaltungsaufgaben erhofften sich die Verantwortlichen eine „*künftige Verbesserung*"[480] der Situation der Hospitäler, vorerst derer in Kassel. Auf die Charité wurde in diesem Rahmen spezielles Augenmerk gelegt, kommt diesem Krankenhaus doch schon im Gesetzestext ein besonderer Stellenwert zu.[481] Die Charité war ursprünglich 1785 als Akut-Krankenhaus[482] für Kasseler Bürger errichtet worden und diente seit der französischen Besetzung der Stadt

---

478 Vgl. ebd.
479 Vgl. Bulletin des Lois et Décrets du Royaume de Westphalie, Band 1, 2. Auflage, Cassel 1810, S. 47–49; das Dekret wurde am 23.12.1807 erlassen.
480 Ebd., S. 47
481 Die Artikel 2, 3 und 4 des Dekretes beschäftigen sich ausschließlich mit Aufgaben und Regelungen bezüglich der Charité.
482 Der konkrete Heilauftrag der Charité bezog sich auf akut erkrankte Patienten. Chronische bzw. unheilbar Kranke sollten dagegen in anderen Einrichtungen aufgenommen werden, vgl. dazu VANJA, C.: Institutionen aufgeklärter Wohlfahrt und mittelalterliche Karitas, in: WUNDER, H.; VANJA, C.; WEGNER, K-H. (Hrsg.): Kassel im 18. Jahrhundert. Residenz und Stadt, Kassel 2000, S. 104–142, hier S. 104 u. 128 f., vgl. auch SAHMLAND, I.: Kontinuitäten und Diskontinuitäten. Das Medizinalwesen im Königreich Westphalen, in: FLEMMING, J.; KRAUSE-VILMAR, D. (Hrsg.): Fremdherrschaft und Freiheit. Das Königreich Westphalen als Napoleonischer Modellstaat, Kassel: kassel university press 2009, S. 151–173, hier S. 164 ff.

im Herbst 1806 allein als Hospital für französische Soldaten. Die Kasseler Bürger wurden währenddessen in den Einrichtungen der ehemaligen Menagerie vor dem Frankfurter Tore versorgt. Dieser Zustand sollte geändert werden, so dass fortan auch Zivilpersonen in der Charité versorgt werden konnten.[483] Mit ca. 400 Betten stellte die Charité das größte Krankenhaus im Königreich Westphalen dar. Schon in vorwestphälischer Zeit kamen jedoch immer wieder Personen in die Charité, welche als Pflegefälle nicht dem Status eines akut Erkrankten entsprachen und nicht selten einfach vor den Toren des Hospitals von Verwandten abgelegt worden waren. Diese „heimliche[n] Krankenzuführungen"[484] führten dazu, dass die Aufnahmekapazität der Charité häufig ausgelastet war. Die neue Regierung nahm sich also eines schwierigen Unterfangens an, gab es für die „braven französischen Soldaten"[485] nicht bereits jetzt schon kaum Wäsche, Betten und Decken, wie es im Gesetzestext beschrieben ist. Die kriegsbedingten Versorgungslücken und der steigende Platzmangel riefen zwangsläufig Überlegungen auf den Plan, die Charité ggf. auszubauen. So plante der Bauingenieur Rudolph die Errichtung eines Nebengebäudes, um damit Kapazitäten für die Patientenversorgung zu schaffen. Der Bauplan fand, vielleicht auch aufgrund der dafür kalkulierten gut 3867 Reichsthaler, keine Beachtung.[486] Im Rahmen der andauernden Überlastung wurden auch die vorhandenen Räumlichkeiten auf Tauglichkeit geprüft. Der Fulda-Präfekt konnte dem Innenminister im September 1809 lediglich ein Zimmer im Charité-Gebäude vorweisen, welches zwar einer Aufnahme Kranker dienen konnte, jedoch in den späten Herbstmonaten und im Winter die Funktion eines Ausweichraumes bei Überfüllung einnahm, der erfahrungsgemäß auch dementsprechend belegt war.[487] Das Innenministerium musste zudem für „*die vielen Reparaturen und Bauveränderungen, welche fast ununterbrochen im Hospital der Charité erforderlich*"[488] gewesen seien, aufkommen. Unter den anstehenden sanierungsbedürftigen Objekten standen im

---

483 Vgl. KÖNIGREICH WESTPHALEN: Bulletin des Lois, Band 1, 2. Auflage, Cassel 1810, S. 49
484 VANJA, C.: Institutionen, 2000, S. 104
485 KÖNIGREICH WESTPHALEN: Bulletin des Lois, Band 1, 2. Auflage, Cassel 1810, S. 47
486 Vgl. HStAM, Best. 75, Nr. 215, Hospital der Charité zu Cassel. Acta die verschiedenen Reparaturen während der Jahre 1809, 1810, 1811 und 1812 betr., Plan des Ingenieur Rudolph 1809, fol. 8ff.
487 Vgl. ebd., Schreiben des Präfekten des Fulda-Departements an den Innenminister, Cassel, 05. September 1809
488 Ebd., Schreiben des Präfekten des Fulda-Departements an den Innenminister, Cassel, 13. Maerz 1811, fol. 34.

Frühjahr 1809 auch die Latrinenanlagen. Um Krankheiten von seinen Soldaten abzuhalten, wandte sich der Kriegsminister im April 1809 diesbezüglich an den Innenminister, welcher wiederum dem Präfekten des Fulda-Departements die schnellstmögliche Reparatur der Anlagen nahe legte.[489]

Stand einerseits das Bemühen um Sauberkeit und Aufrechterhaltung der Funktionstüchtigkeit im Fokus, musste andererseits dennoch auf Sparsamkeit geachtet werden. Die Charité verfügte über einen Fonds, welcher sich teilweise auch aus Steuereinnahmen, etwa aus der Hochzeits- oder Hundesteuer, zusammensetzte.[490] Das Ministerium des Innern übernahm jedoch den größeren Anteil der Kosten. Unabhängig davon fiel die Verpflegung der kranken Soldaten in den Finanzbereich des Kriegsministeriums, wofür dieses einen bestimmten Tagessatz zahlte. Die anfallenden Kosten und die daraus resultierenden auszugleichenden Finanzlücken für das Innenministerium müssen jedoch mit der Zeit zu groß geworden sein, verfügte der Präfekt im März 1811 doch die vierteljährliche Vorlage von Bauvorhaben, um eventuell anstehende Reparaturen besser einschätzen und überprüfen zu können, denn die Arbeiten sollten fortan nur noch in „*höchst dringenden Fällen*"[491] und unter vorheriger Meldung erfolgen. Ebenso wie in anderen Bereichen des Medizinalwesens zeigte sich also auch hier die dünner werdende Finanzdecke des Königreiches. Dies bekamen auch die mit den Reparaturen beauftragten Arbeiter zu spüren, die ab dem ersten Quartal 1811 offenbar nur sehr verzögert oder gar nicht mehr bezahlt wurden. Mehrere Aufforderungsschreiben der Arbeiter an die Präfektur während des Jahres 1812 blieben erfolglos.[492] Auch die Bemühungen des Präfekten selbst, der sich wiederholt an den Innenminister wandte, scheiterten, sodass die Arbeiter schließlich Bons erhielten und anhand dieser ausbezahlt wurden. Der Präfekt brachte seine Abneigung gegenüber dieser

---

489 Vgl. ebd., Schreiben des Kriegsministers an den Innenminister, Cassel, 19. April 1809, fol. 1 sowie Schreiben des Innenministers an den Präfekten des Fulda-Departements, Cassel, 21. April 1809, fol. 2.
490 Vgl. VANJA, C.: Institutionen, 2000, S. 132.
491 HStAM, Best. 75, Nr. 215, Hospital der Charité zu Cassel. Acta die verschiedenen Reparaturen während der Jahre 1809, 1810, 1811 und 1812 betr., Schreiben des Präfekten des Fulda-Departements an den Innenminister, Cassel, 13.03.1811, fol. 34.
492 Es finden sich hier mehrere Schreiben von Arbeitern, welche ihr Geld für die Instandsetzungsarbeiten während des Jahres 1811 einforderten, vgl. ebd., Schreiben vom 08.02.1812, fol. 40; 19.03.1812, fol. 46; 03.06.1812, fol. 51. Noch im September 1812 erwähnte der Staatsratspräfekt des Fulda-Departements, dass die Arbeiter das Geld für die letzten drei Quartale des Jahres 1811 noch nicht bekommen hätten, vgl. ebd., Schreiben an den Innenminister, Cassel, 11.09.1812, fol. 57.

Methode mit seiner Unmutsäußerung in einem Schreiben an den Innenminister einen Tag vor Heiligabend 1812 in einem Satz auf den Punkt: *"Es muss sich künftig würklich jeder Handwerker scheuen, für das Gouvernement zu arbeiten."*[493] Dies war scheinbar auch so, denn die Arbeiter waren fortan Ausdruck nur noch gegen Abschlagszahlungen tätig.[494] Die anfallenden Arbeiten vermehrten sich aber nicht nur aufgrund der gewöhnlichen Abnutzung, sondern auch wegen der steigenden Zahl kranker Soldaten, die in der Charité behandelt wurden. So vergrößerte sich im Herbst 1810 innerhalb kürzester Zeit allein die Menge behandlungsbedürftiger Militärpersonen aus dem 5. und 6. Linieninfanterieregiment auf 70 Mann.[495] Im März 1813 nahm die Überfüllungssituation noch schärfere Ausmaße an. Im Rahmen der Heimkehr napoleonischer Soldaten des Russlandfeldzuges und durch Evakuierung der Hospitäler in Magdeburg und Hannover zogen im Frühjahr 1813 ca. 2500 verletzte Soldaten durch die westphälische Hauptstadt. Ein bedeutender Teil der Kranken war so *"ermattet"*[496] und durch Strapazen und Verletzungen dermaßen geschwächt, dass viele in der Kasseler Charité aufgenommen werden mussten. Die Administration schien auf diesen Andrang nicht vorbereitet gewesen zu sein. Laut Präfekt seien die insgesamt 140 Soldaten aus Hannover völlig unerwartet nach Kassel dirigiert worden. Der größere Anteil wurde in der Charité untergebracht, der Rest fand Obdach in der Unterneustädter Kirche. Als Sofortmaßnahme initiierte der Präfekt die Verlegung von etwa 110–120 transportfähigen, sich nicht in akuter Lebensgefahr befindenden Soldaten über Fritzlar in das Militärhospital nach Mainz.[497] Dennoch reichten die Kapazitäten der Charité nicht aus, so dass eine sich in der Entstehung befindende Kaserne vorübergehend als

---

493 Ebd., Schreiben des Präfekten des Fulda-Departements an den Innenminister, Cassel, 23.12.1812, fol. 60.
494 Der Präfekt des Fulda-Departements war am 23.04.1813 von den Administratoren der Kasseler Charité benachrichtigt worden, dass die Handwerker ihre Arbeiten nicht fortsetzen wollten, weshalb dieser den Innenminister darum bat, eine Summe von 3000 Francs abschläglich anweisen zu lassen, vgl. ebd., Schreiben des Präfekten des Fulda-Departements an den Innenminister, Cassel, 28. April 1813, fol. 81ff.
495 Vgl. ebd., Schreiben des Präfekten des Fulda-Departements an den Innenminister, Cassel, 21. September 1810, fol. 28.
496 HStAM, Best. 75, Nr. 216, Verschiedene das Hospital der Charité betreffende Gegenstände, 1813, Bericht der Administration der Charité in Cassel an den Staats-Raths-Präfekten, Cassel, 13. May 1813, fol. 3.
497 Vgl. HStAM, Best. 75, Nr. 216, Verschiedene das Hospital der Charité betreffende Gegenstände, 1813, Schreiben des Präfekten des Fulda- Departements an den Innenminister, Cassel, 24.03.1813, fol. 9. Die aus Magdeburg und Hannover kommenden Soldaten sollten größtenteils nach Mainz und Münster gebracht werden. Viele transportunfähige Militärpersonen blieben im Knotenpunkt Fritzlar, vgl. ebd., Schreiben der Präfektur des Fulda-Departements an das Innenministerium, Cassel, 17.05.1813, fol. 2.

Hilfshospital genutzt wurde.[498] Zum Sommeranfang 1813 befanden sich in der eigentlich maximal 400 Personen fassenden Charité 484 Patienten. Als Folge der massiven Ansammlung verwundeter und erkrankter Militärs kam es schließlich zum Ausbruch einer Epidemie, der 108 Menschen, vorwiegend französische Militärpersonen, zum Opfer fielen.[499] Die als „*faulichtes Nervenfieber*"[500] bezeichnete Erkrankung veranlasste die Verantwortlichen zur Durchführung von Desinfektionsmaßnahmen wie Räucherung der Zimmer mit Salzsäure sowie Abwaschen des Inventars mit Weinessig und Wasser. Zudem wurden die unter der Infektion leidenden Patienten von den anderen Kranken isoliert.[501]

Trotz oder gerade aufgrund der unzureichenden finanziellen Mittel ergaben sich für die Entwicklung der klinischen Medizin beeindruckende Konsequenzen. Ende Mai 1810 nahm die Einrichtung eines Obduktionszimmers in einem Stallgebäude auf dem Hof erste konkrete Formen an. Dieser Saal für den „*clinischen Unterricht*" und die „*Obduction von Leichen*" wurde am 4. Juni 1810 vom Innenminister genehmigt.[502] Weiterhin wurde der Bau eines Laboratoriums und dessen Ausstattung mit den gebräuchlichen Geräten und Arbeitsmitteln veranlasst. Die Errichtung dieses Apothekenraums wurde bereits Anfang November 1809 durch den Innenminister bewilligt und 1810 erfolgreich beendet.[503] Zudem implizieren die bereits beschriebenen Instandsetzungsarbeiten an der Latrinenanlage und deren ergänzende Erweiterung mit einem Wasserspülsystem im Frühjahr 1813 ein Hygiene förderndes Verständnis und vor allem Handeln der Verantwortlichen.[504] Schließlich gab es auch Änderungen bezüglich des medizinischen Personals. Ein Arzt hatte jeden Morgen die Patienten zu visitieren und

---

498 Vgl. ebd., Schreiben vom 29. Juny 1813 und 15. Juny 1813, fol. 11 und 13.
499 Vgl. ebd., Schreiben der Präfektur des Fulda-Departements an das Innenministerium, Cassel, 17.05.1813
500 Ebd., Bericht der Administration der Charité in Cassel an den Staats-Raths-Präfekten, Cassel, 13. May 1813, fol. 3.
501 Vgl. ebd.
502 Vgl. HStAM, Best. 75, Nr. 214, Hospital der Charité. Acta die Einrichtung eines Obductions-Zimmers betr. 1810, Schreiben des Präfekten des Fulda-Departements an den Innenminister, Cassel, 26.05.1810; siehe auch Schreiben des Innenministers, Cassel, 04.06.1810. Die Einrichtung kostete gut 408 Francs, vgl. dazu das Schreiben vom 22.02.1811.
503 Vgl. HStAM, Best. 75, Nr. 215, Hospital der Charité zu Cassel. Acta die verschiedenen Reparaturen während der Jahre 1809, 1810, 1811 und 1812 betr., Schreiben des Innenministers, Cassel, 03.11.1809, fol. 25, vgl. auch Schreiben des Präfekten des Fulda-Departements an den Innenminister, Cassel, 28.08.1810.
504 Vgl. ebd., Schreiben des Präfekten des Fulda-Departements an den Innenminister, Cassel, 28.04.1813, fol. 81–85.

musste in wöchentlichen Abständen über die Krankheiten und die veranlassten Maßnahmen Bericht erstatten.[505] Insgesamt standen dem Krankenhaus je zwei angestellte Ärzte und Chirurgen sowie ein Apotheker zur Verfügung, welcher nun im Labor vor Ort tätig sein konnte.[506] Dazu gesellte sich ein entsprechender Fundus an Pflegepersonal zur Versorgung der Kranken.

In Zusammenschau dieser Aspekte wurden in der napoleonischen bzw. westphälischen Zeit in der Kasseler Charité neue Standards errichtet, welche mit dem Fortschreiten des Hospitalwesens im frühen 19. Jahrhundert einhergehen und fortan den Grundstock der modernen Klinik bildeten.

Doch nicht nur in der westphälischen Residenz ergaben sich Veränderungen. Auch etwas südlich, im Hauptort des Werra-Departements, wurde ein Grundstein für die heutige Marburger Universitätsmedizin gelegt. Da es im Werra-Departement bisher keine vergleichbare Institution gab, war *„die Errichtung eines medicinisch-chirurgischen Hospitals [...] für Marburg eines der dringendsten Bedürfnisse."*[507] Auf der Suche nach einem Äquivalent zur Kasseler Charité zogen die Verantwortlichen das Elisabeth-Hospital zu Marburg in Betracht. In Größe und Ausdehnung keineswegs vergleichbar mit der Kasseler Einrichtung, sei das Hospital St. Elisabeth dennoch *„ein diesem Zwecke vollkommen angemessenes Lokale."*[508] Das Elisabeth-Hospital war lange Zeit Eigentum des Deutschen Ordens, bevor dieser im Rahmen der Säkularisierung an Ländereien einbüßte und sich alsbald auf deutschem Boden auflöste. Mit Junibeginn 1809 eignete sich der westphälische König per Dekret die Besitztümer des Ordens an.[509] Als Krondomäne sollte das Elisabeth-Hospital fortan als Krankenhaus mit chirurgischen und medizinischen Betten sowie Lehrcharakter dienen. Zudem wurde parallel der Universitätsstandort Marburg durch die Schließung der Universitäten Helmstedt und Rinteln gestärkt.[510] Die Hochschulen in Göttingen, Marburg und

---

505 Vgl. KÖNIGREICH WESTPHALEN: Bulletin des Lois, Band 1, 2. Auflage, Kassel 1810, S. 49
506 Schon Ende des 18. Jahrhunderts waren 1 Arzt, 2 Wundärzte und 1 Apotheker für die Charité zuständig, ein weiterer noch zu ernennender Arzt sollte künftig fest angestellt werden, vgl. ebd.; vgl. ebenfalls VANJA, C.: Institutionen, 2000, S. 135.
507 Pro memoria (kein Jahr und keine Signatur angegeben, wahrscheinlich aber aus 1808), vgl. HStAM, Bestand 75, Nr. 3000, Université de Marbourg, Bibliothèque.
508 Ebd.
509 „Königliches Decret vom 1sten Juni 1809, wodurch die Güter des teutschen Ordens mit den Kron-Domainen vereinigt werden", vgl. KÖNIGREICH WESTPHALEN: Bulletin des Lois du Royaume de Westphalie. Zweiter Theil des Jahres 1809, Cassel 1809, S. 378 ff.
510 „Königliches Decret vom 10ten December 1809, betreffend die Vereinigung einiger Universitäten und anderen Unterrichtsanstalten". In Artikel 3 heißt es, dass die

Halle blieben zukünftig die einzigen Universitäten im Königreich Westphalen. In diesem Zuge wollte Jérôme der Marburger Universität mit gewissen Strukturmaßnahmen zu neuer Blüte verhelfen. Im Sommer 1811 wies der Monarch in fünf Artikeln die Umstrukturierung, darunter die Erweiterung der Universitätsbibliothek und den Ausbau des Botanischen Gartens, an.[511] Als Einleitung seines Dekretes wählte er richtungsweisende Worte, die seine fördernden Absichten unterstreichen: *„Voulant mettre l'Université de Marbourg à même de pourvoir à tous les besoins de l'enseignement et faciliter les progrès des science qui y sont professées."*[512] Mit welcher Ernsthaftigkeit der Umbau stattfinden sollte, bekamen manche Universitätsangestellte und Studenten bald zu spüren. Für den Ausbau der Bibliothek und die Anlage des neuen Botanischen Gartens wurde das Stipendiatengebäude abgebrochen. Der Schutt des Gebäudes sollte zudem direkt zur Aufschüttung des Botanischen Gartens dienen.[513] Die von den Umbauarbeiten betroffenen Lehrkräfte mussten ihre Wohnungen räumen.[514] Um die Kosten zu decken, wurde sogar erwogen, die im universitären Besitz befindliche,

---

Universitäten per 1. Mai 1810 mit den anderen Universitäten vereinigt sein sollen bzw. zu diesem Datum geschlossen werden. Die Professoren der geschlossenen Universitäten sollten in den anderen Einrichtungen wieder angestellt werden. War dies unmöglich, so erhielten die Betroffenen dennoch ihr Gehalt auf Lebenszeit, vgl. KÖNIGREICH WESTPHALEN: Bulletin des Lois du Royaume de Westphalie. Dritter Theil des Jahres 1809, Cassel, 1809, S. 592 ff; Der Erhalt der Universitäten war für die betroffenen Städte essenziell, vgl. dazu BETHAN, A.: Napoleons Königreich Westphalen. Lokale, deutsche und europäische Erinnerungen, Paderborn 2012, S. 142 f.

511 Vgl. HStAM, Bestand 75, Nr. 3000, Université de Marbourg, Bibliothèque, Dekret vom 2. Juli 1811, signiert von Graf von Fürstenstein im Auftrag König Jérômes. Ergänzend ist zu sagen, dass die Bibliothek Marburg scheinbar nicht wusste, wo sie ihre Exponate unterbringen sollte. Am 11. Mai 1810, also 10 Tage nach der endgültigen Schließung der Universitäten Helmstedt und Rinteln und in Erwartung ihrer Bücherbestände, beklagte sich die Generaldirektion bereits über den Platzmangel, musste in der Vergangenheit sogar das Mineralienkabinett geräumt werden, damit bedeutende Bücherbestände überhaupt erst ausgestellt werden konnten, vgl. Schreiben der Generaldirektion der Universität an den Innenminister vom 11.05.1810. Weiterhin erhielt die Universität alte Bücherbestände aus dem Kloster Corvey und der Deutschordens-Kommende Loccum.

512 Ebd.; in den Akten wird immer wieder bestätigt, dass die Anordnung von allerhöchster Stelle kam: „[…] *zu den allerhöchsten Orts gnädigst angeordneten Universitätsbauten zu Marburg."*, vgl. dazu das Schreiben vom 19.11.1811.

513 Vgl. ebd., Schreiben des Präfekten des Werra-Departements an den Innenminister, 27.09.1811 und 01.07.1812.

514 So musste ein Prof. Zimmermann aufgrund des Bibliotheksbaus seine Wohnung räumen, vgl. ebd., Schreiben des Generaldirectors des öffentlichen Unterrichts an den Innenminister, Cassel, 25.02.1812.

reparaturwürdige Kugelkirche abzureißen.⁵¹⁵ Die Universitätsstadt Marburg erhielt in diesem Zuge mit dem Elisabeth-Hospital eine medizinische Klinik, in welcher die Patienten vom Medizinprofessor behandelt werden sollten.⁵¹⁶ Mit dem Umbau des Hospitals wurde der Oberingenieur Clemens beauftragt.⁵¹⁷ Der Einrichtungsplan sah vor, dass das obere Stockwerk mit 5 bzw. 4 Zimmern in chirurgische und medizinische Stuben aufgeteilt würde, das untere Stockwerk sollte dem gemeinschaftlichen Gebrauch beider Fächer dienen.⁵¹⁸ Insgesamt waren 20 einschläfrige Betten, 10 Lehnstühle, 12 Weidenstühle und 8 Nachtstühle mit passendem blechernem Einsatz vorgesehen. Zu jedem Bett wurden zugleich je 3 Bettbezüge angefordert, also insgesamt 60. Weiterhin befanden sich abgetrennte sanitäre Anlagen und ein Sektionszimmer im Gebäude, welches im Untergeschoss eingerichtet wurde.⁵¹⁹ Mit dem Umbau des Elisabeth-Hospitals und dessen Vereinigung mit der Marburger Universität⁵²⁰ gab es nun ein Institut, welches zur praktischen Ausbildung der zukünftigen Mediziner und Chirurgen dienen konnte – das Elisabeth-Hospital war also eine Universitätsklinik.⁵²¹ Analog zur Charité in Kassel finden sich auch hier neue medizinische Standards.

---

515 Die ursprünglich als Klosterkirche im späten 15. und frühen 16. Jahrhundert gebaute Kirche Sankt Johannes Evangelist oder auch Kugelkirche wurde zu diesem Zeitpunkt von der französischen Gemeinde genutzt, welche dort ihre Gottesdienste feierte. Als Anmerkung wird ergänzt, dass die Gemeinde aber ausweichen könne, vgl. HStAM, Bestand 75, Nr. 3000, Université de Marbourg, Bibliothèque, Marburg, Schreiben vom 24.05.1810.
516 Artikel 3 des Dekretes vom 02.07.1811, vgl. ebd.
517 Vgl. HStAM, Best. 75, Nr. 2192, Die Einrichtung des Elisabeth-Hospitals zu Marburg zu einem Krankenhause 1812, 1. April 1812; vgl. auch Schreiben des Innenministers an das Oberbaudepartement, 25.03.1812.
518 „Anschlag der Kosten zu Errichtung eines Krankenhauses in dem Hospital St. Elisabeth zu Marburg", vgl. ebd.
519 Vgl. ebd.
520 Das Elisabeth-Hospital ging im Jahre 1811 in den Besitz der Universität über, vgl. UNIVERSITÄT MARBURG: Universitätsstadt Marburg. Gutachten zur Bewerbung Marburgs für die UNESCO-Welterbeliste von Prof. em. Dr. Dr. h. c. Willem Frijhoff, Marburg, S. 33, vgl. auch HEUSINGER, C. F.: Geschichte des Hospitals Sanct Elisabeth in Marburg nebst Bemerkungen über die Schicksale der Gebeine Elisabeths und über Wunder-Heilungen im Allgemeinen, in: Schriften der Gesellschaft für Beförderung der gessammten Naturwissenschaften zu Marburg 9, 1872, S. 69–149; zur Übergabe des Elisabeth-Hospitals an die Universität siehe S. 117 ff.
521 Das Krankenhaus öffnete jedoch erst am 08.11.1813 offiziell mit einem chirurgischen und vier medizinischen Patienten seine Pforten, vgl. METZ-BECKER, M.: Der verwaltete Körper. Die Medikalisierung schwangerer Frauen in den Gebärhäusern des frühen 19. Jahrhunderts, Frankfurt a. M. 1997, S. 76; vgl. dazu auch AUMÜLLER, G.;

Aber auch in anderen Gebieten des westphälischen Königreichs gab es Veränderungen im Bereich der Hospitäler. So auch in Göttingen, der Hauptstadt des Leine-Departements, welches ebenfalls seine Universität behielt. Im Jahre 1809 kam es zur Schließung des alten Akademischen Hospitals, welches mit seinen 15 Betten zu klein wurde und nicht mehr dem aktuellen Standard entsprach.[522] Somit erfolgten die Einrichtung eines neuen Akademischen Hospitals mit 25 Betten sowie die Gründung eines Chirurgischen Hospitals unter der Leitung von Konrad Johann Martin Langenbeck.[523] Das bereits 1807 gegründete klinische Institut für Chirurgie und Augenheilkunde bekam damit die passenden Räumlichkeiten.[524] Zudem zeigten sich Parallelen zur Universitätsstadt Marburg. Hatte ein Akademisches Hospital in Göttingen im Gegensatz zu Marburg bereits vor der französischen Machtergreifung bestanden, so ähneln sich die Maßnahmen bezüglich des universitären Ausbaus. Auch in Göttingen mussten die Bücherbestände aus den geschlossenen Universitäten in Helmstedt und Rinteln untergebracht und hierfür neuer Raum geschaffen werden. Im Rahmen eines Besuchs Jérômes im August 1810 erteilte er die Erlaubnis zur Erweiterung der Bibliothek. Die Pauliner-Kirche, ein ehemaliges Gebäude der Dominikaner, wurde dafür umgestaltet und diente fortan als Bibliothek und Aula.[525] Weiterhin wurde der Botanische Garten um ein

---

SAHMLAND, I.: Vom Siechenhaus zum Großklinikum, in: Marburger UniJournal, Nr. 25, April 2006, S. 19–22, hier S. 20.

522 Das alte Akademische Hospital war 1781 eröffnet worden und war an das Armenkrankenhaus gekoppelt. Das Hospital wurde vom zuständigen Professor als Direktor geleitet. Laut Hospitaldirektor Prof. Carl Gustav Himly sei das alte Spital baufällig, unrein und zu eng gewesen, vgl. dazu WAGENER, S.: Pedelle, Mägde und Lakaien. Das Dienstpersonal an der Georg-August-Universität Göttingen 1737–1866, Göttingen 1996, S. 355 ff.; vgl. auch TRÖHLER, U.: 250 Jahre Göttinger Medizin. Begründung – Folgen – Folgerungen, in: VOIGT, H. H. (Hrsg.): Naturwissenschaften in Göttingen. Eine Vortragsreihe, Göttingen 1988, S. 20 ff.

523 Vgl. dazu WAGENER, S.: Pedelle, Mägde und Lakaien, 1996, S. 358; vgl. auch TRÖHLER, U.: 250 Jahre Göttinger Medizin, 1988, S. 23.; siehe auch BÖHME, E.; DENECKE, D.; KÜHN, H.-M.: Göttingen. Geschichte einer Universitätsstadt. Vom Dreißigjährigen Krieg bis zum Anschluss an Preußen – Der Wiederaufstieg als Universitätsstadt (1648–1866), Band 2, Göttingen 2002, S. 445; Illustrationen zu den Gebäuden finden sich bei OBERDIEK, A.: Göttinger Universitätsbauten. Die Baugeschichte der Georg-August-Universität, Göttingen 2002, S. 33 f. Konrad Johann Martin Langenbeck (1776–1851) war ein deutscher Anatom, Chirurg und Herausgeber. Sein berühmter Neffe, der Chirurg Bernhard Rudolf Konrad Langenbeck (seit 1864 von Langenbeck), war zugleich sein Schüler, als er in Göttingen tätig war. Nach diesem ist wiederum das in operativen Fächern bekannte chirurgische Wundinstrument benannt, der Langenbeck-Haken.

524 Vgl. OBERDIEK, A.: Göttinger Universitätsbauten, 2002, S. 33 f.
525 Vgl. ebd., S. 35.

großes Gewächshaus erweitert und an die wachsenden Bedürfnisse angepasst.[526] Der anatomische Unterricht konnte zudem intensiviert werden, indem den anatomischen Theatern der Universitäten zu Präparationszwecken zusätzlich zu vorbestehenden Initiativen kontrolliert und konstant Leichen zugeführt wurden. Für Marburg sind Bemühungen diesbezüglich schon vorbestehend, so wurde z. B. das Hohe Hospital in Haina im ausgehenden 18. Jahrhundert dazu bestimmt, zur Verbesserung der Medizinerausbildung Körper verstorbener Hospitaliten nach Marburg zu liefern.[527] Der Generaldirektor des öffentlichen Unterrichts, Baron von Leist, erließ im Januar 1810 die Verfügung an das Stock- und Zuchthaus in Kassel, die Universitäten mit Leichen zu beliefern.[528] Die anfänglich noch nicht eingespielten Abläufe verhinderten in den ersten Monaten kontinuierliche Transporte. Ab dem Frühjahr 1811 wurden die Universitäten Göttingen und Marburg aber in stetigem Wechsel mit Verstorbenen versorgt, so dass gute Bedingungen für den praktischen anatomischen Unterricht gegeben waren.[529] Die festgesetzte Bezahlung des Fuhrmanns[530], die zu unterzeichnenden Lieferbescheinigungen und die konstante Abgabe der Toten hinterlassen hier den Eindruck eines gut funktionierenden Verwaltungsapparates.[531]

---

526 Vgl. ebd., S. 32.
527 Vgl. SAHMLAND, I.: Überlegungen zu Perspektiven der Hospital- und Krankenhausgeschichte, ausgehend von Forschungen über die hessischen Hohen Hospitäler, in: Historia Hospitalium. Jahrbuch der Deutschen Gesellschaft für Krankenhausgeschichte, Bd. 27: Krankenhausgeschichte heute. Was heißt und zu welchem Ende studiert man Hospital- und Krankenhausgeschichte?, Berlin: 2011, S. 53–61, hier S. 56.
528 LEMBERG, M.: Cadaver für Marburg, in: UNIVERSITÄT MARBURG: Marburger Uni-Journal, Nr. 29, Mai 2007, S. 36 f.
529 Für die angemeldeten 30 Studierenden für das Wintersemester 1810/1811 in Marburg waren laut Anatomieprofessor Ernst Bartels 20–24 Leichen notwendig, vgl. ebd., S. 37. Es gab jedoch auch massiven Widerstand gegen die Zumutungen der Rekrutierung der Leichen aus den Hospitälern für die universitäre Anatomie, vgl. SAHMLAND, I.: Verordnete Körperspende – Das Hospital Haina als Bezugsquelle für Anatomieleichen (1786–1855), in: FRIEDRICH, A., VANJA, C., SAHMLAND, I. (Hrsg.): An der Wende zur Moderne. Die hessischen Hohen Hospitäler im 18. und 19. Jahrhundert, (Historische Schriftenreihe des Landeswohlfahrtsverbandes Hessen. Quellen und Studien, Bd. 14), Petersberg 2008, S. 65–104.
530 Der Fuhrmann bekam einen festgesetzten Sold von 12 Groschen pro Meile. Die entstehenden Kosten hatte die entsprechende Universität zu tragen, vgl. ebd.
531 Die Maires der verschiedenen Stationen auf dem Transportweg, welche sich zugleich um die Anschlussfuhren zu kümmern hatten, mussten jeweils eine Empfangsbestätigung unterschreiben. Gleiches gilt für den Endempfänger in der jeweiligen Universität, vgl. LEMBERG, M.: Cadaver für Marburg, 2007, S. 37.

In Halle, der dritten Universitätsstadt, wurde zur gleichen Zeit das am Domplatz liegende hallesche Gymnasium in ein medizinisches universitäres Lehrkrankenhaus umgestaltet. Im Westflügel der bischöflichen halleschen Residenz wurde neben dem Universitäts-Entbindungsinstitut zudem ein Universitätsinstitut für Chirurgie und Augenheilkunde eingerichtet und der sächsische Carl Heinrich Dzondi per 16. April 1811 zum ersten ordentlichen Professor für Chirurgie berufen. Zuvor war das Fach nur im Zusammenhang einer Sammelprofessur für Anatomie, Chirurgie und Geburtshilfe in den Ausschüssen der Universität Halle repräsentiert worden. Die Disziplin Chirurgie gewann dadurch nicht nur innerhalb der halleschen Medizinischen Fakultät an Bedeutung.[532]

Ungleich der Akademisierung der Hospitäler in den Universitätsstädten, jedoch ähnlich der Verwaltung der Kasseler Hospitäler und Wohltätigkeitseinrichtungen erging es scheinbar auch den Stiften, Armenhäusern und Hospitälern[533] in Halberstadt im Saale-Departement. In Kassel war im März 1808 eine Wohltätigkeitskommission ins Leben gerufen worden, welche die Verwaltung sämtlicher Stiftungen der Stadt übernehmen und deren finanzielle Mittel zu den allgemeinen Stiftszwecken verwenden sollte.[534] In Halberstadt wurde in dieser Zeit veranlasst, die Stifts-Armenkassen mit der allgemeinen Stadtarmenkasse zu vereinen, was dem städtischen Rate eine bessere Übersicht über die fließenden Gelder der Wohltätigkeitsanstalten ermöglichte. 1811 verfügte der Rat somit über alle Wohltätigkeitseinrichtungen der Stadt. Zur Erleichterung der Verwaltung und zur Kostenersparnis wurden im gleichen Jahr einige Häuser zu einem einzigen Haus zusammengefügt, welches den Namen „Das Große Hospital"

---

532 Leiter des Entbindungsinstitutes war der deutsche Arzt und Geburtshelfer Carl Friedrich Senff (1776–1816), vgl. BERGMEIER, O.: Die sogenannte „niedere Chirurgie" unter besonderer Berücksichtigung der Stadt Halle an der Saale in der ersten Hälfte des 19. Jahrhunderts, Diss. med. Halle 2002, S. 114; vgl. auch WENZEL, K.-P.: 200 Jahre Hochschulchirurgie in Halle an der Saale (1811–2011), in: Ärzteblatt Sachsen-Anhalt, 2011, 4. Ausgabe, S. 78–81, hier S. 78.

533 Dienten die Hospitäler in Halberstadt ursprünglich der Armen- und Krankenversorgung, trat die Krankenversorgung im Laufe der Jahrhunderte immer mehr in den Hintergrund, so dass die Häuser zur Zeit der französischen Besatzung vorwiegend als Armenpflegeanstalten genutzt wurden, vgl. ZSCHIESCHE, K. L.: Halberstadt sonst und jetzt mit Berücksichtigung seiner Umgebung, 2. Auflage, Halberstadt 1895, S. 197.

534 „Königliches Decret, wodurch eine Central-Wohlthätigkeits-Commission zu Cassel errichtet wird" (29.03.1808), vgl. KÖNIGREICH WESTPHALEN: Bulletin des Lois, Band 1, 2. Auflage, Cassel 1810, S. 567.

erhielt.⁵³⁵ Hier zeigen sich also nicht nur Parallelen zu Jérômes Residenzstadt Kassel, sondern auch zur Hauptstadt von Napoleons Imperium Paris, war dort doch zehn Jahre zuvor unter Napoleons Regierung ein „Conseil général d'administration des hospices de Paris" errichtet worden, welcher aus gleichen Gründen die gleichen Aufgaben übernahm.

Wie u. a. die Halberstädter Wohltätigkeitseinrichtungen zeigen, existierten neben den „modernen" Kliniken die traditionellen Hospitäler weiter, so auch in den hessischen Landesteilen des westphälischen Königreiches. Dort hatte es bereits seit dem 16. Jahrhundert einen speziellen, zentral verwalteten Verbund von Hospitälern auf territorialer Ebene gegeben, die hessischen Hohen Hospitäler.⁵³⁶ Die vier Hospitäler wurden von Philipp dem Großmütigen gestiftet. Verwaltungssitz war Haina bei Frankenberg, der größten dieser Einrichtungen. Der Landgraf hatte 1562 – die Aufteilung der Landgrafschaft unter seine vier Söhne vor Augen – mit einem testamentarischen Vermerk bereits dafür gesorgt, dass die Hospitäler für die kommenden Generationen erhalten und gemeinsam verwaltet wurden. Die vier hessischen Linien verringerten sich im Laufe der Jahre auf zwei Landgrafschaften, jene von Kassel und Darmstadt. In der Zeit des Dreißigjährigen Krieges schloss das Hospital in Gronau zudem seine Pforten, wodurch nur noch drei Hospitäler übrig blieben. Obwohl die Institutionen in Haina und Merxhausen in der Landgrafschaft Kassel, das Hospital zu Hofheim in der Landgrafschaft Darmstadt lagen, blieb die gemeinsame Samtverwaltung existent und funktionierte sozusagen länderübergreifend weiter.⁵³⁷ Bis zur Errichtung des Königreichs Westphalen hatte diese Verwaltung etwa 270 Jahre Bestand. Mit der Einnahme der Kasseler Gebiete durch die französischen Truppen und

---

535 St. Christoph, St. Alerius, das Darrhaus, das Trüllkloster und das blaue Beguinenhaus wurden zum „Großen Hospital" zusammengefügt, vgl. dazu ZSCHIESCHE, K. L.: Halberstadt sonst und jetzt mit Berücksichtigung seiner Umgebung, 1895, S. 198f. Zudem unterstanden noch das Heiliggeisthospital, das Pfortenhaus, St. Elisabeth, St. Salvator, St. Georg, das Laurentiushospital und der reiche Siechenhof der städtischen Aufsicht. Näheres zur Geschichte der Häuser und ihrer Entwicklung bis Mitte des 19. Jahrhunderts in ebd., S. 189 ff.

536 Insgesamt waren dies vier Hospitäler in Haina (1533), Merxhausen (1533), Hofheim (1535) und Gronau (1542), vgl. SAHMLAND, I.: Krise oder Aufbruch in die Moderne? – Die Aufhebung der Samtverwaltung der hessischen Hohen Hospitäler im Jahr 1810, in: FRIEDRICH, A.; SAHMLAND, I.; VANJA, C. (Hrsg.): An der Wende zur Moderne. Die hessischen Hohen Hospitäler im 18. und 19. Jahrhundert, (Historische Schriftenreihe des Landeswohlfahrtsverbandes Hessen. Quellen und Studien, Bd. 14), Petersberg 2008, S. 321–344, hier S. 321.

537 Vgl. ebd.

deren Eingemeindung in das Königreich Westphalen befanden sich nun zwei Hospitäler nicht mehr im Territorialgebiet der hessischen Erblinien. Im Zuge der staatlichen Neuordnung und Souveränität konnte eine Landesgrenzen überschreitende Verwaltung insbesondere von westphälischer Seite nicht beibehalten werden. Die Hospitäler hatten bisher besondere Privilegien genossen und einen Ausnahmestatus inne. So mussten sie beispielsweise keine Wegezölle oder Stempelsteuern zahlen, zudem galt für sie die Postfreiheit. Weiterhin profitierten sie von Strafgeldern (u. a. Bußgelder aus Gerichts- und Amtsbußen, wegen Waldfrevels und aus Verstößen gegen die Sonn- und Feiertagsordnung), welche ihnen zugingen.[538] Die Einführung des Code Civil und die territoriale Neuausrichtung hatten nicht nur eine Art Eingemeindung der Hospitäler in Merxhausen und Haina zur Folge, sondern bedeuteten neben dem Wegfall der einstigen Privilegien auch den Verlust der Patrimonialgerichtsbarkeit.[539] Tatsächlich wogen die finanziellen Folgen jedoch schwerer.

In der logischen Konsequenz der neuen Verhältnisse stand im Verlaufe der Jahre 1809 und 1810 im Rahmen von Verhandlungen zwischen dem Königreich Westphalen und dem Großherzogtum Hessen die Auflösung des Samtverbundes zur Debatte. Während die westphälische Seite die Landesgrenze als Grenze der Souveränität und des Landeseigentums ansah und somit die zwei Hospitäler in Haina und Merxhausen für sich beanspruchte, wollte der Großherzog von Hessen den Willen des einstigen Stifters nicht brechen.[540] Demnach prallten am Verhandlungstisch unterschiedliche Positionen aufeinander. Der Auflösung des Samtverbundes im April 1809 zustimmend[541], forderte der Großherzog jedoch entsprechende Abfindungs- bzw. Entschädigungszahlungen. Schließlich erfolgte am 03.06.1810 die gemeinsame Unterzeichnung einer Konvention zur Teilung der Gemeinschaften mit der Vereinbarung, dass der Besitz und die Einkünfte der Hospitäler in ihrer Gesamtheit gedrittelt wurden.[542] Nach Ratifizierung

---

538 HStAM, Bestand 75, Nr. 3183, Tabellarisches Verzeichnis über die Fructis Jurisdictionis des Hohen Hospitals.
539 Die Patrimonialgerichtsbarkeit, also das Recht der Ausübung der Gerichtsbarkeit eines Grundherren über seine Grundhörigen, war weder mit dem Gleichheitsgedanken vor dem Gesetz noch mit dem neuen staatlichen Verwaltungsaufbau vereinbar.
540 Vgl. HStAM, Bestand 75, Nr. 3169, Verhandlungen zwischen dem Königreich Westphalen und dem Großherzogtum Hessen-Darmstadt (1809) 1810, Cahier III.
541 Vgl. ebd., Schreiben, Kassel, 21. April 1809.
542 Artikel 2 der Konvention zwischen dem Königreich Westphalen und dem Großherzogtum Hessen zur Auflösung der hessischen Samteinrichtungen vom 3. Juni 1810, vgl. HStAM, Best. 75, Nr. 3184, Verhandlungen über die Aufteilung des Vermögens

der Konvention von König Jérôme am 19. Juni 1810 trat die Vereinbarung per 1. Januar 1811 offiziell in Kraft. Die finanziellen Belastungen und die neuen Verwaltungsverhältnisse riefen neue Bestrebungen im Sinne eines wirtschaftlichen und versorgungsperspektivischen Umdenkens auf den Plan. Im Rahmen der Bewältigung der finanziellen Krise der Hospitäler und damit verbundener Einsparmaßnahmen[543] richtete sich der Blick der Zuständigen auf die Kernaufgabe des Hospitals, welche in der Versorgung der Insassen bestand. Dabei konzentrierten sich die Verantwortlichen auf eine Etablierung der Häuser als Pflege- bzw. Versorgungsanstalt. Als modernes Element scheint hier die Eingliederung[544] der isolierten Samtverwaltung in das staatliche gesundheitspolitische Versorgungsnetzwerk herauszustechen.

Resümierend waren es vor allem die durch andauernde kriegerische Auseinandersetzungen hervorgerufenen Kapazitätsprobleme, welche in der Charité in Kassel zur Durchsetzung raumerweiternder und struktureller Maßnahmen führten, denen neue Standards in der stationären Krankenversorgung entwuchsen. In diesem Kontext sind auch die Überführung des Elisabeth-Hospitals an die Universität Marburg und dessen Ausbau zum Universitätshospital inklusive Sektionsraum zum medizinischen Erkenntnisgewinn sowie die Erweiterung der klinischen Institute in den anderen Universitätsstädten Göttingen und Halle als moderne Impulse zu werten, welche mit der Entwicklung des Hospitalwesens des frühen 19. Jahrhunderts einhergehen und in ihrer Gesamtheit ferner die Basis der modernen Klinik bildeten. Durch Zusammenführung der Krankenhäuser und Wohltätigkeitsanstalten in den Städten unter eine Verwaltung konnten nicht nur die fließenden Gelder, sondern auch die potentiellen Einrichtungen

---

der Samthospitäler Haina, Merxhausen, Hofheim und Gronau 1810–1813. Ein Drittel ging also an den Großherzog von Hessen.
543 „*auch nicht ein Heller, womit das Einkommen vermehrt werden kann, darf verschmäht werden. Nichts muß unnöthig-zwecklos verschwendet oder der Bestimmung entgegen, alles, auch das Unbedeutendste muss auf die vortheilhafteste Art und nach wahrem Bedürfniß verwendet werden.*", vgl. HStAM, Bestand 75, Nr. 3182, Verwaltung des Hospitals zu Haina nach der Aufhebung der Samtverwaltung, Schreiben des Rentmeisters Exter an den Appellationsrat Hassenpflug, Haina, 22.12.1810.
544 Waren zur Aufnahme in die hessischen Hohen Hospitäler auch begründete Ansprüche und Nachweise von Seiten der Antragssteller notwendig, so waren die hessischen Regierungsvertreter im Verlauf der Jahrhunderte seit Bestehen der Hospitäler für die Ausstellung der Aufnahmebescheide zuständig und die Aufnahme eines Pfleglings doch von ihrer Bewilligung abhängig, vgl. SAHLAND, I.: Krise oder Aufbruch, in: FRIEDRICH, A.; SAHLAND, I.; VANJA, C.: An der Wende zur Moderne, 2008, S. 322.

zur Unterbringung verwundeter Militärs überblickt werden. Dieser Modus procedendi findet sich in vielen Städten des französischen Herrschaftsgebietes. Das Verfahren der Aufhebung der Samtverwaltung stellt das eigentliche Wirkpotential der westphälischen Regierung heraus, konnten sich hier nicht nur die Souveränität des Königreichs zum Preis der Zerschlagung eines funktionierenden Hospitalapparates durchsetzen, sondern auch gleichzeitig finanzielle Ressourcen frei gesetzt werden.

VI Fazit: Die vereitelte Reform im Gesundheitswesen der Westphalenzeit

Das Königreich Westphalen war auf der Basis der Friedensverträge von Tilsit 1807 als napoleonischer Modellstaat konzipiert worden. Napoleons Bruder Jérôme wurde als König dieses Kunstgebildes aus historisch nicht zusammengewachsenen Regionen in der Residenzstadt Kassel eingesetzt. In der Verfassung wurden mit der Übernahme des Code Civil die in der Revolution erkämpften Bürgerrechte, wie die Freiheit der Person, die Gleichheit vor dem Gesetz oder die Religionsfreiheit, implementiert. Es entstand somit eine zentrale, sich rechtsstaatlichen und liberalen Werten verpflichtende Administration und Exekutive, jedoch im Deckmantel der Monarchie. Die Angleichung an das französische Maß-, Münz- und Gewichtssystem sowie die Einführung der Gewerbefreiheit stellten die Grundlage zur Entstehung eines geschlossenen Wirtschaftsraumes dar. Waren die verfassungs- und gesellschaftspolitischen Modernisierungsprozesse im Königreich Westphalen offensichtlich, so sollte im Rahmen der hier vorliegenden Analyse des Gesundheitswesens der Frage nachgegangen werden, ob der Modellcharakteranspruch auch in diesem wichtigen Bereich politischen Handelns erfüllt werden konnte.

Als zahlreiche deutsche Gebiete unter vormals unterschiedlichen Landesherren Ende 1807 im Königreich Westphalen aufgingen, standen die Regierungsverantwortlichen vor einer Mammutaufgabe. Allein im Bezug auf das Medizinalwesen wurden Regionen zusammengefasst, welche bereits in ein jeweiliges medizinalpolizeiliches System eingebettet waren. Die Tatsache, dass die neuen Verwaltungseinheiten zudem unabhängig von den bestehenden Physikatsbezirken eingerichtet wurden, sorgte für weitere Probleme, vor allem in Fragen der Zuständigkeit. In den ehemals hessischen Gebieten sahen sich viele Ärzte durch dort vorherrschende, an die Einwohnerzahl gekoppelte besondere Besoldungsregelungen zusätzlich in ihrer Existenz bedroht. Eine koordinierte Angleichung der Gegebenheiten war demnach unerlässlich. Diesbezüglich wurden eine komplette Reform des Gesundheitswesens und die Erarbeitung einer Medizinalordnung in Aussicht gestellt. Dafür galt es vorerst, einen Gesamtüberblick über die Ausgangssituation zu erhalten. In diesem Rahmen kamen dem zuständigen Innenministerium nicht nur Informationen zur Ausgangslage des Medizinalwesens zu, sondern es wurden auch Reformideen, Hoffnungen und weiterreichende Anregungen, welche offenkundig über eine bloße Umgestaltung hinausgingen, formuliert. Darunter zeigten sich jedoch nicht unbedingt visionäre Konzepte. Die politische Ausgangslage wurde demnach nicht wirklich als Chance bewertet, um im Medizinalwesen neue Standards mit Modellcharakter zu schaffen. Jenseits der Optimierung der administrativen Strukturen, mit Anpassung des Medizinalapparates an die neue Verwaltungsordnung, wären u. a. die finanzielle Absicherung des Gesundheitssystems und der stationären Patientenversorgung sowie eine allgemeine, klare staatliche Regelung zur Vergütung ärztlicher Leistungen für arme Patienten Eckpfeiler einer neuen, modellhaften Medizinalordnung gewesen. Obwohl die neuen Gegebenheiten die medizinischen Eliten zu konstruktiver Mitarbeit anregten, positionierten sich diese bei bereits vorhandener medizinischer Administration und unter der Maßgabe kostenneutraler Reformen eher pragmatisch.

Die Physikate betreffenden Arrondierungsmaßnahmen in den althessischen Regionen – ein Gebiet, welches hier einer eingehenderen Untersuchung unterstand – wurden erst nach Ablauf von mehreren Jahren mit abschließend nur mäßigem Ergebnis vollzogen, da erstens die angestrebte raumgerechte Aufteilung der Physikatsbezirke nur bedingt erreicht wurde und zweitens die vollkommene Angleichung an die neue Verwaltungseinteilung ausblieb. Die Neuordnung des Medizinalwesens wurde immer wieder vertagt, so dass bis zum Untergang des Königreichs Westphalen letztlich gar keine Medizinalreform konstituiert wurde.

In der Gesamtbetrachtung liegen diesem Stillstand und dem Festhalten an den vorherrschenden Verhältnissen heterogene Ursachen zu Grunde. „*Wenn wir bei unserem Handeln zögern, ist es lähmend; überstürzen wir etwas, so droht Gefahr.*"[545] Zu dieser Ansicht war der florentinische Staatsmann und Philosoph Niccolò Machiavelli schon 300 Jahre zuvor gekommen. So ist es durchaus nachvollziehbar, dass sich die Verantwortlichen zuerst einer notwendigen angleichenden Verwaltungsgliederung widmeten, um das neue Königreich überhaupt erst führbar zu machen. Andere innere Angelegenheiten drängten nicht unbedingt zur Eile, vor allem vor dem Hintergrund, dass eine der kontemporären Norm entsprechende medizinische Versorgung faktisch in allen Regionen des Modellstaates vorhanden war. In Frankreich hatte es sogar bis Ende 1804 noch keinen mit den deutschen Staaten vergleichbaren festen öffentlichen Medizinalapparat gegeben. Die Reformierung des Medizinalwesens nahm dementsprechend nicht die oberste Stelle im Regierungsplan ein. Zur Erleichterung der

---

545 Niccolò Machiavelli zitiert nach LEONHARDT, R.: Philosophie als Inspiration für Manager, Anregungen und Zitate großer Denker von Aristoteles bis Wittgenstein, 2. Auflage, Wiesbaden 2016, S. 93.

Verwaltungsaufgaben hielt eine Zentralisierung mit Kassel als politischem und herrschaftlichem Zentrum Einzug.

In diesem Rahmen nahm das Innenministerium die oberste Stelle aller medizinalpolizeilichen Institutionen ein. Die beibehaltenen Medizinalkollegien, welche zum großen Teil in ihrer Funktion als ärztliche Prüfstelle fortbestanden, wurden jedoch nicht vollständig in die Verwaltungsordnung integriert. Korrespondenzen zu medizinischen Themen und auch zur Neuorganisation des Medizinalwesens gingen nicht selten an diesen Instanzen vorbei. Fragen zu räumlichen und personellen Zuständigkeiten der Medizinalkollegien blieben bis zum Ende ungeklärt. Auch wenn der Fortbestand der Medizinalkollegien gesichert wurde, konnte dieser tendenzielle Bedeutungsverlust von all denjenigen, die die medizinische Kompetenz eigentlich verkörperten, nicht akzeptiert werden. Die Existenzängste monatelang nur unzureichend oder gar nicht mehr entlohnter Physici, Impfärzte oder bei den Kollegien angestellter Verwaltungspersonen sorgten zudem für Unmut und Abneigung gegenüber dem Regime.

Die besonderen politischen und wirtschaftlichen Zustände behinderten zusätzlich einen geordneten Aufbau eines neuen Medizinalwesens. Neben Grenzverschiebungen und Annektierungen von Teilgebieten und der damit einhergehenden Instabilität der Landesgrenzen und der Verwaltungsordnung hatte das Königreich Westphalen vor allem unter der progredienten Finanzmisere zu leiden. Massive Kriegskontributionen, die Auferlegung der Kontinentalsperre durch Napoleon und die damit verbundenen Handelseinschränkungen, die kaiserliche Aneignung von über der Hälfte aller Domänengüter und deren Verschenkung als Gratifikation der Loyalität seiner französischen Gefolgsleute sowie die Einquartierung französischer Soldaten sorgten für eine zunehmende Verschuldung der westphälischen Staatskasse. Deutliche Steuererhöhungen waren die Folge. Die Auswirkungen der schwachen Finanzkraft zeigten sich somit auch im Medizinalwesen in allen Bereichen, so dass im Sinne der Einsparungspolitik eher kleinere Probleme erst gar nicht behandelt oder deren Lösung verzögert, dringlichere Aufgaben lediglich mittels Maßnahmen provisorischen Charakters angegangen wurden. Die mit neuen Kosten verbundene Etablierung einer Medizinalreform blieb vor diesem Hintergrund folglich aus.

Der napoleonischen Hegemonialpolitik entsprangen in medizinalpolizeilicher Hinsicht aber auch modernisierende Elemente, welche sich vor allem aufgrund des andauernden Kriegszustandes, samt der sich daraus ergebenden besonderen Bedürfnisse, und weniger aus einer geplanten Reforminitiative heraus entwickelten. Es entstanden hier also Modernisierungsimpulse, weil die Krise nicht aufschiebbaren Handlungsbedarf erzeugte. In Kassel erforderte die massive Zunahme der verletzten und kranken Militärs die Durchsetzung raumschaffender und struktureller Maßnahmen, aus denen neue medizinische Standards für die stationäre Krankenversorgung hervorgingen. Weiter sind auch die Überführung des Elisabeth-Hospitals an die Universität Marburg und dessen Einrichtung als Universitätshospital samt Sektionsraum für die Autopsie verstorbener Patienten zum medizinischen Erkenntnisgewinn sowie der Ausbau der klinischen Institute in den anderen Universitätsstädten Göttingen und Halle als Fortschrittsfaktoren zu werten, welche mit der Entwicklung des Hospitalwesens des frühen 19. Jahrhunderts einhergehen und somit fortan das Fundament der modernen Klinik bildeten. Ein weiteres innovatives Element stellt der staatlich festgelegte Aufbau eines landesweiten Systems zur Durchführung der Pockenschutzimpfung dar. Mit dem Impf-Dekret vom 13. April 1808 wurde ein an die vorherrschende Verwaltungsordnung angelehnter hierarchischer Impfapparat gebildet, welcher die Pockenschutzimpfung weiter etablierte, propagierte und kontrollierte. Verglichen mit anderen Projekten im Medizinalwesen erscheint die staatliche Einführung des Impf-Systems auf den ersten Blick ungewöhnlich zügig und konsequent erfolgt zu sein. Eine Erklärung hierfür ist, dass keine alteingesessenen Strukturen durchbrochen werden mussten. Diese gesundheitspolitische Maßnahme befand sich gerade erst in ihren Anfängen. Die noch bestehenden Vorurteile in der Bevölkerung, die unpräzisen Impfbestimmungen, die teilweise inkonsequente Umsetzung des Impfdekretes sowie die Finanzmisere, welche sich in der monatelangen Nichtbezahlung der Impfärzte und der daraufhin ihrerseits eingestellten Verwaltungsarbeit ausdrückte, fügen sich jedoch wieder in das insgesamt janusköpfige Bild des Königreichs Westphalen ein. Dennoch bleibt hier festzuhalten, dass die Pockenschutzimpfung eines der wenigen medizinalpolizeilichen Elemente modellstaatlichen Charakters darstellt.

Der Prozess der Aufhebung der Samtverwaltung der hessischen Hohen Hospitäler zeigt jedoch die wahren Möglichkeiten der westphälischen Regierung. Hier konnte nicht nur schnell die Souveränität des neuen Königreiches durch Auflösung eines funktionierenden Hospitalapparates gesichert werden, sondern es wurden auch potentielle Finanzmittel freigesetzt, welche dem Königreich fortan zur Verfügung standen.[546] Insgesamt ist dies also ein Beispiel dafür, dass

---

546 Vgl. dazu SAHMLAND, I.: Krise oder Aufbruch in die Moderne? – Die Aufhebung der Samtverwaltung der hessischen Hohen Hospitäler im Jahr 1810, 2008, S. 321–344

medizinalpolitische Entscheidungen, hier sogar länderübergreifend, durchgesetzt werden konnten, wenn ausreichendes Interesse bestand.

Das Interesse der westphälischen Regierung und auch Napoleons scheint insgesamt das größte Motivations- und Triebmittel für die Durchsetzung politischer Maßnahmen gewesen zu sein, was sich auch im Medizinalwesen zeigte. Die Einführung der Pockenschutzimpfung hatte neben der Absicht des Erhaltes von Menschenleben natürlich auch den Nebeneffekt des Bevölkerungswachstums des Staates mit daraus resultierenden erhöhten Steuereinnahmen und steigender Zahl Militärdienstleistender zur Maximierung der Schlagkraft der Armee. Zudem verringerte sich die Wahrscheinlichkeit, dass sich die durchziehenden Soldaten bei der Bevölkerung mit der Seuche ansteckten. Nicht umsonst hatte Napoleon bereits 1805 alle französischen Soldaten ohne Pockennarben dazu verpflichtet, sich impfen zu lassen. Ein weiteres Beispiel zum Schutz der Soldaten zeigt der Antrag auf Errichtung einer weiteren Krankenstube für Freudenmädchen in der Charité zu Kassel, welchen der Präfekt des Fulda-Departements dem Innenminister am 26. Mai 1810 zukommen ließ. Die Verantwortlichen der Charité konnten nicht vermeiden, dass die verletzten oder kranken Soldaten mit den ebenfalls erkrankten Prostituierten innerhalb des Krankenhauses in Kontakt kamen. Sowohl die Hospitalsdirektion als auch der zuständige Kriegskommissar hatten sich dafür ausgesprochen, durch Baumaßnahmen den Kontakt zwischen Freudenmädchen und Soldaten zu unterbinden, um so *„das größte Unheil"*[547] verhindern zu können. In diesem Zuge sollte gleichzeitig auch der Krankensaal der Freudenmädchen vergrößert werden, da auch sie sich gegenseitig ansteckten, vor allem dann, wenn sie sich, was gelegentlich vorkam, ein Bett teilen mussten.[548] Wo hier die Priorität liegt, lässt sich zum Einen an der Feststellung des größten Unheils erkennen, zum Anderen am Einbezug des Kriegskommissars in die medizinischen Angelegenheiten. Fakt ist, dass im Gegensatz zu den Zivilisten die Zahl und der Zustand der Militärkranken nicht dem Innenministerium, sondern direkt dem Kriegsministerium gemeldet werden sollten. Vor diesem Hintergrund scheint die Aussage zulässig, dass hier eine differenzierte Bewertung des kranken Menschen vorliegt – auf der einen Seite der erkrankte Zivilist als Individuum, auf der anderen Seite der Soldat als militärisches Einsatzmittel. Diese Unterscheidung scheint auch die Oberin des

---

547 HStAM, Best. 75, Nr. 214, Hospital der Charité. Acta die Einrichtung eines Obductions-Zimmers betr.1810, Schreiben des Präfekten des Fulda-Departements an den Innenminister, Kassel, 26. Mai 1810.
548 Vgl. ebd.

Elisabethordens zu Breslau⁵⁴⁹ vorgenommen zu haben, als sie 1808 dem Generalgouverneur Schlesiens in einem Briefwechsel entgegnete, dass die kranken Soldaten, welche auf Staatskosten gepflegt wurden, nicht der wirklich leidenden Bevölkerung zuzurechnen seien.⁵⁵⁰ Der schlesische Generalgouverneur hatte im Auftrag von Innenminister Siméon den Orden um Unterstützung bei der Pflege der kranken Soldaten im Kasseler Hospital gebeten. Die Oberin machte in ihrem Antwortschreiben jedoch darauf aufmerksam, dass ihre Gemeinschaftsstatuten nur die Pflege kranker Frauen erlaubten und von Männern generell Abstand zu nehmen sei. In diesem Rahmen stellte sie jedoch die Entsendung von vier bis fünf ausgebildeten Novizinnen in Aussicht, aber nur, wenn die von ihr gestellten Forderungen erfüllt werden würden. Wenn der Innenminister Schwestern des Elisabethordens aus dem fernen Breslau nach Kassel holen wollte, die sich um die verletzten Soldaten der Grande Armée kümmern sollten, so spricht das sicherlich einmal für die vorzügliche Arbeit des Pflegepersonals dieses kirchlichen Ordens. Von wohltätigen Schwestern, die Armut, Keuschheit und Gehorsam gelobt hatten, erwartete er auch ganz nebenbei keine zu großen finanziellen Belastungen für sein Vorhaben. Mit einer Absage oder Weigerung mag er ebenso wenig gerechnet haben wie der Generalgouverneur Schlesiens, der glaubte, den Transfer nach Kassel schon gesichert zu haben. Dass die Oberin aus Breslau gar in Ehrfurcht vor dem Generalgouverneur erstarrte wie dieser seinerseits vor dem Innenminister⁵⁵¹, ist erst recht nicht der Fall, denn die Aussage der Oberin, dass die verletzten Soldaten, die auf Staatskosten verpflegt wurden, nicht zur wahrhaft leidenden Menschenzahl gehörten, mag als Affront und ein Seitenhieb auf die Präsenz der Franzosen im Königreich Westphalen verstanden werden, zumindest aber als eine Ablehnung jeglicher kriegerischer Auseinandersetzungen. Der Generalgouverneur bewertete diese Aussage übrigens mit der Bemerkung "bêtise" am Briefrand. Die Deutlichkeit und Geradlinigkeit, mit der die Oberin ihre Forderungen vorbrachte, überrascht und erfordert zugleich Respekt: Eine Unterkunft, dem Kloster in Breslau ähnlich, eine angemessene

---

549 Eine vom Kloster in Prag ausgehende Niederlassung der Elisabethinen wurde 1736 in Breslau gegründet.
550 Vgl. GStA PK, V. HA Königreich Westphalen, Nr. 1949, Acta des Ministeriums des Innern zu Cassel betr. die Pflege der kranken Soldaten zu Cassel durch die Schwestern des Elisabethordens zu Breslau 1808.
551 Die Aussage bezieht sich auf den generell verbreiteten, aber hier auffällig devoten Kurialstil des Schreibens des Generalgouverneurs an den Innenminister vom September 1808, übersetzt aus dem Französischen das Ende des Briefes: „Ich bitte Sie, Herr Minister, die Zusicherung der sehr ergebenen Hochachtung zu genehmigen, mit der ich die Ehre habe, Ihre Exzellenz zu grüßen", vgl. ebd.

tägliche Entschädigung, eine besondere Schwesterntracht, eine gute Reisebegleitung – das war nicht gerade wenig. Zudem verboten dann auch noch die Ordensregeln den Schwestern, die ihr ewiges Gelübde bereits abgelegt haben, sich um die Pflege kranker Männer zu kümmern. Auf diese besonderen Regeln des kirchlichen Ordens waren die Verantwortlichen ebenso wenig vorbereitet. Der Kompromiss, schließlich Novizinnen auszubilden und diese dann zur Krankenpflege abzustellen, wird einerseits dem karitativen Beitrag einer solchen Kongregation gerecht, mag aber auch als Goodwillaktion verstanden werden, um sich nicht allzu sehr dem Zorn der herrschenden Regierung auszusetzen. Dennoch deckt dieses Beispiel mögliche weitere Gründe für ein Scheitern des Medizinalwesens des Königreiches Westphalen auf. Es waren die Gedanken der Französischen Revolution und Napoleons kriegerische Verbreitung derselben in Europa, die dazu führten, dass viele jahrhundertealte kirchliche Orden in den vorangehenden Jahren ihre Besitztümer verloren hatten und sich auflösten. Kirchen und Klöster wurden zusätzlich während der Belagerung nicht selten als Militärlazarette genutzt oder einfach umfunktioniert.[552] Doch genau von diesen kirchlichen Einrichtungen erwarteten die leitenden Funktionäre nun pflegerischen Beistand, am besten noch unentgeltlich. Wie enttäuscht, wütend oder vielleicht auch kriegsmüde musste also eine Oberin eines caritativen Ordens sein, wenn sie sich vor höchsten Staatsdienern dazu verleiten ließ, deren kranke Soldaten als nicht wahrhaft leidende Menschen zu bezeichnen? Selbst wenn die Oberin hier nicht mit Bezug auf die kirchlichen Verluste durch Säkularisation argumentierte, so klagte sie die Franzosen doch aus humanitärer Sichtweise als Verursacher der Kriegsleiden an. Der Frage, ob sie hier stellvertretend für viele andere geistliche Vertreter steht, kann im Rahmen dieser Arbeit nicht nachgegangen werden. Dennoch bleibt die Vermutung, dass dieser innere Widerstand gegenüber der französischen Fremdherrschaft und den kriegerischen Auseinandersetzungen, parallel zu den öffentlichen Aufständen, in den gesamten deutschen Gebieten in allen Bevölkerungsschichten durchaus sehr verbreitet war und nur selten so klar wie durch die Ordensschwester zum Ausdruck gebracht wurde.

Napoleon hatte bei der Konstitution des westphälischen Königreiches in einem Begleitschreiben seinem Bruder Jérôme die Sicherheit gegeben, dass die Völker Deutschlands im Zuge der gewonnenen Freiheiten durch die liberale Regierungsform wohl nie wieder unter die *„preußische Willkürherrschaft"*[553] zurückkehren würden. Doch wie wertvoll waren neue Freiheiten bei

---

552 Vgl. PERCY, P. F.: Journal des campagnes, 1904, S. 269 f., näheres dazu in Kapitel II.3.3.
553 Begleitschreiben zur Verfassung, welche Napoleon am 15.11.1807 seinem Bruder Jérôme zukommen ließ, zitiert nach HEDWIG, A.: Das Königreich Westphalen unter

mangelnden Möglichkeiten und stark wachsender Armut? Wie gut konnte eine Medizin sein, wenn tausende Menschen von Kanonenkugeln, Bajonetten und Schüssen verletzt oder getötet wurden, sie in Eiseskälte verhungerten, erfroren und sich mit Glück in überfüllten Krankenhäusern und behelfsmäßigen Lazaretten wiederfanden, ohne Bein, ohne Arm, ohne Augenlicht – und dies alles im Gefecht gegen einen Feind, der vielen vertrauter und sympathischer schien als die Regierung, für die sie kämpften?

Zusammenfassend spiegelte sich die Janusköpfigkeit des Königreiches Westphalen auch im Medizinalwesen wider. Die Diskrepanz zwischen Vorstellung und Wirklichkeit, die stark verzögerte und völlig inkomplette Umsetzung der in Aussicht gestellten medizinischen Reformen[554] sowie die scheinbar entschlossene Unentschlossenheit der Verantwortlichen in dieser Sache aus Gründen der subjektiv fehlenden Notwendigkeit und vor allem der Finanzknappheit fügen sich in das bestehende Gesamtbild des Königreichs Westphalen ein. Diesbezüglich erscheinen rückblickend die Worte des französischen Kaisers fast paradox, der erkannte: *„Das Schlimmste in allen Dingen ist die Unentschlossenheit".*[555]

Mit der Aufarbeitung der Fragen zum Medizinalwesen ist nun eine Basis gegeben, um eine vergleichende Gesamtauswertung der französischen Einflüsse vorzunehmen, wobei die jeweiligen Bedingungsfaktoren genauer zu untersuchen wären. Dies stellt eine mögliche Perspektive für weitere Forschungen dar. Die Frage, inwieweit Reformen bzw. Umwandlungen im Medizinalwesen nach dem Zusammenbruch der napoleonischen Herrschaft in den Gebieten des einstigen Königreichs Westphalens revidiert, abgeändert oder komplett aufgehoben wurden, wäre ebenfalls eine denkbare Perspektive. Weiterhin böte sich ein ausgedehnter Vergleich mit den linksrheinischen Departements oder anderen Rheinbundstaaten an. Dieser größere Bezugsrahmen war nicht Thema der Arbeit und bleibt weiteren Untersuchungen vorbehalten.

Jérôme Bonaparte, in: HEDWIG, A.; MALETTKE, K.; MURK, K. (Hrsg.): Napoleon und das Königreich Westphalen, 2008, S. 11.

554 Eine Medizinalordnung wurde in Aussicht gestellt. Resümierend gab es aus staatlicher Sicht wohl keine klaren Vorstellungen zu einschneidenden Reformen. Selbst die Mindestanforderung einer Zusammenführung der bestehenden Gesundheitssysteme zu einem einheitlichen Ganzen und die Anpassung der medizinischen Administration an die bestehende Verwaltungsordnung konnten, wenn überhaupt, nur lückenhaft erreicht werden.

555 Napoleon Bonaparte: *„[...] ce qu'il y a de pire dans les affaires, c'est indécision",* zitiert nach Damas-Hinard, J.-J.: Napoléon, ses opinions et jugemens sur les hommes et sur les choses, Band 1, Paris 1838, S. 589.

VII Anhang

VII.1 Politische Ereignisse im Vorfeld der Gründung des Königreichs Westphalen

Napoleon Bonaparte gehört zu den Persönlichkeiten, die die deutsche Geschichte entscheidend mit geprägt haben. Diese Ansicht bekräftigt Thomas Nipperdey in seiner *Deutschen Geschichte* mit den viel zitierten ersten Worten: „*Am Anfang war Napoleon.*"[556] Der am 15. August 1769 auf Korsika geborene spätere Artillerieoffizier (1785) schloss sich frühzeitig der Revolution an und wurde als Dank für seine entscheidende Mithilfe bei der Einnahme der durch britische Unterstützung von moderaten Revolutionären und Königstreuen gehaltenen Stadt Toulon im Alter von nur 24 Jahren zum Brigadegeneral ernannt. Als Anhänger Robespierres nach dessen Sturz kurzzeitig verhaftet, unterstützte Napoleon den vom Direktorium[557] beauftragten Paul de Barras bei der Niederschlagung des Royalistenaufstandes der Pariser Sektionen am 5. Oktober 1795.[558] Als Anerkennung für seine Hilfe erhielt er den Oberbefehl über die französische Italienarmee, mit der er im Zuge des Ersten Koalitionskrieges (1792–1797) schnelle Erfolge erreichte und im Frieden von Campo Formio, am 17. Oktober 1797, u. a. die österreichische Zustimmung zur Abtretung des linken Rheinufers an Frankreich erwirkte.[559] Mit einem Staatsstreich stürzte Napoleon Bonaparte am 9. Oktober 1799 das Direktorium und wurde einen Tag später zum Ersten Konsul für 10 Jahre ausgerufen. In den nächsten Jahren lenkte Napoleon als erster Mann im Staat die Geschicke Frankreichs, wobei ständige Volksbefragungen sein Handeln legitimieren sollten. In einem Plebiszit ließ er sich am 2. August 1802 zum Konsul auf Lebenszeit wählen, der zur Bestimmung seines Nachfolgers sowie seiner Kollegen berechtigt wurde. Er erhielt zusätzlich die Freiheit, Verträge ohne die Zustimmung der Versammlungen zu signieren.[560]

---

556 NIPPERDEY, T.: Deutsche Geschichte 1800–1866. Bürgerwelt und starker Staat, 46.-51. Tausend, München 1994, S. 11.
557 Das Direktorium stellte eine französische Regierungsform von 1795 bis 1799 dar.
558 Vgl. KINDER, H.; HILGEMANN, W.: Von der Französischen Revolution bis zur Gegenwart. dtv-Atlas Weltgeschichte, München 1991, S. 299 ff.
559 Vgl. SCHMID, H. D.: Fragen an die Geschichte, Frankfurt a. M. 1981, S. 169.
560 Vgl. DUFRAISSE, R.: Napoleon. Revolutionär und Monarch, München 2005, S. 81.

In abwechselnden Bündnissen kämpften die europäischen Mächte in den Koalitionskriegen gegen die Ausdehnung revolutionären Gedankengutes und die Vergrößerung des französischen Staatsgebietes. Mittelpunkte des Widerstandes waren vor allem Österreich und Großbritannien. Während das zuletzt Genannte trotz zwischenzeitiger Kontinentalsperre in der napoleonischen Ära zur bedeutendsten Handels- und Industrienation der Welt avancierte, musste das Haus Habsburg, das seit mehr als dreieinhalb Jahrhunderten fast ausnahmslos die Kaiser des Heiligen Römischen Reiches stellte, schwere machtpolitische Einbußen hinnehmen. Nach den verlorenen Schlachten von Marengo und Hohenlinden im Zweiten Koalitionskrieg sah sich Österreich gezwungen, im Frieden von Lunéville am 9. Februar 1801 weitere Verluste zu akzeptieren.[561] Obwohl in Lunéville in vielen Teilen das wiederholt wurde, was schon in Campo Formio beschlossen worden war, erhielt der Vertrag durch die nun alleinige Macht Napoleons in Frankreich eine weiterreichende Bedeutung. Dies galt besonders für das Heilige Römische Reich Deutscher Nation.[562] Der Rhein sollte fortan die Grenze Frankreichs zu Deutschland darstellen. Dafür sollten die Erbfürsten, welche ihre linksrheinischen Besitztümer verloren hatten, vom gesamten Reich entschädigt werden:

> *„Blos den Erbfürsten sicherte der siebente Friedens-Artikel eine Entschädigung ihres Verlustes zu; soweit war die Sache entschieden. Diese Bestimmung vernichtete die reichsständische Existenz derjenigen geistlichen Wahlfürsten und derjenigen Städte, welche ihre sämmtlichen Besitzungen mit der Abtretung des linken Rheinufers verloren hatten. Sie zeigte dem ganzen geistlichen Fürstenstand die entschiedene Zurücksetzung zum Besten des Weltlichen, und bereitete seine Aufhebung vor."*[563]

Als Ausgleich verpflichteten sich jedoch die weltlichen Fürsten zum gesicherten Unterhalt der Pastoren und der Kirche.[564] Der napoleonische Plan, eine von Paris beeinflusste neue Kraft aus verstärkten Mittelstaaten zu kreieren, nahm mit seinem Abschluss von der aus Mainz, Böhmen, Brandenburg, Sachsen, Bayern,

---

561 Vgl. GEBHARDT, B.; GRUNDMANN, H. (Hrsg.): Handbuch der deutschen Geschichte, Stuttgart 1970, S. 28 f.
562 Vgl. BECKER, K. F.; SCHMIDT, A. (Hrsg.): Weltgeschichte, Berlin 1860, S. 269.
563 HOFF, K. E. A. VON: Das Teutsche Reich vor der französischen Revolution und nach dem Frieden zu Lunéville, Gotha 1805, S. 8.
564 Vgl. PETERSEN, J.: Kirchensteuer kompakt. Strukturierte Darstellung mit Berechnungsbeispielen, Wiesbaden 2010, S. 21.

Württemberg, Hessen-Kassel und dem Hoch- und Deutschmeister bestehenden Reichsdeputation (Reichsdeputationshauptschluss) vom 25.2.1803 erste Formen an.[565] Von der mit dem Vertrag einhergehenden Säkularisierung blieben nur der Erzbischof von Mainz, welcher ein mit der Kurfürstenwürde belegtes Erzbistum Regensburg-Aschaffenburg erhielt, der Großprior des Malteserordens und der Hoch- und Deutschmeister verschont.[566] Ein Jahr später verloren auch die Reichsritterschaften ihre Unabhängigkeit. Insgesamt büßten 112 Reichsstände (Reichsbistümer, Reichsabteien und Reichsstädte) sowie 350 Reichsritterschaften ihre Selbstständigkeit ein.[567] Von den ehemals vielen Reichsstädten behielten nur die Hansestädte Hamburg, Bremen und Lübeck sowie Frankfurt, Nürnberg und Augsburg ihre Unmittelbarkeit.[568]

Nach der Entführung des bourbonischen Herzogs von Enghien aus dem badischen Ettenheim und dessen Ermordung forderte Napoleon den Senat zur Beantragung des erblichen Kaisertums durch ein Plebiszit auf. Um eine Konfrontation mit dem napoleonischen Frankreich zu vermeiden, schwieg der deutsche Reichstag zu diesem Vorfall:

> „Keine Stimme erhob sich daher in Deutschland für den Herzog von Enghien, für eine Verletzung deutschen Gebietes, die allem Völkerrecht und allem Brauch zuwider."[569]

Nach der Kaiserproklamation Napoleons im Mai 1804 setzte er sich am 2. Dezember des gleichen Jahres in der Anwesenheit von Papst Pius VII. in der Pariser Kirche Notre-Dame selbst die Kaiserkrone auf.[570] Kaiser Franz II. hatte bereits im August 1804 – den möglichen Untergang des Heiligen Römischen Reiches Deutscher Nation vor Augen – die Annahme des Kaisertums Österreich erklärt, um das eigene Ansehen und den Rang der Habsburger in Europa zu sichern.[571] Mit der Gründung der österreichischen Kaiserkrone auf dem Boden des Reiches war es dessen oberster Hüter, der höchstpersönlich das Reichsrecht

---

565 Vgl. HÄUSSER, L.: Deutsche Geschichte vom Tode Friedrichs des Großen bis zur Gründung des Deutschen Bundes, Berlin 1862, S. 399.
566 Vgl. KOTULLA, M.: Deutsche Verfassungsgeschichte. Vom Alten Reich bis Weimar (1495–1934), Berlin/Heidelberg 2008, S. 225.
567 Vgl. HUG, W.; DANNER, W.: Geschichtliche Weltkunde. Von den Anfängen der Demokratie in England bis zum Ende des Ersten Weltkriegs, Frankfurt a. M. 1980, S. 45.
568 Vgl. GEBHARDT, B.; GRUNDMANN, H. (Hrsg.): Handbuch der deutschen Geschichte, Stuttgart 1970, S.31.
569 MÜHLBACH, L.: Napoleon in Deutschland, Rastatt und Jena 1861, S. 486.
570 Vgl. THIERS, A.: Napoleons Leben und Thaten, München 1840, S. 100 f.
571 Vgl. ZÖLLNER, E.: Geschichte Österreichs. Von den Anfängen bis zur Gegenwart, Wien 1990, S. 335.

verletzte. Es war wohl nur noch eine Frage der Zeit, wann das fast 1000-jährige Heilige Römische Reich enden würde, denn schon ein Jahr später schlugen sich die süddeutschen Fürsten im Dritten Koalitionskrieg trotz anfänglicher Neutralitätsabsicht gezwungener Maßen auf die Seite Napoleons und wendeten sich damit nicht nur gegen Russland und England, sondern auch gegen Österreich und somit gegen ihren Kaiser. Nach Bayern und Baden schloss sich der Kurfürst Friedrich von Württemberg erst nach dem Aufmarsch französischer Truppen in Süddeutschland Napoleon an.[572] Seine prekäre Lage beschrieb der württembergische Fürst vor dem Kriegsausbruch 1805 wie folgt:

> *„Ich muß Partei ergreifen entweder gegen Frankreich, das heißt, mich von Truppen überschwemmt, feindlich behandelt sehen drei Tage nach dieser Erklärung, oder ich muß mich mit Frankreich verbünden gegen den Kaiser [...], das Reichsoberhaupt."*[573]

Als Admiral Nelson in einer Seeschlacht am Kap Trafalgar (21.10.1805) gegen ein französisch-spanisches Bündnis die vorläufige Seehoheit Großbritanniens errang, hatten sich wenige Tage zuvor, nach mehreren Gefechten im Großraum Ulm, drei österreichische Korps der französischen Armee ergeben müssen. Nach Einmarsch der Franzosen in Wien Mitte November und der zögerlichen Haltung Preußens, in den Krieg gegen Frankreich einzutreten, errang Napoleon am 2. Dezember 1805 in der „Dreikaiserschlacht" bei Austerlitz einen ruhmreichen Sieg.[574] Im darauf folgenden Frieden von Pressburg (26.12.1805) musste der österreichische Kaiser der Abtretung aller österreichischen Besitzungen in Deutschland zustimmen. Bayern erhielt Tirol und Vorarlberg, Württemberg und Baden die übrigen vorderösterreichischen Lande. Zusätzlich verpflichtete sich das Reichsoberhaupt zum Verzicht auf die ober- und lehensherrlichen Rechte über diese Länder und zur Anerkennung der bayerischen und württembergischen

---

572 Vgl. PERTHES, C. T.: Politische Zustände und Personen in Deutschland zur Zeit der französischen Herrschaft, Gotha 1869, S. 240 ff; vgl. auch WEIKL, K.: Krise ohne Alternative? Das Ende des Alten Reiches 1806 in der Wahrnehmung der süddeutschen Reichsfürsten, Berlin 2006, S. 66 ff.

573 Mitteilung von Kurfürst Friedrich von Württemberg an seine Schwester Sophie Dorothee von Württemberg und deren Sohn Zar Alexander I im August 1805, zitiert nach KLESSMANN, E.: Deutschland unter Napoleon in Augenzeugenberichten, Düsseldorf 1965, S. 37.

574 Vgl. HAZLITT, W.: The Life of Napoleon Buonaparte, London 1852, S. 22 ff; vgl. auch SCHLOSSER, F. C.: Geschichte des achtzehnten Jahrhunderts und des neunzehnten bis zum Sturz des französischen Kaiserreichs, Heidelberg 1846, S. 590 ff.

Königswürde. Baden erhielt den Titel eines Kurfürstentums.[575] Alle Länder blieben jedoch vorerst Bestandteil des Reiches. Am 31.5.1806 stimmte Napoleon einem Plan seines Außenministeriums zu, in dem die Neuordnung Süddeutschlands und die Gründung des Rheinbundes festgelegt wurden. Obwohl Bayern, vor allem in Person von Minister Maximilian von Montgelas, eine Trennung vom Reich als unvermeidbar empfand, Württemberg sich eigentlich nicht vorzeitig von jenem lösen mochte und keines der beiden Länder überstürzt in eine neue Föderation eintreten wollte,[576] unterzeichneten sie neben 14 anderen Vertretern deutscher Fürsten am 12. und 16. Juli 1806 die Rheinbundakte:

> „Die Staaten Ihrer Majestäten ... sollen für immer vom Gebiet des deutschen Kaiserreiches getrennt und unter sich in einem besonderen Bunde vereinigt werden. Dieser wird den Namen tragen: Verbündete Staaten am Rhein ... Seine Majestät der Kaiser der Franzosen wird zum Protektor ausgerufen werden."[577]

Nach Veröffentlichung des Austritts am 1. August legte Kaiser Franz II. als letztes Oberhaupt des Heiligen Römischen Reiches Deutscher Nation am 6. August 1806 die Kaiserkrone nieder und nannte sich fortan Kaiser Franz I. von Österreich. Die politischen Entwicklungen und die Vorherrschaft Frankreichs, die an die preußischen Westgrenzen drückte, drängten das noch vor einem Jahr neutral gebliebene Preußen zum Handeln. Die Kunde von einem angeblichen französischen Friedensangebot an Großbritannien mit einer Rückgabe des seit dem französisch-preußischen Bündnisvertrag (Schönbrunn 15.12.1805) preußischen Hannover führte in Berlin zu schnellen Maßnahmen. Am 9. August befahl König Friedrich Wilhelm III. die Mobilisierung des Großteils seiner Armee.[578] Ein am 17. September übergebenes Ultimatum an Frankreich, das die Aufforderung zum Rückzug aus Deutschland bis zum 8. Oktober enthielt, blieb von Napoleon unbeantwortet. Am 9. Oktober erließ der preußische König ein Kriegsmanifest.[579] Trotz der Garantieerklärung des russischen Zaren Alexander

---

575 Vgl. DULLER, E.: Die Männer des Volks dargestellt von Freunden des Volks, Frankfurt a. M. 1847, S.213 f.
576 Vgl. WEIS, E.: Montgelas. Der Architekt des modernen bayerischen Staates, München 2005, S. 339 f.
577 Rheinbundakte 12. Juli 1806, zitiert nach KREBS, G.; POLONI, B.: Volk, Reich und Nation. Texte zur Einheit Deutschlands in Staat, Wirtschaft und Gesellschaft 1806–1918, Université de la Sarbonne 1994, S. 12.
578 Vgl. GEBHARDT, B.; GRUNDMANN, H. (Hrsg.): Handbuch der deutschen Geschichte, Stuttgart 1970, S. 46 f.
579 Vgl. BAUER, F.: Napoleon in Berlin. Preußens Hauptstadt unter französischer Besatzung 1806–1808, Berlin 2006, S. 28.

I. stand Preußen vorerst ohne russische Hilfe da, weil die preußische Armee so schnell zum Angriff überging, dass die vom Zaren versprochenen 70.000 Russen gar nicht eingreifen konnten. Diese sammelten sich erst noch viel weiter östlich der anfänglichen Schlachtfelder. So standen Preußen lediglich Sachsen, Braunschweig und Sachsen-Weimar zur Seite. Der sächsische Kurfürst wollte sich jedoch erst dann zur Mobilmachung entschließen, wenn preußische Soldaten in Sachsen einrückten, damit er im Falle einer Niederlage gegen die Franzosen das preußisch-sächsische Bündnis als Notentscheidung vor Napoleon erklären konnte. Preußen hatte also von Anfang an Verbündete, die nicht voll und ganz hinter ihrer Entscheidung standen und im Falle von negativen Ergebnissen durchaus gewillt waren, die Seite zu wechseln. Selbst der Herzog von Braunschweig ließ seine kleine Truppe aus Angst des Verlustes seiner Souveränität nicht unter preußischer Fahne kämpfen, obwohl ihm der Oberbefehl über die preußische Armee übertragen worden war. Der Kurfürst von Hessen-Kassel blieb neutral.[580]

Die monatelangen Anspannungen gipfelten schließlich in der Doppelschlacht bei Jena und Auerstedt am 14. Oktober 1806, wo die langsame und überkommene preußisch-sächsische Streitmacht einer wendigen, entschlossenen und gut geführten französischen Armee gegenüberstand und noch am gleichen Tag mit einer Niederlage die Flucht ergriff.[581] Der preußische Oberbefehlshaber, der in die Jahre gekommene Herzog von Braunschweig, schien dabei nicht nur aufgrund seines Alters das Sinnbild des preußischen Untergangs darzustellen. Er wurde in den Kämpfen bei Auerstedt schon zu Beginn durch Verwundung ausgeschaltet, welcher er bald darauf erlag. Der bei Jena unterlegene flüchtende Friedrich Ludwig Fürst zu Hohenlohe ergab sich mit den Resten seiner Truppen am 28. Oktober den französischen Verfolgern bei Prenzlau. Napoleon war bereits einen Tag vorher in Berlin einmarschiert, von wo er durch Ausrufung der Kontinentalsperre am 21. November die bestehenden politischen Auseinandersetzungen mit England intensivierte.[582] Die anfängliche Taktik des sächsischen Kurfürsten schien im französisch-sächsischen Frieden von Posen (11. Dezember 1806) zum Teil Beachtung zu finden. Für den Beitritt zum Rheinbund erhielt Kurfürst Friedrich August III. die Königswürde. Zehn Tage später wurden den Dresdner Bürgern die unmittelbaren Folgen des Anschlusses vor Augen geführt:

---

580 Vgl. ebd., S. 29.
581 Vgl. JENA, D.; STOLZ, R.: Napoleon. Reisewege in Thüringen, Weimar 2007, S. 41 ff.
582 Vgl. GEBHARDT, B.; GRUNDMANN, H. (Hrsg.): Handbuch der deutschen Geschichte, Stuttgart 1970, S. 47.

„*Der 21. Dezember war ein Sonntag, und in der Stadt wurde ein Dankfest für den Frieden von Posen veranstaltet. Als die Feierlichkeiten gerade ihren Höhepunkt erreichten, trafen unerwartet drei württembergische Regimenter zur Einquartierung in der Stadt ein. Noch am selben Tag mussten mehrere Wagen mit Geldern zur Bezahlung der von Napoleon verlangten Kontribution in das Hauptquartier des Kaisers abgeschickt werden.*"[583]

Der französische Kaiser ließ indessen die Gelegenheit nicht aus, auch Russland zu schwächen, wodurch sich der preußische König ebenso zur Fortsetzung des Kampfes an russischer Seite entschloss. Der Schlacht bei Preußisch-Eylau am 7./8. Februar 1807, die weder die russisch-preußische Allianz noch Frankreich zu ihren Gunsten entscheiden konnte, folgte der Signatur eines preußisch-russischen Schutzbündnisses in Bartenstein (26. April 1807) eine herbe russische Niederlage bei Friedland am 14. Juni 1807.[584] Vom Vorteil einer französisch-russischen Verständigung bezüglich des Wirtschaftskrieges gegen England überzeugt, näherte sich Napoleon Russland an. Durch die jüngsten militärischen Fehlschläge genötigt, sah der Zar keinen anderen Weg als die Änderung seines Kurses, wodurch er Napoleon letztendlich entgegenkam. Im Tilsiter Frieden 7./9. Juli 1807 konnte er zwar den Weiterbestand Preußens sichern, aber die deutliche Reduzierung der preußischen Landfläche nicht verhindern. König Friedrich August I. von Sachsen wurde zum Staatsoberhaupt des aus den ehemaligen Provinzen Süd- und Neuostpreußen neu geschaffenen Herzogtums Warschau berufen. Zudem musste Preußen alle Gebiete westlich der Elbe abtreten. Der Kurfürst von Hessen-Kassel wurde für seine Neutralität im 3. Koalitionskrieg ebenfalls von Napoleon bestraft, indem sein Land, wie auch die ehemals linkselbisch gelegenen preußischen Territorien sowie Braunschweig, fast vollständig in einem neu geschaffenen Gebilde auf deutschem Boden aufgingen, dem Königreich Westphalen.[585]

---

583 Töppel, R.: Die Sachsen und Napoleon. Ein Stimmungsbild 1806–1813, Köln 2008, S. 89.
584 Vgl. Winkler, H. A.: Geschichte des Westens. Von den Anfängen in der Antike bis zum 20. Jahrhundert, 2. Auflage, München 2010, S. 393.
585 Vgl. Schmidt, A.: Das Überleben der „Kleinen". Die Zäsur 1806 und die Politik Sachsen-Weimar-Eisenachs (1796–1813), in Klinger, A.; Hahn, H.-W.; Schmidt, G. (Hrsg.): Das Jahr 1806 im europäischen Kontext. Balance, Hegemonie und politische Kulturen, Köln 2008, S. 349–380, hier S. 362 f.

VII.2 Einblicke in das französische Gesundheitssystem vor der Französischen Revolution

Im frühen 17. Jahrhundert setzte in ganz Europa, so auch in Frankreich, ein erkenntnistheoretischer Wandlungsprozess ein. Eine in diesem Zusammenhang hervorzuhebende Persönlichkeit ist der englische Philosoph und Politiker Francis Bacon, der sich Erkenntnisgewinn durch Forschung, einem Zusammenspiel von Empirie und Beobachtung, versprach.[586] Der Wandel durchdrang im Laufe der Zeit auch die Naturwissenschaften, wo der Anatom Caspar Bauhin (1560–1624) die erste Beschreibung der Ileozökalklappe[587] lieferte und William Harvey (1578–1657) seine Erkenntnisse zum großen Blutkreislauf veröffentlichte, so dass in den letzten Jahren des 17. Jahrhunderts eine neue erkenntnisleitende Grundhaltung vorlag, die sich auch fortlaufend auf die Medizin auswirkte.[588] Es galt, die bestehenden Theorien durch eigenes Sehen und Empirie zu verifizieren.[589] Diese Punkte ärztlichen Handelns erinnerten an die hippokratische Medizin[590], in der sich die Vorgehensweise des Arztes durch vier zentrale Elemente auszeichnete: Berücksichtigung eigener und schriftlich überlieferter ärztlicher Empirie, intensive und differenzierte Beobachtung des Kranken unter Einbezug seiner Krankengeschichte, seiner Lebensumstände und der klimatischen Konditionen des Ortes, Prognosebildung auf Basis des Gesehenen und Gelesenen

---

586 Vgl. KROHN, W.: Francis Bacon, München 2006, S. 72.
587 Die Valvula ileocoecalis oder Bauhin-Klappe stellt einen funktionellen Verschluss zwischen Dünn- und Dickdarm dar.
588 Vgl. ECKART, W. U.: Geschichte der Medizin, Berlin/Heidelberg 2005, S. 109 f.
589 So forderte auch der Arzt Herman Boerhaave (1668–1738) in einer Antrittsvorlesung an der Leydener Universität im Jahre 1701 seine Zuhörer dazu auf, sich in der medizinischen Praxis einer auf Beobachtung fußenden Medizin zu bedienen, und hob gleichzeitig Hippokrates als größten Vertreter dieser Methode hervor, vgl. dazu PROBST, C.: Der Weg des ärztlichen Erkennens am Krankenbett. Hermann Boerhaave und die ältere Wiener medizinische Schule, Band 1, (Sudhoffs Archiv, Beihefte, 15), Wiesbaden 1972. Boerhaave war nicht der erste Vertreter des sogenannten „Bedside-Teachings", machte den Unterricht am Krankenbett im Rahmen seiner Arbeit in Leyden aber populär.
590 Hippokrates gründete im 4. Jahrhundert v. Chr. die Medizinschule von Kos. Das Corpus Hippocraticum bezeichnet das hippokratische Sammelwerk, welches mehr als 60 Einzelschriften beinhaltet. Durch sprachvergleichende Textanalysen konnte jedoch herausgestellt werden, dass Hippokrates nicht alle Schriften zugeordnet werden können. Er gilt als Begründer der rational-empirischen Medizin und ist wohl der berühmteste Arzt der Antike. Eine Beschreibung seines Krankheits- und Therapiekonzeptes würde an dieser Stelle zu weit führen.

sowie therapeutische Maßnahmen.[591] Diejenigen Ärzte, welche der aufkommenden Strömung des Empirismus nicht folgten, wurden in Frankreich als „médecins routiniers" angesehen.[592] Diese Bezeichnung war in diesem Zusammenhang durchaus negativ behaftet: Sie war gleichbedeutend mit blindgläubig, bequem, unkritisch. Für die „neuen Hippokratiker"[593] war die Umwelt von entscheidender Bedeutung. Vor diesem Hintergrund wurden zahlreiche Medizinische Topographien verfasst, welche u. a. Beschreibungen der Lebensweisen der städtischen und ländlichen Bevölkerung enthielten. „L'air de campagne" wurde als gesund begriffen, während die schlechte Luft in den menschlichen Ansammlungen, den Städten, zu finden war. Diese Auffassung lehnt sich an Rousseaus Vorstellungen an, die Stadt als Ort des menschlichen Verderbens zu begreifen:

„Menschen sind keine Ameisen. Sie leben verstreut auf der Erde, die sie bebauen müssen. Je dichter sie zusammenleben, desto mehr verderben sie einander. Krankheiten und Laster sind die Folgen dieser Zusammenrottung. […] Städte sind das Grab des Menschen. In wenigen Generationen sterben die Familien aus oder entarten. Man muß sie erneuern und diese Erneuerung kommt vom Land."[594]

In den wissenschaftlichen Untersuchungen dieser Zeit nahm das Klima einen besonderen Stellenwert ein. Keinem anderen Faktor wurde ein größerer Einfluss auf den menschlichen Zustand beigemessen. Montesquieu war der Ansicht, dass das Klima die Sitten und Gebräuche sowie die Religion und die Neigungen der in ihm lebenden Menschen bestimme. Er stellte hierzu sogar verschiedene physiologische Experimente an.[595] Er prüfte mikroskopisch die Beschaffenheit einer Schafszunge unter verschiedenen Temperaturen und erkannte, dass sich die Papillen im gefrorenen Zustand verkürzten und straffer wirkten, während bei Wärme eine Erschlaffung einsetzte.[596] Montesquieu kam zu dem Schluss, dass Bewohner kälterer Regionen fester und robuster seien als Menschen wärmerer

---

591 Vgl. ECKART, W. U.: Geschichte der Medizin, 2005, S. 13.
592 Vgl. DIDEROT, D.; D'ALEMBERT, J.-B.: Encyclopédie, ou dictionnaire raisonné des sciences, des arts et des métiers, Paris 1751, S. 729 ff.
593 Auch der deutsche Medizinhistoriker Wolfgang U. Eckart verwendet den Ausdruck „*Neohippokratismus*", siehe dazu ECKART, W. U.: Illustrierte Geschichte der Medizin. Von der französischen Revolution bis zur Gegenwart, Berlin/Heidelberg 2011, S. 22.
594 Rousseau in *Émile*, zitiert nach EHLERS, N.: Der Widerspruch zwischen Mensch und Bürger bei Rousseau, Göttingen 2004, S. 43.
595 Vgl. HERDMANN, F.: Montesquieurezeption in Deutschland im 18. und beginnenden 19. Jahrhundert, Hildesheim/Zürich/New York 1990, S. 65.
596 Vgl. MONTESQUIEU, C. L.: De l'esprit des lois, London 1757, S. 34 f.

Gebiete. Dass die Temperatur auch Auswirkungen auf die Denkweise habe und damit die Charakterunterschiede hervorrufe, glaubte Montesquieu ebenfalls daraus ableiten zu können. Die Erfahrungsbildung durch strukturiertes Beobachten und vorbereitetes Experimentieren waren die neuen wissenschaftlichen Leitmethoden. Undurchdachten Experimenten standen die Mediziner eher skeptisch gegenüber. Dementsprechend beschränkten sich ihre Untersuchungen häufig auf das Pulsfühlen, die Beobachtung der Atmung und die Inspektion der Haut.[597] Die Benutzung eines Thermometers fiel somit nicht unbedingt in die Rubrik der experimentellen Diagnostik, sondern diente vornehmlich der intensiveren Beobachtung.[598]

Die hippokratische Lehre verlor erst in der Medizin des 19. Jahrhunderts weitestgehend an Bedeutung.[599]

Im Laufe des 18. Jahrhunderts erschienen gehäuft Schriften zu Scharlatanen, Quacksalbern[600] und Pfuschern, in denen die Mediziner der Aufklärung mit diesen Gruppen abrechneten.[601] Eine Distanzierung von den selbsternannten „Heilern" gestaltete sich jedoch schwierig. Jean-Emmanuel Gilibert stellte fest, dass sich der Großteil der praktischen Medizin in den Händen von „Antimedizinern" befände, zu denen er jene Personen zählte, die keine akademischen Mediziner waren. Darunter fielen neben Knochenflickern, Kräutermännern, Heilfrauen, Mönchen und Nonnen auch Apotheker und Chirurgen.[602]

Das Misstrauen gegenüber den Chirurgen hatte vor allem zwei Gründe: Zum Einen war es ihr Ruf als Mitglieder eines Handwerks, welches für Operationen zuständig war, zum Anderen ihre lange bestehende Verbindung zur Gruppe der Barbiere. In den ländlichen Gebieten Frankreichs, etwa dem nördlichen

---

597 Vgl. KRAMANN, B.: Retour à la nature mit Hippokrates: Zur französischen Medizin im Jahrhundert der Aufklärung, in: SCHMITZ-EMANS, M.; SCHMITT, C.; WINTERHALTER, C.: Komparatistik als Humanwissenschaft. Festschrift zum 65. Geburtstag von Manfred Schmeling, Würzburg 2008, S. 67.
598 Vgl. ebd., S. 72.
599 Vgl. LICHTENTHAELER, C.: Geschichte der Medizin, Köln 1977, S. 449.
600 Das Wort „Quacksalber" leitet sich vom mittelniederländischen „quakken" (quaken, prahlen) sowie „salven" (salben) ab.
601 RITZMANN, I.: Medikus und Scharlatan – Szenen einer innigen Feindschaft, in: Schweizerische Ärztezeitung, 3/2009, S. 84–88, hier S. 84. Schon in Molières Komödien im 17. Jahrhundert wurde der Mediziner teils als ineffektiver Hochstapler charakterisiert, der sich durch das Anziehen einer ärztlichen Robe und Benutzung seines Fachjargons über seine Mitmenschen stellt.
602 Vgl. RAMSEY, M.: Professional and popular medicine in France 1770–1830. The social world of medical practice, Cambridge 1988, S. 20 f.

Baskenland, trugen chirurgische Häuser nicht selten Namen, die an Barbiere erinnerten.[603] Viele Chirurgen wollten vor allem die Einkünfte aus dem Barbierhandwerk beibehalten.[604] Die ländlichen Regionen blieben bezüglich einer Professionalisierung hinter der Hauptstadt zurück.[605] 1731 wurde eine chirurgische Gesellschaft ins Leben gerufen, die sich bis Mitte des 18. Jahrhunderts zu einer Akademie unter königlicher Schirmherrschaft ausbildete.[606] Eine Deklaration sorgte 1743 für die endgültige Trennung von Chirurgen und Barbieren in Paris.[607] Schon 13 Jahre zuvor hatte ein gesetzlicher Beschluss den Chirurgen die formelle Unabhängigkeit zugesichert.[608] Die Ausbildung der Chirurgen von Paris erfolgte bis zur Revolution in dem bereits 1697 gegründeten „Collège de chirurgie". Eine ähnliche Entwicklung vollzogen die Apotheker. Ein Entschluss trennte die Pariser Apotheker 1777 von den „épiciers".[609]

Die Tätigkeitsbereiche von Ärzten, Chirurgen und Apothekern gingen teilweise ineinander über: Vertreter aller drei Gruppen verkauften in unterschiedlichem Maß Arzneimittel und in ländlichen Regionen übernahmen nicht selten Chirurgen die Aufgaben der wenigen Ärzte.[610]

Die alte Pariser Fakultät versuchte indessen eine Vormachtsstellung zu erwerben, indem sie bestimmte Anforderungen an ihre Schüler stellte. Diese mussten zahlreiche Prüfungen bestehen, Scheine erwerben und Dissertationen verteidigen – die endgültigen Absolventen sollten schließlich die Elite ihres Faches darstellen. Im Rahmen des Studiums hatte jedoch für diese wenigen Privilegierten keine wirklich festgelegte Verpflichtung zur regelmäßigen Praxis in einer medizinischen Einrichtung bestanden. Für die Mehrheit der Schüler stellten samstägliche Teilnahmen an von Professoren gehaltenen Sprechstunden den einzigen Krankenkontakt dar. Es ist demnach nicht verwunderlich, dass der Ruf nach

---

603 Vgl. ebd.
604 Vgl. ebd., S. 22.
605 In Paris wurde schon im 13. Jh. eine „chirurgische" Gesellschaft, die Confrérie de Saint-Côme et de Saint-Damien, gegründet, aus der das spätere Collège de Chirurgie hervorging, vgl. dazu FISCHER-HOMBERGER, E.: Geschichte der Medizin, 1975, S. 137.
606 Vgl. RAMSEY, M.: Professional and popular medicine, 1988, S. 21.
607 Die Gesellschaft für Chirurgie verpflichtete sich gleichzeitig zur Übernahme von Latein und Philosophie in den Unterricht, vgl. POVACZ, F.: Geschichte der Unfallchirurgie, Heidelberg 2007, S. 16.
608 Vgl. FAURE, O.: Histoire sociale de la médecine (XVIIIe-XXe Siècles), Paris 1994, S. 14.
609 Vgl. ebd., S. 28; épicier könnte mit „Krämer, Gewürzhändler (Spezereihändler)" übersetzt werden. Ramsey benutzt den englischen Ausdruck „spicer".
610 Vgl. GELFAND, T.: Professionalizing modern medicine: Paris surgeons and medical science and institutions in the 18th century, London 1980, S. 151.

Praxis lauter wurde und sich viele junge, aufstrebende Auszubildende sowie fertige Ärzte zu anderen Institutionen, wie z. B. der Société royale de Médecine oder der Académie royale de Chirurgie, hingezogen fühlten.[611] Im Zuge der Französischen Revolution wurden mehrere Anläufe gestartet, um diese offensichtlichen Schwächen in der medizinischen Ausbildung zu beheben.

VII.3 Zusammenfassung des Schreibens des Dr. Gebhardi im Februar 1808

Referenz: HStAM, Bestand Nr. 77a, Nr. 1128
Datum: Februar 1808
Ort: Witzenhausen
Sache: Schreiben des Dr. Gebhardi an den Präfekt des Werra-Departements Vorstellungen (eigene Darstellung nach Zusammenfassung)
• Anstellung eines vom Staat bezahlten öffentlichen Arztes für einen oder mehrere Kantone • Benachrichtigung des Cantonsarztes durch die Prediger oder Maires bei Epidemien • Verpflichtung der Hebamme, dem Arzt jede unnatürlichen und verzögernden Geburtsvorgänge zu melden • Bescheinigung der ärztlichen Besuche der Gemeinden durch den Canton-Maire • Verpflichtende Anschaffung eines Apparates mit einfachen Instrumenten für jede Gemeinde und Bereitstellung einer geschickten Person, die durch den Cantonsarzt in der Verwendung des Apparates und Beurteilung der Kranken unterrichtet wird. In wichtigeren Fällen muss der Kantons-Wundarzt gerufen werden • Alle gerichtlichen bzw. medizinalpolizeilichen Fälle gehören zum Aufgabengebiet des Cantonsarztes. Der Cantonsarzt muss für die Ausrottung der Quacksalberei in seinem Zuständigkeitsbereich sorgen und diesbezüglich von den Obrigkeiten des Cantons Unterstützung und Informationen erhalten • Alle Gemeinden des Cantons müssen die Kosten für den Arzt und die verbrauchten Arzneien übernehmen. Der Tarif dafür muss an höherer Stelle ausgehandelt bzw. bestimmt werden • Bestimmung einer Apothekertaxe (gerade für die ehemals kurhessischen Lande) • Auf Verlangen der Gemeinden muss dem Cantonsarzt die Rechnug des Apothekers vorgelegt werden. Im Falle einer zu hoch empfundenen Rechnung zahlt der Apotheker die Kosten, im Falle einer zu niedrigen die Commune oder der Einzelne

---

611 Vgl. GARNIÈRE, P.: La médecine, in: Revue du Souvenir Napoléonien, Okt. 1970, S. 14–16.

VII.4 Zusammenfassung des Schreibens des Chirurgen Garnier im April 1808

Referenz: GStA PK, V. HA, Nr. 1951, Acta der Organisation der Medicinalpolizey 1808–9
Datum: April 1808
Ort: unbekannt
Sache: Schreiben des Chirurgen Garnier im April 1808 Forderungen (eigene Darstellung nach Übersetzung und Zusammenfassung) • Hauptstadt Westphalens mit Medizinischer Hochschule oder Universität mit alleinigem Ausstellungsrecht eines Doktoratdiploms in Medizin oder Chirurgie • Hauptort des Departements mit medizinischer, chirurgischer Gesellschaft oder untergeordneter Schule. Sie ist verantwortlich für die Aufnahme der Gesundheitsoffiziere im jeweiligen Departement • Den Grad eines Gesundheitsoffiziers erreicht nur derjenige, der ein von mindestens 3 Professoren unterzeichnetes Hochschulzeugnis vorlegt. Dieses Zeugnis ist der Beweis, dass er über einen Zeitraum von mindestens 2 Jahren an der Hochschule studiert hat • In jedem Canton (Großgemeinde) soll sich ein von der Regierung bezahlter Arzt der Hochschule niederlassen, der mit der Überwachung der Gesundheitsoffiziere beauftragt wird. Diese bilden dann die medizinische und chirurgische Gesellschaft in der untergeordneten Schule des Departementhauptortes • Für die Doktoren und Gesundheitsoffiziere soll ein Aufnahmemodus geschaffen werden, der den Prüfern jegliche Art von finanziellen Interessen untersagt

VII.5 Zusammenfassung des Schreibens des J. F. Niemann vom 23.03.1809

Referenz: GStA PK, V. HA, Nr. 1951, Acta der Organisation der Medicinalpolizey 1808–9
Datum: 23. März 1809
Ort: Halberstadt
Sache: Schreiben von Jean Fréderic Niemann vom 23.03.1809: Quelques remarques sur la question la partie médicinale (Das Medicinalwesen) doit-elle être organisée en général ou en particulier d'après les ordonnances françoises, ou d'après des nouveaux règlemens? Forderungen von J. F. Niemann, Mitglied des Medizinalkollegiums zu Halberstadt (eigene Darstellung nach Übersetzung und Zusammenfassung) a) Allgemeine Überlegungen zum Medizinalwesen und zur medizinischen Ausbildung • Einheitliche Form des Medizinalwesens mit Zielsetzung, dass auch isolierte Ortschaften einen deutlichen Nutzen aus dem Neuaufbau ziehen werden

Referenz: GStA PK, V. HA, Nr. 1951, Acta der Organisation der Medicinalpolizey 1808-9

- Die Neuordnung soll gewährleisten, dass schwache und kranke Kandidaten bei der Tauglichkeitsüberprüfung ausgemustert werden
- Durch eine prompte und fachgemäße ärztliche Behandlung soll erreicht werden, dass heilbare Krankheiten kein Grund mehr für ein vorzeitiges Ableben sein dürfen
- Jeder ist aufgerufen, heilsame Therapievorschläge zu nennen. Machbarkeit umsetzbarer Vorhaben als Hauptorientierung nach der Reform wird angestrebt
- Schaffung neuer Institute für Mediziner
- Erstellung weiterer Einrichtungen für die Medizinalpolizei
- Angleichung der strengen Examina und Verzicht auf Ausweitung derselben
- Bereitstellung finanzieller Mittel für die inhaltliche Erweiterung medizinischer Kenntnisse, um unheilvollen Hypothesen und Spekulationen ein Ende zu setzen
- Verzicht auf Praktikantenschulen und kleine Universitäten, deren Fakultäten unfähig sind, praktische Ärzte und Gesundheitsoffiziere auszubilden, weil ihnen unter anderem auch keine praktische Ausbildung und Unterrichtung am menschlichen Körper ermöglicht wird
- Nur perfekt organisierte Universitäten sind fähig, Ärzte und Chirurgen auszubilden. Hier findet man alle Einrichtungen für die Ausbildung der zukünftigen Mediziner (Botanischer Garten, Chemielabor, Anatomisches Theater, Klinische Schule, Lehrsammlungen, Instrumente, Bücher)
- Ausschließliche Zulassung junger Leute mit natürlichen Talenten und Vorkenntnissen, die ihre Reife für die späteren Studien beweisen
- Festlegung der Studienzeit auf 4 Jahre
- Ausbildung praktizierender Ärzte an Universitäten
- Umwandlung eines Doktorgrads in einen Chirurgengrad gegen Bezahlung ist unzulässig
- Jeder Arzt soll auch ein Studium der Chirurgie belegen
- Pflicht der Teilnahme an Operationen und eigene Durchführung von Operationen unter Anleitung und Leitung eines Chirurgen
- Einrichtung eines großen geräumigen Krankenhauses, weil hier die Wahrscheinlichkeit, auf Kranke aller Art zu treffen, hoch ist und hier ein breites Betätigungsfeld garantiert ist
- Verleihung des Doktorgrades und Ausstellung des Zeugnisses in Chirurgie nur an diejenigen, welche schwierige Operationen unter Leitung ihres Professors durchgeführt haben. Öffentliches und feierlich durchgeführtes Examen zur Vermeidung von Parteilichkeit
- Eine Dissertation wird von denjenigen verlangt, die lehren und unterrichten wollen. Für die anderen ist eine Zusammenstellung von Thesen, die auf Latein vertreten werden sollen, angedacht
- Keine Geldforderung von Seiten der Professoren für Examensbetreuung
- Behandlung mehrerer Krankheiten und anatomische Überprüfungen als Teile des Examens. Wenn alle Operationen mit großer Geschicklichkeit ausgeführt werden, erlangt man den Titel eines Medico-Chirurgen
- Presse als kritischer Beobachter der Prüfer

Referenz: GStA PK, V. HA, Nr. 1951, Acta der Organisation der Medicinalpolizey 1808-9
- Einrichtung von zwei medizinischen Fakultäten an den Universitäten für die Ärzte und Chirurgen höheren Ranges im Königreich
- Einrichtung von Baumschulen (pépinières) für die „niederen" Ärzte, Hebammen, Tierärzte, Krankenschwestern in den kleinen Städten, Marktflecken und Dörfern. „Weniger geschickte" Ärzte sollen Binden, Heilmittel usw. verabreichen
- Braunschweig und Marburg als Ausbildungszentren für die „sous-chirurgiens" (Chirurgen 2. Klasse). Aufnahme nur für junge Leute, die die beiden ersten Klassen der Zentralschule besucht haben, talentiert und nicht ohne Vermögen sind. Die Armee gewinnt aus diesen Chirurgieschulen ihre Gesundheitsoffiziere. Extraschule für Offiziere entfällt somit
- Jedes Departement erhält eine Geburtshelferschule zur Ausbildung von Hebammen. Der Lehrer muss ein praktizierender Geburtshelfer sein
- Verzicht auf Apothekerschulen. Ausbildung in Apotheken ist vorteilhafter, da praxisnäher. Am Ende der Ausbildung Wahl zwischen Studium der Botanik und Chemie oder theoretischer Spezialisierung
- Notwendigkeit der Errichtung einer Tierarztschule für Tierärzte, welche für die Agrarprodukte und die Gesundheit sowie die Pflege der Tiere unabdingbar ist
- Nutzung der Erkenntnisse der Tierheilkunde für die Humanmedizin. Impfstoffe können gleichermaßen für Tiere und für Menschen wirksam sein
- Ausbildung von „tierärztlichen Untermedizinern" vergleichbar mit den "sous-chirurgiens" an ähnlichen „Baumschulen". Unterrichtung dieser durch Obertierarzt oder legale (hiermit sind a. e. offiziell zugelassene Tierärzte gemeint) Mediziner. Regierung kümmert sich um Standort dieser Institute und leistet finanzielle Hilfe durch Bereitstellung von Präparaten und Instrumenten

b) Vorstellungen Niemanns bezüglich der Aufgaben der Oberen Gesundheitsschule
- Die Obere Gesundheitsschule ist dem Innenministerium unterstellt
- Erstellung eines gültigen Medizinalerlasses für das gesamte Königreich. Entwurf allgemeiner Regelungen, aber auch Erlasse für Medicochirurgen, Ärzte, Unterchirurgen, Apotheker, Hebammen, Krankenpfleger, Tierärzte und Heilkräuterhändler
- Überprüfung der Niederschriften, die jährlich von allen verfasst werden müssen, die einen medizinisch ausgerichteten Beruf ausüben. Darin sollen alle Informationen über die Kranken enthalten sein, die der Versorgung und Pflege der einzelnen Mediziner anvertraut waren
- Aufstellung einer neuen Apothekenordnung für das Königreich
- Festlegung der Honorare für alle Personen, die einen medizinischen Beruf ausüben
- Festlegung der Medikamentenpreise
- Einschaltung als letzte Instanz im Falle eines Rechtsstreites
- Überprüfungs- und Entscheidungsfunktion in letzter Instanz bei Maßnahmen auf medizinischem Gebiet
- Überprüfung der medizinalpolizeilichen Maßnahmen bezüglich der Einrichtungen, der Institute und deren Unterhaltung, der Hebammenschulen, der Struktur der Krankenhospize, der Drogenanalyse und der Mineralwässer |

Referenz: GStA PK, V. HA, Nr. 1951, Acta der Organisation der Medicinalpolizey 1808–9

- Absendung der Approbationsbriefe und Überprüfung der Apotheker in Großstädten
- Zusammenstellung von Listen über alle Personen, die einen medizinischen Beruf ausüben, in denen Alter, Wohnsitz, Verhalten und Führungsstil dokumentiert wird
- Veröffentlichung allgemeiner Instruktionen über die Vorgehensweise in Epidemiefällen
- Begutachtung der Berichte der „niederen Autoritäten" bezüglich epidemischer Krankheiten und Hygiene sowie als Konsequenz daraus Appell an Ämter, den Ordnungswidrigkeiten und Missbräuchen abzuhelfen

c) Vorstellungen Niemanns bezüglich der Aufgaben der Niederen Gesundheitsschule

- Sie sind der höheren Gesundheitsschule unterstellt und werden mit der Leitung der Angelegenheiten der Medizinalpolizei in den Departements beauftragt. Präfekt wird unmittelbare Anlaufstation für Schreiben und Gesuche
- Umsetzung der Medizinalgesetze in den Departements
- Entdeckung von Pfuschereien und Zuwiderhandlungen
- Genehmigung von Approbationen
- Prüfung der „sous-chirurgiens" und der Untertierärzte, Apotheker, Hebammen, Kräuterhändler und Krankenpfleger
- Auswertung der durch die öffentlichen Ärzte ausgestellten Berichte über die Krankheiten und Erstellung eines Resümees für den Präfekten und die Hochschule
- Kontrolle der durch die legalen Ärzte im Abstand von 3 Jahren aufgestellten Protokolle über die Apotheken
- Sonderuntersuchung des Apothekenwesens durch Spezialkommission
- Sammlung von Listen, die über alle im Ressort beschäftigten Personen zusammengestellt werden
- Entscheidungsfunktion in Streitfällen bei Praktikanten
- Registerüberprüfung der behandelten Kranken. Obligatorische Führung eines Tagebuches durch jeden Arzt in Erwartung einer Aktivitätssteigerung der Ärzte. Erleichterung der Kenntnis insbesondere epidemischer Krankheiten. Aufschluss über Therapiebemühungen des Arztes
- Aufsicht über Institute die medizinischen Belange, Bäder und Impfungen betreffend
- Aufsicht über die Richtigkeit der von Ärzten ausgestellten Rechnungen. Schaffung eines „Unteren Gesundheitsrates" bestehend aus Medicochirurg, Arzt, Apotheker, Obertierarzt, Gerichtsschreiber (Archivwart) und Botschafter

d) Niemanns Vorstellungen zu den Aufgaben der öffentlichen und nicht-öffentlichen Heilpersonen

- Die öffentlichen Ärzte und Chirurgen werden als Band zwischen den Medizinschulen und der Gesamtheit der Personen, die aus ihnen hervorgehen, angesehen
- Die sogenannten „Physici" müssen Ärzte und Chirurgen sein und sich in Tiermedizin theoretisch auskennen. Für ihren Dienst an den Kranken in den Städten und auf dem Lande erhalten sie ein ausreichendes Gehalt. Ihre Freundlichkeit und Liebenswürdigkeit sollen zur Verdrängung und Ausmerzung von Scharlatanen beitragen

Referenz: GStA PK, V. HA, Nr. 1951, Acta der Organisation der Medicinalpolizey 1808-9
• Öffentliche Chirurgen mit kleinen Gehältern sollen sich zuerst um die Kranken kümmern und dann im Notfall den Mediziner benachrichtigen. Sie werden Cantonwundärzte genannt. Ein „chirurgien ordinaire" soll den diensthabenden Chirurgen im Falle einer Verhinderung desselben ersetzen. Er erhält hierfür ein geringes Salaire und ihm wird in Aussicht gestellt, Nachfolger des gut bezahlten Cantonwundarztes zu werden. 1 öffentlicher Chirurg für 2 Cantone genügt • Bereitstellung eines Zimmers in jedem Ort, um mittellose Kranke unterzubringen. Dadurch wird die Verbreitung ansteckenden Fiebers erschwert • Führung von Krankenlisten, um Fleiß der Ärzte zu kontrollieren • Veröffentlichung von Anweisungen für Ärzte und Chirurgen, damit die Bauern deren Funktionen kennen • Vernünftige Proportion von Ärzten und Chirurgen zur Bevölkerung und Örtlichkeit. Ein Chirurg/Canton und ein Arzt/ 3 Cantone wären eine gute Relation. Chirurgen künftig ohne Barbierfunktion • Eine Hebamme/2-3 Gemeinden wird von einer „Wickelfrau" unterstützt, die Kenntnisse über Erscheinungen bei Schwangerschaft und Geburt von einem öffentlichen Arzt erhalten hat. Wickelfrau kann Hebamme nach deren Tod nach Geburtshelferausbildung ersetzen • Begrenzung der Anzahl von Personen, die die Heilkunst ausüben, insbesondere Einschränkung von Apothekern. Einschränkung der Patente für die Apotheker • Ausgabe der notwendigsten und besten Heilmittel durch Mediziner und Chirurgen. Verpflichtung zur Ausstellung eines Rezeptes über die Heilmittel, um Kosten kontrollieren zu können • Zahnärzte mit Selbsterwerb von Patenten. Zahnärzte leben von den Reichen • Zahnärzte auf einer Stufe mit den Barbieren. • Keine Patente für „Bruchärzte". Bruchärzte sind nie gute Chirurgen

VII.6 Zusammenfassung des Schreibens des Präfekten des Elbe-Departements vom 04.07.1809 mit den Ausarbeitungen des Dr. Weinschenck

Referenz: GStA PK, V. HA, Nr. 1951, Acta der Organisation der Medicinalpolizey 1808-9
Datum: 4. Juli 1809
Ort: Magdeburg
Sache: Schreiben des Präfekten des Elbe-Departements, Graf von Schulenburg-Emden, an den Innenminister vom 04.07.1809 Das Schreiben beinhaltet die Ausarbeitung von Dr. Weinschenck vom 20. Juni 1809 (eigene Darstellung nach Übersetzung und Zusammenfassung)

Referenz: GStA PK, V. HA, Nr. 1951, Acta der Organisation der Medicinalpolizey 1808–9

a) Äußerungen des Präfekten, Graf von Schulenburg-Emden, zum Medizinalwesen in seinem Elbe-Departement
- Bitte, das „Collège de médecine" in Magdeburg nicht zu schließen und ihm die von den öffentlichen Kassen zur Verfügung gestellten Ressourcen weiterhin zu genehmigen
- Erhaltung des Hebammeninstituts durch Erhöhung des Departementbeitrages
- Ersatz des weggefallenen Medizinalfonds aus Berlin durch einen anderen Fond zur Erhaltung der Institute
- Errichtung eines Tiermedizininstitutes im Elbe-Departement, ein Departement, das dem Ackerbau und der Erhaltung des Viehbestandes seine Hauptexistenz verdankt. Diese Institution wird auch zur Verbannung der zahlreichen Scharlatane auf diesem Sektor beitragen
- Erfreuliche Verbreitung des Impfstoffes und gesteigertes Engagement ehrenamtlich und unentgeltlich arbeitender Ärzte. Engagement wird sicherlich dank der durch den Innenminister erwirkten Gratifikation vom König erhalten bleiben
- Geforderte Niederlassung der Physici in jedem Kreis und jeder Großgemeinde auf Grund des von der Regierung erlassenen Sparpaketes nicht realisierbar. Außerdem existiert in jeder Stadt ein Arzt, der im Falle einer Epidemie direkt als Bindeglied und Informant zwischen Collège de médecine und betroffener Örtlichkeit dienen kann
- Beibehaltung der Besoldung der Physici und Chirurgen wie bisher
- Hinterbliebenenrenten der Mitglieder des collège de médecine müssen sichergestellt werden

b) Darstellung des Medizinalwesens im Elbe-Departement durch Dr. Weinschenck
1. Collège de médecin et de santé
- Es überwacht Leben, Gesundheit und öffentliches Wohl der Einwohner des Elbe-Departements
- Überwachung aller, die im Dienste der Gesundheit tätig sind: Physici, Ärzte im Allgemeinen, Chirurgen, Apotheker, Hebammen, Geburtshelfer
- Überwachung aller medizinischen Einrichtungen (Hebammenausbildungszentrum, Entbindungshaus, Apothekerschulen)
- Es ist verpflichtet, der Regierung Vorschläge für die Erhaltung der Gesundheit bei Tieren und Menschen zu unterbreiten
- Überprüfung und Einhaltung aller Rechnungen und Kostenaufstellungen
- Überprüfung und Betreuung der Dissertationen von Ärzten, Chirurgen, Geburtshelfern, Apothekern
- Aufklärung der Bevölkerung über Erwerb der „medizinischen Kompetenzen" am Collège de médecine
- Überprüfung der medizinisch Tätigen; Ärzte dürfen sich nur gegen Vorlage von Zeugnissen, die beweisen, dass sie den Grad eines Doktors erlangt haben, niederlassen
- Medizinalpolizei muss sich über die Kenntnisse der medizinisch Tätigen informieren. Examen, das die Promotion zum Doktorgrad ermöglicht, ist vorrangiges Thema

Referenz: GStA PK, V. HA, Nr. 1951, Acta der Organisation der Medicinalpolizey 1808–9

Zusammensetzung des Collège de médecine et de santé von Magdeburg :
- 2 Mediziner, von denen der erste Direktor des Collège ist
- 2 Apotheker mit dem Rang eines Assessors
- 2 Chirurgen
- 1 Sekretär, der gleichzeitig die Aufgaben eines Kopierers und Archivars vereint
- 1 Bote oder Schreibtischjunge (garçon de bureau)

Voraussetzung für die Erlangung eines Doktorgrades
- Ausarbeitung einiger vorgeschriebener medizinischer Themen in Theorie und Praxis
- Belegung eines Klinikkurses unter Aufsicht eines Mitgliedes des Collège de médecine, das den Kandidaten beauftragt, 2 Kranke, von denen der eine akut, der andere chronisch krank ist, zu therapieren. Kandidat muss dem Collège de médecine sein Tagebuch über die Behandlung und Heilung der Kranken zur Überprüfung vorlegen. Ablieferung der präzisen Ausarbeitung ihrer Krankheiten
- Ablegung eines öffentlichen anspruchsvollen Examens vor Prüfungsausschuss des Collège in allen praktischen und theoretischen Zweigen der Medizin
- Chirurgen, Operateure und Apotheker müssen sich diesem dreifachen Examen unterziehen. Der Chirurg und Operateur einer großen Stadt muss seinen Klinikkurs über zwei „chirurgisch Kranke" unter Aufsicht eines Chirurgieassessors belegen, bei dem er auch eine anatomische Prüfung ablegen muss
- Chirurgen, die sich auf dem Land niederlassen wollen, müssen vor dem schriftlichen Examen eine schriftliche Prüfung vor einem Chirurgieassessor der École de médecine ablegen, von dessen Beurteilung es abhängt, ob der Kandidat dann von der École de médecine zum öffentlichen Examen zugelassen wird

Apotheker
- Apotheker machen einen Pharmaziekurs unter Leitung und Aufsicht eines Pharmazieprofessors des Collège de médecine. Ebenfalls Verpflichtung zur Ausarbeitung einiger Themen und Ablegung eines öffentlichen Examens

Geburtshelferinnen
- Prüfung von Geburtshelferinnen durch École de médecine

2. Impfung
- Zuständigkeit der Medizinalpolizei auch für Impfstoffe. Einrichtung von Impfinstituten in allen Provinzen unter der alten Regierung. Gemäß des königlichen Erlasses vom 13. April 1808 ist es heute in das Gesetzesbulletin Nr. 34 eingebunden
- Existenz eines zentralen Komitees für die Verbreitung des Impfstoffes in Magdeburg
- Kostenlose Impfpflege der Kinder von mittellosen Familien durch Impfärzte in allen Cantonen
- Aufmerksamkeit des Zentralkomitees und Aktivität der Impfärzte sind Garanten und Aushängeschild für erfolgreiche Bekämpfung der Pocken (Blattern). Pausenlose Durchführung von Impfkampagnen in allen Distrikten des Elbe-Departements

Referenz: GStA PK, V. HA, Nr. 1951, Acta der Organisation der Medicinalpolizey 1808-9

3. Lehrinstitut für Hebammen und Entbindungshaus
- Existenz eines Lehrinstitutes für Hebammen und eines Entbindungshauses in Magdeburg. Frauen, die auf freiwilliger Basis als Geburtshelferinnen arbeiten wollen, erhalten im Lehrinstitut für Hebammen in den 4 Wintermonaten eine theoretische Ausbildung unter Leitung eines Arztes (Hilfslehrer für Hebammen) und eines Geburtshelfers
- Vereinigung des Lehrinstitutes mit der Entbindungsanstalt mit dem Ziel, den Bewerbern auch die Praxis näher zu bringen. Ausbildung während der letzten Schwangerschaftswochen und den ersten Wochen nach der Geburt. „Patientinnen" sind mittellose Frauen, die in den Wintermonaten dort untergebracht sind. Schülerinnen leisten ihnen unter Aufsicht des Geburtshilfelehrers des Lehrinstitutes Geburtshilfe
- Proportionale Ausbildung der Geburtshelferinnen zur Größe des Departements und der Anzahl der Hebammen, die dort ebenfalls ausgebildet werden. Momentan kein Vergrößerungsbedarf
- Beifügung einer Übersicht über die Namen der angestellten Bediensteten, ihrer Gehälter und der wirtschaftlichen Ausgaben

4. Öffentliche Ärzte (Physici)
- Bei der Vereinigung des Herzogtums Magdeburg und dem Königreich Westphalen gab es 3 Ärzte (Physici de cercle = Kreis) und 2 Kreischirurgen (Chirurgiens provinciaux). Sie erhielten ihre Löhne von den königlichen Kassen. Ein Arzt und ein Kreischirurg waren im Kreis Saale niedergelassen. In Magdeburg gab es einen Arzt und Kreischirurgen für die Cercles de bois (Holz- oder Waldkreise). In Genthin gab es einen Arzt für die Teile des Herzogtums Magdeburg, die am rechten Elbufer lagen
- Beigefügte Übersicht über die Ärzte und Chirurgen im Elbe-Departement mit Angabe der Namen, des Wohnsitzes und der öffentlichen Kassen, von denen sie nach der neuen Gebietsreform ihre Gehälter erhalten
- Außer diesen von der Regierung bezahlten Ärzten gibt es in den Hauptorten des Distrikts und den kleinen Städten Physici des villes (Stadtärzte), die ihre Gehälter von den jeweiligen Gemeinden erhalten

<u>Aufgaben der öffentlichen Ärzte</u>:
- Sorge und Pflege für die Gesundheit der Einwohner
- Wachen über Epidemien und Epizootien und Sendung der dazu gehörenden Berichte an die Verwaltungsaufsicht und an das Collège de médecine, Bericht über Art und Fortschreiten der Krankheit
- Untersuchung der Krankheiten und Ableiten der Heilungsmethoden aus den gewonnenen Erkenntnissen
- Einleiten der Heilungsmaßnahmen
- Ausführung aller Aufträge, mit denen die Verwaltungsaufsicht (autorité administrative) und das Collège de médecine sie beauftragt
- Hierzu gehören auch die von der Medizinalpolizei vorgeschriebenen Untersuchungen, Obduktionen und Leichenbeschauungen

Referenz: GStA PK, V. HA, Nr. 1951, Acta der Organisation der Medicinalpolizey 1808-9

- Verpflichtung zur Einhaltung der Medizinalgesetze in ihren Kreisen
- Meldung der Scharlatane und Kurpfuscher an die vorgesetzte Instanz
- Anbieten von unmittelbarer und wirksamer Hilfe für die Menschen, die zu ersticken drohen, die sich erhängt haben, ins Wasser gefallen sind oder für tot gehalten werden

5. Tierärzte
- Keine Existenz von öffentlichen Tierärzten im Elbe-Departement, die von der Regierung bezahlt werden
- Vorhandensein von mehreren Tierärzten, die ihre Studien an der Veterinärschule in Berlin absolviert haben, in den Hauptorten der Distrikte
- Sie verdienen ihren Lebensunterhalt durch die Ausübung ihrer Tätigkeit
- Bei Epizootien Selbstuntersuchung der Art dieser Krankheiten in den betroffenen Örtlichkeiten und Selbsteinleitung und Verordnung der Heilungsmaßnahmen
- Verfügungen über ein Tiermedizinexamen fehlen bis dato

6. Neuordnung der Medizinalpolizei in Bezug auf die territoriale Teilung

Medizinalkollegium
- Wahrnehmung aller Aufgaben durch das Kollegium für Medizin und Gesundheit in Magdeburg trotz fehlender Entlohnung seit der Besetzung der preußischen Gebiete durch die Franzosen (d. h. 3 Jahre)
- Zeit- und Kraftaufwand der Mitglieder des Medizinkollegs sind enorm. Die Aufgaben sind von vorrangiger Wichtigkeit. Die Mitglieder stellen ihre besonderen medizinischen Fähigkeiten zur Verfügung. Die Medizinalpolizei ist ein wichtiger Zweig der Verwaltung. Ordnung und Überwachung sind hier von vorrangigem Interesse → In der Hauptstadt des Departements muss es ein Collège de médecine geben, dessen Mitglieder und Angestellte ein Gehalt bekommen
- Regierung muss die Gesundheitspflege den Angestellten und Mitgliedern dieses Kollegiums wie vor der Besetzung anvertrauen, somit auch die Überwachung aller medizinischen Institute und Einrichtungen durch diese Institution und deren Rolle als Prüfungsinstanz für alle im medizinischen Bereich Tätigen bleiben
- Keine Verringerung der aktuellen Mitgliederzahl des Collège de médecine, um Ordnung aufrechtzuerhalten und anfallende Aufgaben erledigen zu können

Distriktärzte
- Die neue territoriale Einteilung erfordert die Einstellung und Bezahlung von vier Distriktärzten. Diese Physici sollten in den Hauptorten der Distrikte und in den Residenzen der Unterpräfekturen beheimatet sein, sodass Magdeburg, Neuhaldensleben, Stendal und Salzwedel auch die Wohnsitze der niedergelassenen Ärzte sein sollen. Dies führt zu einer Erleichterung des Geschäftsweges. Epidemische Krankheiten könnten schneller erkannt, ihre Ausdehnung schneller verhindert und ihre Eindämmung könnte erheblich beschleunigt werden

Referenz: GStA PK, V. HA, Nr. 1951, Acta der Organisation der Medicinalpolizey 1808-9
Ersatz des Medizinalfonds aus Berlin • Beibehaltung des Ausbildungsinstitutes für Hebammen, der Entbindungsklinik sowie des Impfkomitees zum Wohle der Menschheit. Aufrechterhaltung der beiden ersten Institutionen nur durch zusätzliche finanzielle Unterstützung möglich. Das Departement kann nur etwa knapp 60% des Bedarfs decken, die übrige Summe ist in der Vergangenheit immer vom Medizinalfonds in Berlin geleistet worden. Diese Summe muss aus einem anderen Fonds zu ersetzen sein Tierärzte • Bereitstellung von habilitierten Tierärzten zur Beibehaltung und Steigerung des Wohlstandes der Gutsbesitzer auf dem Land. 2 Tierärzte/Distrikt sind ausreichend. Zertifikatvorlage als Beweis eines Studiums an einer Tierarztschule vor Antritt einer Stelle erbeten. Ablegen eines Examens. Gehalt richtet sich nach Heilungen, die sie bewirkt haben Armenärzte • Einrichtung von öffentlichen Ärzten für Arme Landchirurgenschule • Notwendigkeit der Einrichtung eines Ausbildungsinstitutes für Chirurgen, welche sich auf dem Land niederlassen Wunsch auf Beibehaltung der bisherigen Einteilung • Beibehaltung der guten Einteilung, die die alte Organisation der Medizinalpolizei schon vorgab. Wiederherstellung dieser Ordnung und Änderungen rückgängig machen, die aufgrund der neuen territorialen Einteilung eingeführt wurden. Neue Reformen können nicht stattfinden, ohne dass der Staatsschatz neu belastet wird

VII.7 Die Komitees zur Verbreitung der Kuhpockenimpfung im Elbe- Departement

Referenz: GStA PK, V. HA Königreich Westphalen, Nr. 1951, Acta der Organisation der Medicinalpolizey 1808-9	
Schreiben des Präfekten des Elbe-Departements an den Innenminister (eigene Darstellung)	
Datum: 04.07.1809	
Ort: Magdeburg	
Ausschuss	**Mitglieder**
Das Komitee für die Verbreitung des Impfstoffes in Magdeburg (Zentralkomitee)	1. Der Direktor des Collège de médecine und der Medizinalberater Dr. Weinschenk ist Präsident dieses Komitees. 2. Medizinalberater Dr. Klipsch 3. Berater Dr. Jungken 4. Berater Dr. Schulze 5. Chirurgieassessor Kühne 6. Chirurgieassessor Wildegans 7. Sekretär Jordan
Das Sonderkomitee in Neuhaldensleben	1. der Arzt Dr. Andrae 2. der Arzt Dr. Maertens 3. der Stadtchirurg Martini
Das Sonderkomitee in Stendal	1. der Arzt Dr. Beelitz 2. der Arzt Dr. Schmeer 3. der Arzt Dr. Kahle 4. der Chirurg Major Steubichen 5. der Stadtchirurg Stoccins
Das Sonderkomitee in Salzwedel	1. der Arzt Dr. Busch 2. der Arzt Dr. Schwindt 3. der Stadtchirurg Voigt 4. der Stadtchirurg Bolzenthal

VII.8 Aufruf zur Impfung durch den Kuhpockenausschuss zu Paderborn

Paderbornsches Intelligenzblatt.

Intelligenz-Comtoir im Posthause.

Nr. 20. Sonnabend den 20. May 1809.

Da in einem Hause hiesiger Stadt ein erwachsenes Mädchen von den natürlichen Menschenblattern überfallen worden, so fühlt sich der von Sr. Königl. Majestät Allerunterthänigst angeordnete Ausschuß zur Verbreitung der Schutzpocken-Impfung des Districts Paderborn verpflichtet, das Publicum sogleich davon zu benachrichtigen, und zugleich alle Eltern und Vormünder noch nicht vaccinirter Kinder dringendst aufzufordern, denenselben unverzüglich die Kuhpocken einimpfen zu lassen, weil er dies als das sicherste Mittel ansieht, der weitern Ausbreitung der drohenden Blattern-Seuche Einhalt zu thun, und das Leben vieler Kinder ausser Gefahr zu setzen.

Ihr Eltern noch nicht vaccinirter Kinder, eine mehr als zehnjährige Erfahrung hat den Nutzen, die Gefahrlosigkeit und die schützende Kraft der Kuhpocken bewiesen. Lasset euch durch das hier und da verbreitete Gerücht, als seyn die Schutzblattern eingeimpfter Kinder doch hernach von den natürlichen Blattern befallen worden, nicht abhalten, eueren Kindern diese Wohlthat angedeihen zu lassen. Der Ausschuß wird sich in Kenntniß dieser Fälle zu setzen suchen, dieselbe strenge prüfen und dem Publicum zu seiner Zeit davon Nachricht geben; bis jetzt aber ist dem Ausschuß noch kein Fall bekannt, wo ein die wahren, ächten Schutzpocken überstandenes Kind hernach von jener fürchterlichen Seuche befallen worden wäre.

Bedenket ihr Eltern! daß es euere erste Pflicht ist, für das Wohl euer unmündigen Kinder zu sorgen, daß ihr nicht Herr über das Leben derselben seyd, daß es euch nur anvertrauet worden, um einstens von eueren Händen wieder zurück gefordert zu werden, und wehe dann euch! wenn ihr dies einfache und sichere Mittel euere Kinder zu retten, vernachläßigt, und sie aus Eigensinn oder Vorurtheil dem sichern Tode und Verderben Preiß gegeben habet.

Der besondere Kuhpocken-Ausschuß des Districts von Paderborn.

Unterzeichnet: Dr. Rosenmeyer.

Gesehen und genehmiget.

Paderborn den 13. May 1809.

Der Unterpräfect
v. Elverfeld.

Gegenwärtige von allen Canzeln in hiesigen Kirchen, gestern verlesene Bekanntmachung wird mit der weitern Nachricht zur allgemeinen Wissenschaft gebracht, daß der erwähnte besondere Ausschuß — durch dessen rühmliches Unternehmen seit dem April v. J. in hiesiger Stadt 253 und im ganzen District 1565 Personen Gefahr und Schmerzenlos eingeimpft worden — sich zur schnellern Impfung in folgende 6 Districte der hiesigen Stadt eingetheilt habe, als

1) Der Herr Medicinal-Rath Schmitz, von Nr. 1. der Häuser bis Nr. 160. incluſ.
2) Der Herr Hof-Medicus Brockhausen, von Nr. 161. bis Nr. 321. incluſ.
3) Herr Hofrath Ficker, von Nr. 322. bis Nr. 481. incluſ.
4) Herr Dr. Tigges, von Nr. 482. bis Nr. 641. incluſ.
5) Herr Dr. Rosenmeyer, von Nr. 642. bis Nr. 800. incluſ.
6) Herr Chirurgus Röseler, von Nr. 801. bis Nr. 885. nebst allen mit römischen Zahlen und Buchstaben bezeichneten Häusern.

Paderborn den 15. May 1809.

Der Maire der Stadt
Meyer.

Auszug aus dem Paderbornschen Intelligenzblatt 20.5.1809, HStAM, Best. 75, Nr. 222, Acta die Einführung der Vaccine im Fulda-Departement betr. (Ausschnitt)

VII.9 Die vom Centralausschuss zur Beförderung der Kuhpockenimpfung im Fulda-Departement vorgeschlagenen Schemata der Register und Formulare zur Pockenimpfung

Nummer des Hauses	Nahmen u. Vornahmen des oder der Hausbewohner	Zahl der Kinder	Alter	Zahl			Nahmen des Impfers	Jahr und Tag der Impfung	Bemerkungen
				der Geblätterten	der Geimpften	der noch nicht Geimpften			

Nummer des Hauses	Nahmen u. Vornahmen der Eltern	Nahmen der Kinder	Zahl	Geschlecht		Geburts. Tag			Ob sie schon geimpft		Ob sie schon die natürlichen Blattern gehabt	Bemerkungen
				Knaben	Mädchen	Monat	Tag		Von wem	wann		

Nummer des Hauses	Monat	Tag	Zahl	Geschlecht		Alter	Nahmen des Impflings	Gesundheitszustand desselben	Nahmen der Eltern	Wohnort	Canton	District	Beschaffenheit der Lymphe			Methode der Impfung	Verlauf derselben		Certificat wann solches ausgestellt worden	Allgemeine Bemerkungen
				Knaben	Mädchen								Woher	Trocken	flüssig		An der Impfstelle	Allgemeine Veränderungen		

HStAM, Best. 75, Nr. 222, Acta die Einführung der Vaccine im Fulda-Departement betr.; Generalbericht über die Verbreitung der Schutz-Pockenimpfung im Fuldadepartement während des Jahres 1809.

VII.10 Vergleich der Zahl geborener und geimpfter Kinder im Königreich Westphalen im Jahr 1809

Referenz: GStA PK, V. HA – Königreich Westphalen, Nr. 1954, Vaccine, Objets généraux 1808–1813		
„*Comparaison faite entre le nombre des enfans nés dans le royaume de Westphalie l'an 1809 et le nombre des enfans vaccinés dans la même année.*" (Darstellung nach Übersetzung)		
Departements u. Distrikte	**Zahl der Geburten**	**Zahl der geimpften Kinder**
I. Elbe-Departement	**8182**	**7032**
1. Magdeburg	3675	2357
2. Neuhaldensleben	1663	1532
3. Stendal	1373	1609
4. Salzwedel	1471	1534
II. Fulda-Department	**10307**	**6431**
1. Cassel	4959	2498
2. Paderborn	2710	1624
3. Höxter	2638	2309
III. Harz-Department	**7133**	**3174**
1. Heiligenstadt	2399	458
2. Nordhausen	1606	696
3. Duderstadt	1638	157
4. Osterode	1490	1863
IV. Leine-Department	**5415**	**5684**
1. Göttingen	2733	3461
2. Einbeck	2682	2223
V. Oker-Department	**8436**	**1840**
1. Braunschweig	3065	425
2. Helmstedt	1494	655
3. Goslar	1733	526
4. Hildesheim	2144	234

Referenz: GStA PK, V. HA – Königreich Westphalen, Nr. 1954, Vaccine, Objets généraux 1808–1813		
Departements u. Distrikte	Zahl der Geburten	Zahl der geimpften Kinder
VI. Saale-Department	**7749**	**2305**
1. Halberstadt	2444	1065
2. Blankenburg	1809	335
3. Halle	3496	905
VII. Werra-Department	**8977**	**5925**
1. Marburg	2916	1821
2. Hersfeld	3165	2017
3. Eschwege	2896	2087
VIII. Weser-Department	**12979**	**5726**
1. Osnabrück	4656	2918
2. Minden	3339	1430
3. Bielefeld	3638	610
4. Rinteln	1346	768
Total	**69178**	**38117**

Abbildungsverzeichnis

Abb. 1:	Verwaltungseinheiten im Königreich Westphalen	26
Abb. 2:	Napoleon I. (links) in Tilsit (1807)	28
Abb. 3:	Jérôme Bonaparte um 1804	29
Abb. 4:	Christoph Wilhelm Hufeland	39
Abb. 5:	Johann Peter Frank	39
Abb. 6:	Despotat oder Brancardier	57
Abb. 7:	Pierre-François Percy	58
Abb. 8:	Larrey´s fliegende Ambulanz	58
Abb. 9:	Dominique Jean Larrey	59
Abb. 10:	Obrigkeit, Arzt und Pfuscher im Dreiecksverhältnis	71
Abb. 11:	Der westphälische Medizinalapparat nach den Vorstellungen Garniers	78
Abb. 12:	Der westphälische Medizinalapparat auf oberer Ebene nach den Vorstellungen Niemanns	87
Abb. 13:	Medizinische Ausbildung im Königreich Westphalen nach den Vorstellungen Niemanns	87
Abb. 14:	Der westphälische Medizinalapparat auf unterer Ebene nach den Vorstellungen Niemanns	88
Abb. 15:	Der Medizinalapparat im Königreich Westphalen in den Vorstellungen Fickers	92
Abb. 16:	Der Medizinalapparat nach den Vorstellungen Weinschencks	95
Abb. 17:	Hautausschlag bei Pocken	137
Abb. 18:	Edward Jenner	137
Abb. 19:	Vergleich zwischen geborenen und geimpften Kindern im Elbe-Departement 1809	157
Abb. 20:	Vergleich zwischen geborenen und geimpften Kindern im Fulda-Departement 1809	158
Abb. 21:	Vergleich zwischen geborenen und geimpften Kindern im Harz-Departement 1809	158
Abb. 22:	Vergleich zwischen geborenen und geimpften Kindern im Leine-Departement 1809	159
Abb. 23:	Vergleich zwischen geborenen und geimpften Kindern im Oker-Departement 1809	159
Abb. 24:	Vergleich zwischen geborenen und geimpften Kindern im Saale-Departement 1809	160
Abb. 25:	Vergleich zwischen geborenen und geimpften Kindern im Werra-Departement 1809	160

Abb. 26:	Vergleich zwischen geborenen und geimpften Kindern im Weser-Departement 1809	161
Abb. 27:	Prozentuale Anteile der verschiedenen Departements an der absoluten Zahl der geborenen und geimpften Kinder im Königreich Westphalen im Jahre 1809	161
Abb. 28:	Verlauf der Impfzahlen im Werra-Departement im Allgemeinen und im Distrikt Eschwege im Speziellen	163

Tabellenverzeichnis

Tab. 1: Übersicht über die Departements des Königreichs Westphalen 23
Tab. 2: Vorhandene und geplante Medizinalkollegien im Königreich Westphalen 97
Tab. 3: Etat über die Besoldung und Bureaukosten der Medizinalbeamten im Werra-Departement für das Jahr 1813 117
Tab. 4: Anstehender Etat der Besoldung der Medicinal-Beamten in dem Departement der Fulda für das Jahr 1813 119
Tab. 5: Vorschläge des Centralkomitees zur Beförderung der Kuhpockenimpfung im Fulda-Departement 149

Literaturverzeichnis

Archivalien

Geheimes Staatsarchiv Preußischer Kulturbesitz (Berlin) (GStA PK)

GStA PK, V. HA Königreich Westphalen,
- Nr. 1948, Acta die Hospitaeler betr. 1807–1813
- Nr. 1949, Acta des Ministeriums des Innern zu Cassel betr. die Pflege der kranken Soldaten zu Cassel durch die Schwestern des Elisabethordens zu Breslau 1808
- Nr. 1951, Acta der Organisation der Medicinalpolizey 1808–9
- Nr. 1953, Prüfung der Ärzte und Wundärzte 1808–1812
- Nr. 1954, Vaccine, Objets généraux 1808–1813
- Nr. 1962, Gesundheitspolizeiliche Maßnahmen
- Nr. 1967, Gehälter und Entschädigungen der Medizinalbeamten pro 1813

Hessisches Staatsarchiv Marburg (HStAM)

HStAM, Best. 75,
- Nr. 201, Acta die Organisation des Medicinalwesens betr.
- Nr. 202, Collèges de santé. Departement de la Werra.
- Nr. 206, Acta die Besetzung der Stadt- und Landphysicate im Werra-Departement betr. 1810–1813
- Nr. 207, Acta die den Gesundheitsbeamten in Hessen als Besoldung angewiesene Physikatsgroschen betr. 1810, 1811
- Nr. 214, Hospital der Charité. Acta die Einrichtung eines Obductions-Zimmers betr. 1810
- Nr. 215, Hospital der Charité zu Cassel. Acta die verschiedenen Reparaturen während der Jahre 1809, 1810, 1811 und 1812 betr.
- Nr. 216, Verschiedene das Hospital der Charité betreffende Gegenstände, 1813
- Nr. 222, Acta die Einführung der Vaccine im Fulda-Departement betr.
- Nr. 223, Acta die Einführung der Vaccine im Werra-Departement betr.
- Nr. 2192, Die Einrichtung des Elisabeth-Hospitals zu Marburg zu einem Krankenhause 1812
- Nr. 3000, Université de Marbourg, Bibliothèque

Nr. 3169, Verhandlungen zwischen dem Königreich Westphalen und dem Großherzogtum Hessen-Darmstadt (1809) 1810, Cahier III.

Nr. 3183, Tabellarisches Verzeichnis über die Fructis Jurisdictionis des Hohen Hospitals

Nr. 3184, Verhandlungen über die Aufteilung des Vermögens der Samthospitäler Haina, Merxhausen, Hofheim und Gronau 1810–1813.

HStAM, Bestand 76a,

Nr. 652, Acta die Eintheilung der Physicate im Fulda-Departement betr. 1811

Nr. 663, Acta generalia die Besoldung des Medicinal Personals, als der Landphysici, Hebammen etc. im Fulda-Departement betr. 1810.

HStAM, Bestand 77a,

Nr. 1128, Acta die Einziehung der präparatorischen Nachrichten zur künftigen Organisation des Medicinalwesens im Werradepartement betr. 1808, 1809, 1810.

Nr. 2506, Acta Gesuche um Loßzählung von Entrichtung der Physicats-Steuer

Nr. 2511, Acta über die Besoldungen der bey der Gesundheitspolizey angestellten Diener 1809, 1810

Niedersächsisches Landesarchiv Staatsarchiv Bückeburg (STABU)

STABU, Dep. 48 Acc. 32/93 Nr. 7, Essai sur l'utilité de conserver les Collèges de Médecine et de Santé dans le Royaume de Westphalie, Göttingen: J. F. Danckwerts 1808

Primär- und Sekundärliteratur

ACKERKNECHT, ERWIN HEINZ: Medicine at the Paris Hospital 1794–1848, Baltimore: Johns Hopkins Press 1967

ADELON, NICOLAS P. et al.: Dictionaire des sciences médicales, Band 8, Paris: Panckoucke 1814

ALIBERT, JEAN-LOUIS: Clinique de l'hôpital St. Louis ou traité complet des maladies de la peau, Paris: Cormon et Blanc 1833

AMELUNXEN, CLEMENS: König und Senator. Jerôme und Lucien – Zwei Brüder Napoleons, Hamburg: Christians-Verlag 1980

ANDREUCCI, OTTAVIO: Della Carità ospitaliera in Toscana, Florenz: Federigo Bencini 1864

ANGERSTEIN, JOHANN CARL: Freundschaftlicher Aufruf an seine Amtsbrüder auf dem Lande, zur Impfung der wohlthätigen Schutzpocken in ihren

Gemeinden. Nebst einigen Gesprächen zur Belehrung und Beherzigung für die lieben Bauersleute, und vorzüglich für Eltern unter ihnen, welche ihre Kinder von Verunstaltungen des Gesichts, körperlichen Gebrechen und dem Tode durch Menschenpocken bewahren wollen, Berlin: Friedrich Maurer 1805

ANONYMUS: Ueber die Pockeninoculation und Pockenvertilgung, in: Deutsche Monatsschrift, 2. Band 1798, Leipzig: Sommersche Buchhandlung 1798, S. 180–192

ANONYMUS (von einem praktischen Arzte): Volks-Heillehre. Erfahrungen der berühmten Aerzte Boerhaave, Hufeland, Hahnemann in der Kunst, das Leben und die Gesundheit der Menschen zu erhalten und ihre Krankheiten zu heilen, Band 2, Stuttgart: J. Scheible's Buchhandlung 1840

ANONYMUS: Progress of Medical Reform in France. A summary of the French Medical Bill, in: LONGMAN et al. (Hrsg.): The London Medical Gazette or Journal of Practical Medicine, Band 5, London: 1847, S. 37–39

ARNOTT, ARCHIBALD: Napoleon Bonaparte's Krankheit, Tod und Leiche, Leipzig: Rein'sche Buchhandlung 1823

ARONSSON, JACOB EZECHIEL: Rechtfertigung der Schutzblattern- oder Kuhpockenimpfung gegen die Einwendungen des Herrn Hofrath und Professors Marcus Herz und des Herrn Dr. Joh. Valentin Müller, Berlin: Heinrich Frölich 1801

AUBIN, HERMANN: Geschichtliche Grundzüge des Raumes Westfalen, in: Landschaftsverband Westfalen-Lippe (Hrsg.): 150 Jahre Verwaltungsraum Westfalen 1815/1965, Dortmund: Ardey Verlag 1966, S. 15–34

AUGUSTIN, FRIEDRICH LUDWIG: Die königlich preußische Medicinalverfassung oder vollständige Darstellung aller, das Medicinalwesen und die medicinische Polizei in den königlich preußischen Staaten betreffenden Gesetze, Verordnungen und Einrichtungen, Band 2, Potsdam: Karl Christian Horvath 1818

AUMÜLLER, GERHARD; SAHMLAND, IRMTRAUT: Vom Siechenhaus zum Großklinikum, in: Marburger UniJournal, Nr. 25, April 2006, S. 19–22

BAUER, FRANK: Napoleon in Berlin. Preußens Hauptstadt unter französischer Besatzung 1806–1808, 1. Auflage, Berlin: Berlin Story Verlag 2006

BAZIN, HERVÉ: L'histoire des vaccinations, Paris: John Libbey Eurotext 2008

BECKER, KARL FRIEDRICH; SCHMIDT, ADOLF (Hrsg.): Weltgeschichte, Band 15, 8. Auflage, Berlin: Duncker und Humblot Verlag 1860

BERDING, HELMUT: Aufklären durch Geschichte: Ausgewählte Aufsätze, Göttingen: Vandenhoeck und Ruprecht 1990

BERDING, HELMUT: Das Königreich Westphalen als napoleonischer Modellstaat, in: HEDWIG, ANDREAS; MALETTKE, KLAUS; MURK, KARL (Hrsg.): Napoleon und das Königreich Westphalen. Herrschaftssystem und Modellstaatspolitik, Marburg: Elwert Verlag 2008, S. 101–114

BERDING, HELMUT; ULLMANN, HANS-PETER: Veränderungen in Deutschland an der Wende vom 18. zum 19. Jahrhundert, in: BERDING, HELMUT; ULLMANN HANS- PETER (Hrsg.): Deutschland zwischen Revolution und Restauration, Königstein/Ts.: Athenäum Verlag 1981, S. 11–40

BERGIUS, JOHANN HEINRICH LUDWIG: Medicinalanstalten, in: Policey- und Cameral- Magazin, Band 6, Frankfurt a. M. 1771, S. 328–348

BERGMEIER, OLIVER: Die sogenannte „niedere Chirurgie" unter besonderer Berücksichtigung der Stadt Halle an der Saale in der ersten Hälfte des 19. Jahrhunderts, Diss. med. Halle, 2002

BERRIAT, HONORÉ HUGUES: Législation militaire, Band 2, Alexandria: Louis Capriolo 1812

BETHAN, ANIKA: Napoleons Königreich Westphalen. Lokale, deutsche und europäische Erinnerungen, Paderborn: Ferdinand Schöningh Verlag 2012

BODMANN, FERDINAND: Code de police administrative, etc., 1. Teil, Mainz: Florian Kupferberg 1810

BÖHME, ERNST; DENECKE, DIETRICH ; KÜHN, HELGA-MARIA: Göttingen. Geschichte einer Universitätsstadt. Vom Dreißigjährigen Krieg bis zum Anschluss an Preußen – Der Wiederaufstieg als Universitätsstadt (1648–1866), Band 2, Göttingen: Vandenhoeck & Ruprecht 2002

BONAPARTE, NAPOLEON (herausgegeben auf Anweisung von Kaiser Napoléon III.): Correspondance de Napoléon, Band 25, Paris: Plon et Dumaine 1868

BRAEUNER, R.: Geschichte der preußischen Landwehr. Historische Darstellung und Beleuchtung ihrer Vorgeschichte, Errichtung und späteren Organisation, Halbband 1, Berlin: Mittler Verlag 1863

BRATRING, FRIEDRICH WILHELM AUGUST: Statistisch-topographische Beschreibung der gesammten Mark Brandenburg, Band 1, Berlin: Friedrich Maurer 1804

BROCKLISS, LAURENCE; JONES, COLIN: The Medical World of Early Modern France, Oxford: Clarendon Press 1997

BUESS, HEINRICH: Über den Beitrag deutscher Ärzte zur Arbeitsmedizin des 19. Jahrhunderts, in: ARTELT, WALTER; RÜEGG, WALTER (Hrsg.): Der Arzt und der Kranke in der Gesellschaft des 19. Jahrhunderts, (Studien zur Medizingeschichte des 19. Jahrhunderts, Band 1), Stuttgart: Enke 1967, S. 166–177

BULMERINCQ, M. E. VON: Das Gesetz der Schutzpocken-Impfung im Königreiche Bayern, in seinen Folgen und seiner Bedeutung für andere Staaten, Leipzig: B. G. Teubner 1862

BULMERINCQ, M. E. VON: Ergebnisse des Bayerischen Impfgesetzes im Vergleiche zu den Ergebnissen der Schutzpocken-Impfung in den europaeischen Gross- Staaten, München: Verlag der J.J. Lentner'schen Buchhandlung 1867

CABANIS, PIERRE JEAN GEORGES: Coup d'oeil sur les révolutions et sur la réforme de la médecine, Paris: Crapart, Caille und Ravier 1804

CHEVILLET, JAQUES; CHEVILLET, GEORGES (Hrsg.): Ma vie militaire 1800–1810, Paris: Hachette 1906

CONSEIL GÉNÉRAL D'ADMINISTRATION DES HOSPICES CIVILS: Rapports au conseil général des hospices sur les hôpitaux et hospices, les secours à domicile, la direction des nourrices, Paris: 1803

CORVISART, JEAN-NICOLAS: Journal de médecine, chirurgie, pharmacie, etc., Band 29, Paris: Migneret 1814

CROSLAND, MAURICE: The Officiers de Santé of the French Revolution. A Case Study in the Changing Language of Medicine, in: Medical History, 48(2), April 2004, S. 229–244

DAMAS-HINARD, JEAN-JOSEPH: Napoléon, ses opinions et jugemens sur les hommes et sur les choses, Band 1, Paris: Duféy 1838

DANIELS, HEINRICH GOTTFRIED WILHELM: Code Civil des Français. Civil-Gesetzbuch der Franzosen, Cöln: Keil 1805

DEICHERT, HEINRICH: Geschichte des Medizinalwesens im Gebiet des ehemaligen Königreichs Hannover (Quellen und Darstellungen zur Geschichte Niedersachsens, Band 26, hrsg. vom Historischen Verein für Niedersachsen) Hannover und Leipzig: Hahnsche Buchhandlung 1908

DEMANDT, KARL E.: Geschichte des Landes Hessen, Kassel: Stauda Verlag 1980

DHOM, GEORG: Geschichte der Histopathologie, Berlin/Heidelberg/New York: Springer Verlag 2001

DIDEROT, DENIS; D'ALEMBERT, JEAN-BAPTISTE LE ROND: Encyclopédie, ou dictionnaire raisonné des sciences, des arts et des métiers, Band 8, Paris: Briasson 1751

DIDIER, EUGENE L.: The Baltimore Bonapartes, in: Scribner's Monthly. An illustrated magazine for the people, Band 10, New York: Scribner & Co. 1875, S. 1–8

DOERR, HANS W.; GERLICH WOLFRAM H.: Medizinische Virologie. Grundlagen, Diagnostik, Prävention und Therapie viraler Erkrankungen, 2. Auflage, Stuttgart: Georg Thieme Verlag 2010

DUCHAINE: Intérêts professionnels, in: L'Art medicale. Intérêts sociaux, scientifiques et professionnels, Nr. 12, Brüssel: 1865, S. 3–7

DUFRAISSE, ROGER: Napoleon. Revolutionär und Monarch. Eine Biographie, 4. Auflage, München: C. H. Beck Verlag 2005

DULLER, EDUARD: Die Männer des Volks dargestellt von Freunden des Volks, Band 1, Frankfurt a. M.: Johann Valentin Meidinger Verlag 1847

DUVERGIER, JEAN BAPTISTE: Collection complète des lois, décrets, ordonnances, règlemens, avis du Conseil d'état publiée sur les éditions officielles du Louvre; de l'imprimerie nationale, par Baudouin; et du Bulletin des lois; (de 1788 à 1830 inclusivement, par ordre chronologique), Band 7, 2. Ausgabe, Paris: A. Guyot et Scribe 1834

DUVERGIER, JEAN BAPTISTE: Collection complète des lois, décrets, ordonnances, règlemens, avis du Conseil d'état publiée sur les éditions officielles du Louvre; de l'imprimerie nationale, par Baudouin; et du Bulletin des lois; (depuis 1788, par ordre chronologique), Band 14, 2. Ausgabe, Paris: A. Guyot et Scribe 1836

ECKART, WOLFGANG U.: Geschichte der Medizin, 5. Auflage, Berlin/Heidelberg: Springer Verlag 2005

ECKART, WOLFGANG U.: Illustrierte Geschichte der Medizin. Von der französischen Revolution bis zur Gegenwart, Heidelberg: Springer Verlag 2011

ECKART, WOLFGANG U.; GRADMANN, C.: Ärzte Lexikon, 3. Auflage, Heidelberg: Springer Medizin Verlag 2006

EHLERS, NILS: Der Widerspruch zwischen Mensch und Bürger bei Rousseau, Göttingen: Cuvillier Verlag 2004

EISSENHAUER, MICHAEL: König Lustik!? Jérôme Bonaparte und der Modellstaat Königreich Westphalen. Materialien für den Unterricht, herausgegeben von der Museumslandschaft Hessen-Kassel, Kassel: Thiele & Schwarz 2007

ENGEL, GUSTAV: Politische Geschichte Westfalens, Köln: Grote Verlag 1968

ERDEL, EIKE: Der westphälische Domänenstreit, in: BURMEISTER, HELMUT (Hrsg.): König Jérôme und der Reformstaat Westphalen. Ein junger Monarch und seine Zeit im Spannungsfeld von Begeisterung und Ablehnung, 1. Auflage, Hofgeismar 2006, S. 379–390

ERHARD, JOHANN BENJAMIN: Theorie der Geseze die sich auf das körperliche Wohlseyn der Bürger beziehen, und der Benuzung der Heilkunde zum Dienst der Gesezgebung, Tübingen: Cotta 1800

ERMAKOFF, ANTOINE: Le conseil général d'administration des hospices de Paris. Naissance d'une institution de santé publique, in: Canadian Bulletin of Medical History, Nr. 28, Thunder Bay/Ontario: 2011, S. 123–148

ERSCH, JOHANN SAMUEL: Handbuch über das Königreich Westphalen, Halle: Hemmerde und Schwetschke 1808

FAURE, OLIVIER: Histoire sociale de la médecine (XVIIIe-XXe Siècles), Paris: Anthropos-Economica 1994

FAUST, BERNHARD CHRISTOPH: Versuch über die Pflicht der Menschen, jeden Blatternkranken von der Gemeinschaft der Gesunden abzusondern und dadurch zugleich in Städten und Ländern und in Europa die Ausrottung der Blatternpest zu bewirken, Bückeburg: Grimme 1794

FISCHER-HOMBERGER, ESTHER: Geschichte der Medizin, Berlin/Heidelberg/New York: Springer Verlag 1975

FLEMMING, JENS: Die Rückkehr des Kurfürsten: Verfassungsbewegungen und Verfassungspolitik (1813–1862), in: FLEMMING, JENS; KRAUSE-VILMAR, DIETFRID (Hrsg.): Fremdherrschaft und Freiheit. Das Königreich Westphalen als Napoleonischer Modellstaat, Kassel: kassel university press 2009, S. 233–247

FORMEY, LUDWIG: Versuch einer medicinischen Topographie von Berlin, Berlin: Ernst Felisch 1796

FRANK, JOHANN PETER: System einer vollständigen medicinischen Polizey, Band 1, 2. Auflage, Mannheim: kuhrfürstliche Hofbuchhandlung Schwan 1784

FRANK, JOHANN PETER: Biographie des D. Johann Peter Frank, Wien: Karl Schaumburg 1802

FREVERT, UTE: Krankheit als politisches Problem 1770–1880. Soziale Unterschichten in Preußen zwischen medizinischer Polizei und staatlicher Sozialversicherung, (Kritische Studien zur Geschichtswissenschaft, Band 6), Göttingen: Vandenhoeck & Ruprecht 1984

GARNIÈRE, PAUL: La médecine et les médecins, in: Revue du Souvenir Napoléonien, Nr. 256, Paris: Oktober 1970, S. 14–16

GEBHARDT, BRUNO; GRUNDMANN, HERBERT (Hrsg.): Handbuch der deutschen Geschichte, Band 3, 9. Auflage, Stuttgart: Union Verlag 1970

GELFAND, TOBY: Professionalizing modern medicine: Paris surgeons and medical science and institutions in the 18th century, London and Westport/Conn.: Greenwood Press 1980

GERABEK, WERNER E. et al. (Hrsg.): Enzyklopädie Medizingeschichte, Berlin: Walter de Gruyter 2005

GINS, HEINRICH A.: Krankheit wider den Tod. Schicksal der Pockenschutzimpfung, Stuttgart: Gustav Fischer Verlag 1963

GLYNN, IAN; GLYNN, JENIFER: The Life and Death of Smallpox, New York: Cambridge University Press 2004

GROSSHERZOGTUM HESSEN: Großherzoglich hessische Verordnungen. Erstes Heft. Vom August 1806 bis Ende des Jahres 1808, Darmstadt: Verlag der Großherzoglichen Invaliden-Anstalt 1811

GROTHE, EWALD: Fader Schnickschnack oder wegweisende Reform? Zur Wirkung und Rezeption der westphälischen Verfassung, in: HEDWIG, ANDREAS;

MALETTKE, KLAUS; MURK, KARL (Hrsg.): Napoleon und das Königreich Westphalen. Herrschaftssystem und Modellstaatspolitik, Marburg: Elwert Verlag 2008, S. 125–140

GRUNDMANN, REINHART T.: Dominique-Jean Larrey. „Revolutionärer" Chirurg in Napoleons Diensten, in: Chirurgische Allgemeine, 12. Jg., 3. Heft, Heidelberg: Dr. R. Kaden Verlag 2011, S. 187–192

HARCKE, WILHELM: Einige Worte über die Impfung der Schutzblattern und über die Nothwendigkeit, diese Impfung zum Gesetze zu machen, in: Braunschweigisches Magazin, 19. Band, Braunschweig: 1806, S. 337–348

HARTMANN, STEFAN: Zu den inneren Verhältnissen im Königreich Westphalen. Betrachtungen und Analysen, in: BURMEISTER, HELMUT (Hrsg.): König Jérôme und der Reformstaat Westphalen. Ein junger Monarch und seine Zeit im Spannungsfeld von Begeisterung und Ablehnung, 1. Auflage, Hofgeismar 2006, S. 161–186

HASSEL, GEORG: Statistischer Umriß der sämtlichen Europäischen Staaten in Hinsicht ihrer Größe, Bevölkerung, Kulturverhältnisse, Handlung, Finanz- und Militärverfassung und ihrer außereuropäischen Besitzungen, 1. Teil, Braunschweig: Friedrich Vieweg Verlag 1805

HASSEL, GEORG: Das Königreich Westphalen vor seiner Organisazion, Braunschweig: Friedrich Vieweg Verlag 1807

HASSEL, GEORG: Statistisches Repertorium über das Königreich Westphalen, Braunschweig: Friedrich Vieweg Verlag 1813

HATTENHAUER, CHRISTIAN: Das Königreich Westphalen (1807–1813), in: GROSSFELD, BERNHARD (Hrsg.): Westfälische Jurisprudenz. Beiträge zur deutschen und europäischen Rechtskultur, Münster: Waxmann Verlag 2000, S. 67–95

HAZLITT, WILLIAM: The Life of Napoleon Buonaparte, Band 3, 2. Auflage, London: unbekannter Verlag 1852

HÄBERLEIN, MARK, PRUSSAT, MARGRIT (Hrsg.): Eine Wissenschaft im Umbruch. Andreas Röschlaub (1768–1835) und die deutsche Medizin um 1800 (Bamberger Historische Studien, 18), Bamberg 2018

HÄUSSER, LUDWIG: Deutsche Geschichte vom Tode Friedrichs des Großen bis zur Gründung des Deutschen Bundes, 2. Band, 3. Auflage, Berlin: Weidmannsche Buchhandlung, 1862

HEBENSTREIT, ERNST BENJAMIN GOTTLIEB: Lehrsätze der medicinischen Polizeywissenschaft, Leipzig: Dykische Buchhandlung 1791

HEDWIG, ANDREAS: Das Königreich Westphalen unter Jérôme Bonaparte (1807–1813) – Ein Modellstaat in der Außen- und Innenwirkung, in: HEDWIG, ANDREAS; MALETTKE, KLAUS; MURK, KARL (Hrsg.): Napoleon und das

Königreich Westphalen. Herrschaftssystem und Modellstaatspolitik, Marburg: Elwert Verlag 2008, S. 9–17

HEINEMEYER WALTER: Das Werden Hessens, (Veröffentlichungen der historischen Kommission für Hessen), Marburg: Elwert Verlag 1986

HEITZER, HEINZ: Insurrectionen zwischen Weser und Elbe. Volksbewegungen gegen die französische Fremdherrschaft im Königreich Westfalen (1806–1813), Berlin: Rütten & Loening 1959

HELLER, ROBERT: Officiers de santé. The second-class doctors of nineteenth-century France, in: Medical History, Vol. 22 (1), London: 1978, S. 25–43

HERDMANN, FRANK: Montesquieurezeption in Deutschland im 18. und beginnenden 19. Jahrhundert, Band 25, Hildesheim/Zürich/New York: Olms 1990

HERZ, MARCUS: D. Marcus Herz an den D. Dohmeyer, Leibarzt des Prinzen August von England über die Brutalimpfung und deren Vergleichung mit der humanen, 2. Abdruck, Berlin: Gottfried Braun 1801

HESSEN, LANDGRAF FRIEDRICH II.: Hessische Medicinalordnung und Gesetze, welche das Sanitätswesen im Lande überhaupt betreffen, Cassel: Henrich Schmiedt 1778

HEUSINGER, CARL FRIEDRICH: Geschichte des Hospitals Sanct Elisabeth in Marburg nebst Bemerkungen über die Schicksale der Gebeine Elisabeths und über Wunder-Heilungen im Allgemeinen, in: Schriften der Gesellschaft für Beförderung der gesammten Naturwissenschaften zu Marburg 9, 1872, S. 69–149

HEYNE, CARL TRAUGOTT: Geschichte Napoleon's von der Wiege bis zum Grabe in Wort und Bild, Band 2, Leipzig: Robert Binder 1843

HIATROPHILO, T. A. VON: Kluger und lustiger Medicus, welcher durch anmuthige Historien/Gespräche und Fragen, nicht allein den jetzigen Zustand der edlen Medicin vor Augen leget, die groben Spähne von selbiger, als Medicastros, Empiricos, und Pfuscher abhobelt; sondern auch den rechten Grund, zu wahrhafften Studio Medico zu kommen, anzeiget, auch ein ziemliches von guten und sicheren Medicamenten und Recepten mittheilet, Zittau: Johann Jacob Schöps 1721

HOFF, KARL ERNST ADOLF VON: Das Teutsche Reich vor der französischen Revolution und nach dem Frieden zu Lunéville, 2. Theil, Gotha: unbekannter Verlag 1805

HOWGRAVE, FRANCIS: Reasons against the Inoculation of the Small-Pox. In a letter to Dr. Jurin, London: 1724

HUDEMANN-SIMON, CALIXTE: L'État et la santé. La politique de santé publique ou „police médicale" dans les quatre départements rhénans, 1794–1814 (Beihefte der Francia, 38), Sigmaringen: Thorbecke 1995

Hug, Wolfgang; Danner, Wilfried: Geschichtliche Weltkunde. Von den Anfängen der Demokratie in England bis zum Ende des Ersten Weltkriegs, Band 3, Frankfurt a. M.: Diesterweg Verlag 1980

Hufeland, Christoph Wilhelm: Die Kunst das menschliche Leben zu verlängern, Jena: Akademische Buchhandlung 1797

Ilse, Leopold Friedrich: Geschichte der deutschen Bundesversammlung, insbesondere ihres Verhaltens zu den deutschen National-Interessen, Band 1, Marburg: Elwert'sche Universitäts-Buchhandlung 1861

Imbert, Jean: L'assistance publique à Paris de la Révolution française à 1977 (1789–1977), in: Ecole pratique des Hautes Etudes; Institut français des Sciences administratives; Ville de Paris: L'administration de Paris (1789–1977). Actes du colloque tenu au Conseil d'Etat le 6 mai 1978, Paris: Champion 1979, S. 79–107

Isensee, Emil: Geschichte der Medicin und ihrer Hülfswissenschaften, Zweiter Theil: Neuere und neueste Geschichte, Berlin: Liebmann & Comp. 1842

Isensee, Emil: Geschichte der Medicin, Chirurgie, Geburtshülfe, Staatsarzneikunde, Pharmacie u. a. Naturwissenschaften und ihrer Litteratur, Zweiter Theil: Neuere und neueste Geschichte, Berlin: Albert Nauck und Comp. 1844

Jäger, Veronika; Burmeister, Helmut: Anfang und Ende des Königreichs Westphalen, in: Burmeister, Helmut (Hrsg.): König Jérôme und der Reformstaat Westphalen. Ein junger Monarch und seine Zeit im Spannungsfeld von Begeisterung und Ablehnung, 1. Auflage, Hofgeismar 2006, S. 395–398

Jena, Detlef; Stolz, Rüdiger: Napoleon. Reisewege in Thüringen, Weimar: Weimarer Taschenbuch Verlag 2007

Jenner, Edward: An inquiry into the causes and effects of the Variolae Vaccinae, a disease discovered in some of the western Counties of England, particularly Gloucestershire, and known by the name of the Cow Pox, London: 1798

Jourdan Lecointe (auch Le Cointe), M.: La santé de Mars, Paris: Briand 1792

Juncker, Johann Christian Wilhelm: Archiv der Aerzte und Seelsorger wider die Pockennoth, 3. Stück, Leipzig: Weygandsche Buchhandlung 1797

Keel, Othmar: L'avènement de la médecine clinique moderne en Europe 1750–1815, Montreal: Les Presses de l'Université de Montréal 2001

Keim, Heinrich: Savoir vivre - Französische Einflüsse in westphälischer Zeit, in: Burmeister, Helmut (Hrsg.): König Jérôme und der Reformstaat Westphalen. Ein junger Monarch und seine Zeit im Spannungsfeld von Begeisterung und Ablehnung, 1. Auflage, Hofgeismar 2006, S. 129–154

KERCKHOVE, JOSEPH ROMAIN LOUIS DE: Histoire des maladies observées à la Grande Armée française pendant les campagnes de Russie en 1812 et d'Allemagne en 1813, 3. Auflage, Antwerpen: Janssens 1836

KINDER, HERMANN; HILGEMANN, WERNER: dtv-Atlas Weltgeschichte. Von der Französischen Revolution bis zur Gegenwart, Band 2, 25. Auflage, München: Deutscher Taschenbuch Verlag 1991

KLEBS, ARNOLD C.: Die Variolation im achtzehnten Jahrhundert. Ein historischer Beitrag zur Immunitätsforschung, in: SUDHOFF, KARL; STICKER, GEORG (Hrsg.): Zur historischen Biologie der Krankheitserreger. Materialien, Studien und Abhandlungen, 7. Heft, Gießen: Verlag von Alfred Töpelmann 1914

KLESSMANN, ECKART: Deutschland unter Napoleon in Augenzeugenberichten, Düsseldorf: Rauch Verlag 1965

KNÖPPEL, VOLKER: Verfassung und Rechtswesen im Königreich Westphalen, in: BURMEISTER, HELMUT (Hrsg.): König Jérôme und der Reformstaat Westphalen. Ein junger Monarch und seine Zeit im Spannungsfeld von Begeisterung und Ablehnung, 1. Auflage, Hofgeismar 2006, S. 21-37

KÖNIGREICH WESTPHALEN: Bulletin des Lois du Royaume de Westphalie, Band 1, Nr. 1-37, Cassel: Königliche Buchdruckerei 1808

KÖNIGREICH WESTPHALEN: Bulletin des Lois du Royaume de Westphalie, Band 2, Nr. 38-52, Cassel: Königliche Buchdruckerei 1808

KÖNIGREICH WESTPHALEN: Bulletin des Lois du Royaume de Westphalie. Zweiter Theil des Jahres 1809, Cassel: Königliche Buchdruckerei 1809

KÖNIGREICH WESTPHALEN: Bulletin des Lois du Royaume de Westphalie. Dritter Theil des Jahres 1809, Cassel: Königliche Buchdruckerei 1809

KÖNIGREICH WESTPHALEN: Bulletin des Lois et Décrets du Royaume de Westphalie, Band 1, 2. Auflage, Cassel: Königliche Buchdruckerei 1810

KÖNIGREICH WESTPHALEN: Bulletin des Lois et Décrets du Royaume de Westphalie, Band 2, 2. Auflage, Cassel: Königliche Buchdruckerei 1810

KÖNIGREICH WESTPHALEN: Hof- und Staats- Handbuch des Königreichs Westphalen, Hannover: Gebrüder Hahn 1811

KOLLE, WILHELM; WASSERMANN, AUGUST VON: Handbuch der pathogenen Mikroorganismen Band 8, 2. Auflage, Jena: G. Fischer 1913

KOPP, JOHANN HEINRICH: Jahrbuch der Staatsarzneikunde, 2. Jg., Frankfurt a. M.: Johann Christian Hermann 1809

KOPP, JOHANN HEINRICH: Jahrbuch der Staatsarzneikunde, 5. Jg., Frankfurt a. M.: Johann Christian Hermann 1812

KOTULLA, MICHAEL: Deutsche Verfassungsgeschichte. Vom Alten Reich bis Weimar (1495-1934), Berlin/Heidelberg: Springer Verlag 2008

KRAMANN, BERNHARD: Retour à la nature mit Hippokrates: Zur französischen Medizin im Jahrhundert der Aufklärung, in: SCHMITZ-EMANS, MONIKA; SCHMITT, CLAUDIA; WINTERHALTER, CHRISTIAN: Komparatistik als Humanwissenschaft. Festschrift zum 65. Geburtstag von Manfred Schmeling, Würzburg: Verlag Königshausen & Neumann 2008, S. 67–74

KREBS, GILBERT; POLONI, BERNARD: Volk, Reich und Nation. Texte zur Einheit Deutschlands in Staat, Wirtschaft und Gesellschaft 1806–1918, (Publications de l'Institut d'Allemand d'Asnière No 19), Université de la Sorbonne Nouvelle 1994

KROHN, WOLFGANG: Francis Bacon, 2. Auflage, München: C. H. Beck Verlag 2006

KRÜGER-FÜRHOFF, IRMELA MAREI: Der versehrte Körper. Revisionen des klassizistischen Schönheitsideals, Göttingen: Wallstein-Verlag 2001

KÜBLER, PAUL: Geschichte der Pocken und der Impfung, Berlin: Hirschwald 1901

LABISCH, A.: Entwicklungslinien des öffentlichen Gesundheitsdienstes in Deutschland. Vorüberlegungen zur historischen Soziologie öffentlicher Gesundheitsvorsorge, in: Öff. Gesundh.-Wesen, 44. Jg., Stuttgart: Georg Thieme Verlag 1982, S. 745–761

LAMPRECHT, GEORG FRIEDRICH: Versuch eines vollständigen Systems der Staatslehre, Band 1, Teil 1, Berlin: Hesse Verlag 1784

LANZAC DE LABORIE, LÉON DE: Paris sous Napoléon. Assistance et bienfaisance approvisionnement, 2. Ausgabe, Paris: Plon-Nourrit 1908

LARREY, DOMINIQUE-JEAN: Mémoires de chirurgie militaire, et campagnes, Band 1, Paris: J. Smith et F. Buisson 1812

LAURENT, CHARLES NICOLAS: Histoire de la vie et des ouvrages de P. F. Percy, Versailles: Daumont 1827

LEMAIRE, JEAN-FRANÇOIS: La médecine napoléonienne, Nouveau Monde/Fondation Napoléon (éd.), Paris: 2003

LEMBERG, MARGRET: Cadaver für Marburg, in Marburger UniJournal, Nr. 29, Mai 2007, S. 36–37

LEONHARDT, ROLAND: Philosophie als Inspiration für Manager, Anregungen und Zitate großer Denker von Aristoteles bis Wittgenstein, 2. Auflage, Wiesbaden: Springer Gabler 2016

LEPEC, M.: Recueil général des lois, décrets, ordonnances, etc., depuis le mois de Juin 1789 jusqu'au mois d'Août 1830, Band 12, Paris: 1839

LESZCZYNSKI, STANISLAUS VON: Kriegerleben des Johann von Borcke, weiland Kgl. preuß. Oberstlieutenant 1806–1815, nach dessen Aufzeichnungen bearbeitet, Berlin: Mittler Verlag 1888

LICHTENTHAELER, CHARLES: Geschichte der Medizin, Band 2, 2. Auflage, Köln: Deutscher Ärzte Verlag 1977

LUYENDIJK-ELSHOUT, ANTOINE M.: Medizin, in RÜEGG, WALTER (Hrsg.): Geschichte der Universität in Europa. Vom 19. Jahrhundert zum Zweiten Weltkrieg 1800–1945, Band 3, München: C. H. Beck Verlag 2004, S. 448–485

MALETTKE, KLAUS: Das Empire, das Königreich Westphalen und das Staatensystem, in: HEDWIG, ANDREAS; MALETTKE, KLAUS; MURK, KARL (Hrsg.): Napoleon und das Königreich Westphalen. Herrschaftssystem und Modellstaatspolitik, Marburg: Elwert Verlag 2008, S. 73–84

MEMMINGER, FRIEDRICH AUGUST: Versuch einer Beschreibung der Stadt Reutlingen, Reutlingen: Mäcken'sche Buchhandlung 1805

METZ-BECKER, MARITA: Der verwaltete Körper. Die Medikalisierung schwangerer Frauen in den Gebärhäusern des frühen 19. Jahrhunderts, Frankfurt a. M.; New York: Campus Verlag 1997

MEUSEL, JOHANN GEORG: Lehrbuch der Statistik, Leipzig: Caspar Fritsch 1792

MEYER, BERNHARD: Die »Makrobiotik« machte ihn berühmt. Der Arzt Christoph Wilhelm Hufeland (1762–1836), in: Berlinische Monatszeitschrift, 6. Jg., 8/1997, Luisenstädtischer Bildungsverein, Berlin. S. 76–81

MICHL, SUSANNE: Im Dienste des »Volkskörpers«. Deutsche und französische Ärzte im Ersten Weltkrieg, Göttingen: Vandenhoeck & Ruprecht 2007

MÖLLER, CAREN: Medizinalpolizei. Die Theorie des staatlichen Gesundheitswesens im 18. und 19. Jahrhundert, Frankfurt a. M. Vittorio Klostermann 2005

MONTESQUIEU, CHARLES LOUIS DE SECONDAT DE: De l'esprit des lois, Band 2, London: unbekannter Verlag 1757

MÜHLBACH, LUISE: Napoleon in Deutschland. Rastatt und Jena, Band 1, 3. Auflage, Berlin: Otto Janke Verlag 1861

MÜHLBACH, LUISE (hier: Louise): Kaiser Joseph der Zweite und sein Hof, Erste Abtheilung: Kaiser Joseph und Maria Theresia, 8. Auflage, Berlin: Otto Janke 1864

MÜLLER, JOHANN VALENTIN: Beweis, dass die Kuhpocken mit den natürlichen Kinderblattern in keiner Verbindung stehen, und also ihre Einimpfung kein untrügliches Verwahrungsmittel gegen die natürlichen Blattern seyn könne. Dem Publikum zur Beherzigung gewidmet, Frankfurt a. M. 1801

MÜLLER, LUDWIG: Aus sturmvoller Zeit. Ein Beitrag zur Geschichte der westfälischen Herrschaft, Marburg: unbekannter Verlag 1891

MÜNCH, RAGNHILD: Gesundheitswesen im 18. und 19. Jahrhundert. Das Berliner Beispiel, (Publikationen der Historischen Kommission zu Berlin), zugleich Diss. Berlin 1992, Berlin: Akademie Verlag 1995

NIPPERDEY, THOMAS: Deutsche Geschiche 1800–1866. Bürgerwelt und starker Staat, 46.-51. Tausend, München: C. H. Beck Verlag 1994

NOLDE, A. F.: Die Kuhpocken-Impfung im Oker-Departement des Königreichs Westphalen vom Jahre 1808, nebst den Resultaten der eigenen Impfungen in demselben Jahre, in: HUFELAND, CHRISTOPH WILHELM; HIMLY, KARL. (Hrsg.): Journal der practischen Heilkunde, Band 30, 3. Stück, Berlin: In Commission der Realschul-Buchhandlung 1810, S. 80–91

OBERDIEK, ALFRED: Göttinger Universitätsbauten. Die Baugeschichte der Georg-August-Universität, 2. Auflage, Göttingen: Verlag Göttinger Tageblatt 2002

OSIANDER, FRIEDRICH BENJAMIN: Ausführliche Abhandlung über die Kuhpocken ihre Ursachen, Zufälle, Einimpfung, Behandlung, Verhältnisse zu andern Hautausschlägen der Menschen und Thiere u.s.w. nach eigenen und anderen Beobachtungen, Göttingen: Christian Friedrich Thomas 1801

OSTERHAMMEL, JÜRGEN: Die Verwandlung der Welt. Eine Geschichte des 19. Jahrhunderts, Sonderausgabe, München: C.H. Beck 2011

PAYA, JEAN BAPTISTE: La mosaïque du Midi. Publication mensuelle, Band 2, Toulouse: 1838

PERCY, PIERRE FRANÇOIS: Journal des campagnes du baron Percy, Paris: Plon-Nourrit 1904

PERTHES, CLEMENS THEODOR: Politische Zustände und Personen in Deutschland zur Zeit der französischen Herrschaft, Band 2, Gotha: Friedrich Andreas Perthes 1869

PETERSEN, JENS: Kirchensteuer kompakt. Strukturierte Darstellung mit Berechnungsbeispielen, 1. Auflage, Wiesbaden: Gabler Verlag 2010

PETRI, VOLKER: Der Moniteur Westphalien. Ein Medium napoleonischer Kommunikationspolitik in den Jahren 1808/1809, in: BURMEISTER, HELMUT (Hrsg.): König Jérôme und der Reformstaat Westphalen. Ein junger Monarch und seine Zeit im Spannungsfeld von Begeisterung und Ablehnung, 1. Auflage, Hofgeismar 2006, S. 187–208

PHILLIPPE, ADRIEN; LUDWIG, HERMANN (Übers.): Geschichte der Apotheker bei den wichtigsten Völkern der Erde seit den ältesten Zeiten bis auf unsere Tage nebst einer Uebersicht des gegenwärtigen Zustandes der Pharmacie in Europa, Asien, Afrika und Amerika, Jena: Friedrich Mauke Verlag 1855

PIGEARD, ALAIN: L'armée de Napoléon 1800–1815. Organisation et vie quotidienne, Paris: Tallandier 2000

PIGEARD, ALAIN: L'armée napoléonienne 1804–1815, Paris, Editions Curandera 1993

Pistor, M.: Geschichte der preußischen Medizinalverwaltung, in: Deutsche Vierteljahrsschrift für öffentliche Gesundheitspflege, 40, Braunschweig: Vieweg 1908, S. 225–250 und 550–554

Poirier, Jacques; Salaün, Françoise: Médecin ou Malade? La médecine en France aux XIXe et XXe siècles, Paris: Masson 2001

Poumiès de la Siboutie, François-Louis: Souvenirs d'un médecin de Paris, 1789–1863, Paris: Plon-Nourrit 1910

Povacz, Fritz: Geschichte der Unfallchirurgie, 2. Auflage, Heidelberg: Springer Medizin Verlag 2007

Preussen, König Fiedrich Wilhelm I.: Königliches Preußisches und Churfürstl. Brandenburgisches allgemeines und neugeschärfftes Medicinal-Edict und Verordnung, Berlin: Michaelis 1725

Probst, Christian: Der Weg des ärztlichen Erkennens am Krankenbett. Herman Boerhaave und die ältere Wiener medizinische Schule, Band 1, (Sudhoffs Archiv, Beihefte, 15), Wiesbaden: Franz Steiner Verlag 1972

Ramsey, Matthew: Professional and popular medicine in France 1770–1830. The social world of medical practice, Cambridge: Cambridge University Press 1988

Ravard, Thérèse: Histoire et médecins de Franche-Comté, Yens sur Morges: Cabédita 2002

Rhodius, Bernd; Böhm, Wolfgang: Das Geld im Königreich Westphalen. Eine Betrachtung über die Geldverhältnisse in napoleonischer Zeit, in: Burmeister, Helmut (Hrsg.): König Jérôme und der Reformstaat Westphalen. Ein junger Monarch und seine Zeit im Spannungsfeld von Begeisterung und Ablehnung, 1. Auflage, Hofgeismar 2006, S. 289–338

Ritzmann, Iris: Medikus und Scharlatan – Szenen einer innigen Feindschaft. Teil 1, in: Schweizerische Ärztezeitung, 90. Jg., 3/2009, S. 84–88

Rob, Klaus: Regierungsakten des Königreichs Westphalen 1807–1813, Quellen zu den Reformen in den Rheinbundstaaten, hrsg. von der Historische Kommission bei der Bayerischen Akademie der Wissenschaften, Band 2, München: Oldenbourg Verlag 1992

Ruland, Thomas August: Von dem Einflusse der Staatsarzneykunde auf die Staatsverwaltung. Nebst einem Entwurfe der Staatsarzneykunde, Rudolstadt: Klüger Verlag 1806

Rupp, Johannes Peter: Hundert Jahre Impfgesetz. Ausstellung in der Universitäts- Bibliothek Gießen 19.-26. April 1974, Katalog zur Ausstellung, Giessen: Universitäts-Bibliothek 1974

Rust, Johann Nepomuk: Die Medicinal-Verfassung Preußens, wie sie war und wie sie ist, Berlin: Enslin 1838

Sahmland, Irmtraut: Die Anfänge der Schutzimpfung in Gießen, in: Gießener Universitätsblätter 30, Dezember 1997, S. 51–61

Sahmland, Irmtraut: Bernhard Christoph Faust. Ein Pionier der Gesundheitsförderung, in: Deutsches Ärzteblatt, Jg. 102, Heft 37, 16. September 2005, A 2457–2461

Sahmland, Irmtraut: Verordnete Körperspende – Das Hospital Haina als Bezugsquelle für Anatomieleichen (1786-1855), in: Friedrich, Arnd, Vanja, Christina, Sahmland, Irmtraut (Hrsg.): An der Wende zur Moderne. Die hessischen Hohen Hospitäler im 18. und 19. Jahrhundert, (Historische Schriftenreihe des Landeswohlfahrtsverbandes Hessen. Quellen und Studien, Bd. 14), Petersberg 2008, S. 65–104

Sahmland, Irmtraut: Krise oder Aufbruch in die Moderne? – Die Aufhebung der Samtverwaltung der hessischen Hohen Hospitäler im Jahr 1810, in: Friedrich, Arnd; Sahmland, Irmtraut; Vanja, Christina (Hrsg.): An der Wende zur Moderne. Die hessischen Hohen Hospitäler im 18. und 19. Jahrhundert, (Historische Schriftenreihe des Landeswohlfahrtsverbandes Hessen. Quellen und Studien, Bd. 14), Petersberg Michael Imhof Verlag 2008, S. 321–344

Sahmland, Irmtraut: Kontinuitäten und Diskontinuitäten. Das Medizinalwesen im Königreich Westphalen, in: Flemming, Jens; Krause-Vilmar, Dietfrid (Hrsg.): Fremdherrschaft und Freiheit. Das Königreich Westphalen als Napoleonischer Modellstaat, Kassel: kassel university press 2009, S. 151–173

Sahmland, Irmtraut: Die Medizinalordnung von 1778 und die medizinische Versorgung im Marburger Raum, in: Sahmland Irmtraut; Grundmann, Kornelia (Hrsg.): Perspektiven der Medizingeschichte Marburgs. Neue Studien und Kontexte, Darmstadt-Marburg: 2011 (Quellen und Forschungen zur hessischen Geschichte, 162), S. 59–85.

Sahmland, Irmtraut: Überlegungen zu Perspektiven der Hospital- und Krankenhausgeschichte, ausgehend von Forschungen über die hessischen Hohen Hospitäler, in: Historia Hospitalium. Jahrbuch der Deutschen Gesellschaft für Krankenhausgeschichte, Bd. 27: Krankenhausgeschichte heute. Was heißt und zu welchem Ende studiert man Hospital- und Krankenhausgeschichte?, Berlin: LIT-Verlag 2011, S. 53–61

Sahmland, Irmtraut: Schwierige Startbedingungen eines Pharmazeuten im Landeshospital Haina (1838/39) in: Anagnostou, Sabine; Retzar, Ariane (Hrsg.): Facetten der Pharmaziegeschichte. Festschrift für Christoph Friedrich zum 65. Geburtstag, (Veröffentlichungen zur Pharmaziegeschichte, Bd. 15), Stuttgart: Wissenschaftliche Verlagsgesellschaft 2019, S. 185–196

Saint-Hilaire, Émile Marco de: Histoire de la campagne de Russie pendant l'année 1812 et de la captivité des prisonniers français en Sibérie et dans les autres provinces de l'empire, Paris: Eugène et Victor Penaud 1848

SANDEAU, JAQUES: La santé aux armées. L'organisation des services et les hôpitaux. Grandes figures et dures réalités, in: Revue du Souvenir Napoléonien, Nr. 450, Paris: Januar 2004, S. 19–37

SCHLOSSER, FRIEDRICH CHRISTOPH: Geschichte des achtzehnten Jahrhunderts und des neunzehnten bis zum Sturz des französischen Kaiserreichs, Band 5, 2. Auflage, Heidelberg: Mohr Verlagshandlung 1846

SCHMID, HEINZ DIETER: Fragen an die Geschichte, Band 3, 4. Auflage, Frankfurt a. M.: Cornelsen Verlag 1981

SCHMIDT, ALEXANDER: Das Überleben der „Kleinen". Die Zäsur 1806 und die Politik Sachsen-Weimar-Eisenachs (1796–1813), in KLINGER, ANDREAS; HAHN, HANS- WERNER; SCHMIDT, GEORG (Hrsg.): Das Jahr 1806 im europäischen Kontext. Balance, Hegemonie und politische Kulturen, Köln: Böhlau Verlag 2008, S. 349–380

SCHMITT, CLAUDIA: Rettung und Wiederbelebung Verunglückter 1740–1840 mit besonderer Berücksichtigung der Atmungs- und Beatmungsgeräte sowie anderer Hilfsmittel (Marburger Schriften zur Medizingeschichte, 47), Frankfurt/M.: Peter Lang-Verlag 2012

SCHOCHOW, MAXIMILIAN; STEGER, FLORIAN: Johann Christian Reil (1759–1813). Stadtphysikus, Universalmediziner und Wegbereiter der Psychiatrie, in: Ärzteblatt Sachsen-Anhalt, 24. Jg., 5. Heft, S. 71–72, Magdeburg: 2013

SCHOPENHAUER, JOHANNA: Reise durch das südliche Frankreich, Rudolstadt: Hof-, Buch- und Kunsthandlung 1817

SEVERIN-BARBOUTI, BETTINA: Gesellschaft im Umbruch. Wirtschafts- und Sozialreformen im Königreich Westphalen, in: HEDWIG, ANDREAS; MALETTKE, KLAUS; MURK, KARL (Hrsg.): Napoleon und das Königreich Westphalen. Herrschaftssystem und Modellstaatspolitik, Marburg: Elwert Verlag 2008, S. 141–165

SIKORA, MICHAEL: Desertion und nationale Mobilmachung. Militärische Verweigerung 1792–1813, in: BRÖCKLING, ULRICH; SIKORA, MICHAEL (Hrsg.): Armeen und ihre Deserteure, Göttingen: Vandenhoeck und Ruprecht 1998, S. 112–140

SPEITKAMP, WINFRIED: Unruhe, Protest, Aufstand. Widerstand und Widersetzlichkeit gegen die napoleonische „Fremdherrschaft", in FLEMMING, JENS; KRAUSE-VILMAR, DIETFRIED (Hrsg.): Fremdherrschaft und Freiheit. Das Königreich Westphalen als napoleonischer Modellstaat, Kassel: kassel university press 2009, S. 133–150.

STEVENS, FRED: Les associations religieuses en Belgique pendant le 19 ième siècle, in: MAEYER, JAN DE; LEPLAE, SOFIE; SCHMIEDL, JOACHIM (Hrsg.): Religious institutes in Western Europe in the 19th and 20th Centuries, Leuven: Leuven University Press 2004, S. 185–202

Szokalski, Viktor: Neun Briefe über den medicinischen Congress in Frankreich, in: Roser, W.; Wunderlich C. A. (Hrsg.): Archiv für physiologische Heilkunde, 5 Jg., Stuttgart: Ebner und Seubert 1846, S. 89–131

Tantini, Francesco: Biografia di Giovan Pietro Frank, Pisa: Presso Sebastiano Nistri 1822

Thiers, Adolphe: Napoleons Leben und Thaten, München: George Jaquet Verlag 1840

Töppel, Roman: Die Sachsen und Napoleon. Ein Stimmungsbild 1806–1813, Köln: Böhlau Verlag 2008

Tröhler, Ulrich: 250 Jahre Göttinger Medizin. Begründung – Folgen – Folgerungen, in: Voigt, Hans Heinrich (Hrsg.): Naturwissenschaften in Göttingen. Eine Vortragsreihe, Göttingen: Vandenhoeck & Ruprecht 1988, S. 9–36

Universität Marburg: Universitätsstadt Marburg. Gutachten zur Bewerbung Marburgs für die UNESCO-Welterbeliste von Willem Frijhoff, Marburg: Druckhaus Marburg

Université de France: Recueil des lois et règlemens concernant l'instruction publique, Band 2, Paris: Brunot-Labbe 1814

Vanja, Christina: Institutionen aufgeklärter Wohlfahrt und mittelalterliche Karitas, in: Wunder, Heide; Vanja, Christina; Wegner, Karl-Hermann (Hrsg.): Kassel im 18. Jahrhundert. Residenz und Stadt, Kassel: Euregio Verlag 2000, S. 104–142

Vasold, Manfred: Pest, Not und schwere Plagen. Seuchen und Epidemien vom Mittelalter bis heute, München: C. H. Beck Verlag 1991

Veltzke, Veit: Trikolore und Kaiseradler über Rhein und Weser, Köln: Böhlau Verlag 2007

Vergez, Bénédicte: Le monde des médecins au XX siècle, Brüssel: Editions complexe 1996

Viennet, Jean-Pons-Guillaume; Trousson, Raymond (Hrsg.): Mémoires et Journal 1777–1867, Paris: Honoré Champion 2006

Wagener, Silke: Pedelle, Mägde und Lakaien. Das Dienstpersonal an der Georg-August-Universität Göttingen 1737–1866, Göttingen: Vandenhoeck und Ruprecht, 1996

Weikl, Katharina: Krise ohne Alternative? Das Ende des Alten Reiches 1806 in der Wahrnehmung der süddeutschen Reichsfürsten, Berlin: Frank & Timme Verlag 2006

Weis, Eberhard: Reformen im rheinbündischen Deutschland, (Schriften des Historischen Kollegs, Band 4), München: R. Oldenbourg Verlag 1984

Weis, Eberhard: Montgelas. Der Architekt des modernen bayerischen Staates, Band 2, München: C. H. Beck Verlag 2005

WENCKER-WILDBERG, FRIEDRICH: Das Haus Napoleon. Geschichte eines Geschlechts, Stuttgart: Strecker und Schröder Verlag 1939

WENZEL, KLAUS-PETER: 200 Jahre Hochschulchirurgie in Halle an der Saale (1811–2011), in: Ärzteblatt Sachsen-Anhalt, 2011, 4. Ausgabe, S. 78–81

WETZLER, JOHANN EVANGELIST: Aktenstücke über die Schutzpocken-Impfung in der königlich-baier'schen Provinz in Schwaben. Nebst einer Abhandlung über die Maßregeln und Anstalten, welche die Regierungen in Hinsicht der Schutzpocken-Impfung treffen sollen, Ulm: Beckersche Buchhandlung 1807

WIEDEN, PETER: Jérôme Bonaparte. Im Schatten des Titanen, in: BURMEISTER, HELMUT (Hrsg.): König Jérôme und der Reformstaat Westphalen. Ein junger Monarch und seine Zeit im Spannungsfeld von Begeisterung und Ablehnung, 1. Auflage, Hofgeismar 2006, S. 43–72

WILKE, GERHARD: Die Sünden der Väter: Bedeutung und Wandel von Gesundheit und Krankheit im Dorfalltag, in: LABISCH, ALFONS; SPREE, REINHARD (Hrsg.): Medizinische Deutungsmacht im sozialen Wandel des 19. und frühen 20. Jahrhunderts, Rehburg-Loccum: Psychiatrie-Verl. 1989, S. 123–140

WINKLE, STEFAN: Geißeln der Menschheit. Kulturgeschichte der Seuchen, Mannheim: Artemis und Winkler 2005

WINKLER, HEINRICH AUGUST: Geschichte des Westens. Von den Anfängen in der Antike bis zum 20. Jahrhundert, 2. Auflage, München: C.H. Beck Verlag 2010

WOLFF, EBERHARD: Einschneidende Maßnahmen. Pockenschutzimpfung und traditionale Gesellschaft im Württemberg des frühen 19. Jahrhunderts, (Medizin, Gesellschaft und Geschichte, Beiheft 10), Stuttgart: Franz Steiner Verlag 1998

ZSCHIESCHE, KARL LUDWIG: Halberstadt sonst und jetzt mit Berücksichtigung seiner Umgebung, 2. Auflage, Halberstadt: Helmsche Buchhandlung 1895

ZEHNER, JOHANN GEORG: Kuhpocken, und Kuhpocken-Impfung, als ein ohnfehlbares Mittel die Kinderblattern zu verhüten, 2. Auflage, Mannheim: Schwan und Götz 1801

ZÖLLNER, ERICH: Geschichte Österreichs. Von den Anfängen bis zur Gegenwart, 8. Auflage, Wien: Verlag für Geschichte und Politik 1990

Internetquellen

Wissenschaftliche Sammlungen an der Humboldt-Universität zu Berlin: Christoph Wilhelm Hufeland, unter: http://www.sammlungen.hu-berlin.de/dokumente/248/ (abgerufen am 06.05.2017)

Personen-, Orts- und Sachregister

A
Ackerknecht, E. H. 43
Ambulances Volantes 54
Auerstedt 196
Augsburg 193
Austerlitz 194

B
Bacon, F. 198
Baden 35, 194, 195
Ballhorn, Dr. G. F. 138
Barras, P. de 191
Bartenstein 197
Bauhin, C. 198
Bayern 89, 143, 164, 192, 194, 195
Bayle, G. L. 42
Befreiungskriege 31
Bergius, J. H. 33, 34
Berlin 195, 196, 208, 211, 212
Beugnot, J.-C. 20
Bielefeld 107, 219
Blankenburg 23, 103, 219
Blickershausen 73
Blume 108
Bock, Dr. 114, 115, 118
Boerhaave, H. 37, 198
Böhmen 192
Brandenburg 192
Braunschweig 68, 127, 155, 156, 196, 197, 205, 218
Braunschweig-Lüneburg, Kurfürst G. L. von 69
Bremen 193
Bremervörde 23
Broussais, F. J. V. 42
Bückeburg 136
Bülow, L. F. V. H. von 20
Burgos 59

C
Cabanis, P.-J.-G. 43, 47
Canton-Maire 91, 111, 112, 202
Cassel 104, 162
Celle 23
Chaptal, J.-A. 52
Charité 53, 168, 169, 170, 171, 172, 173, 187
Cochin 51
Code Napoléon 26, 112
Collegium medicum 67, 68, 69, 70, 95, 97, 106, 107, 108, 122, 123, 125, 128, 129, 130, 141
Collegium sanitatis 67
Comité central de vaccine 64
Conseil général d'administration des hospices de Paris 51, 179
Corvey 21, 104
Corvisart, J.-N. 42, 56
Crombie, A. C. 44
Czernitscheff, A. I. 31

D
Daru, P. A. N. B. 55
Davout, L.-N. 54
Direktorium 191
Dirschau 59
Domänengüter 29, 185
Dransfeld 108
Dreikaiserschlacht 194
Duderstadt 23, 218
Dzondi, Prof. C. H. 178

E
Eimbeck 23
Elbingerode 21, 125
Elias, Dr. 106, 110, 111, 113, 114, 120

Erhard, J. B. 37
Erzbischof von Mainz (Dalberg, K. T.) 193
Eschwege 23, 109, 110, 114, 116, 118, 121, 129, 146, 150, 154, 163, 219
Ettenheim 193

F
Faust, B. C. 134, 136
Ficker, Dr. W. A. 9, 88, 89, 90, 91, 92, 93, 95, 104, 105
Fontainebleau 19
Fourcroy, A. F. 41, 43, 44
Frank, J. 51
Frank, J. P. 35
Frankenberg 179
Frankfurt 193
Franz II 193, 195
Französische Revolution 42
Freiherr von Dörnberg 30
Frieden von Campo Formio 191
Frieden von Lunéville 192
Frieden von Posen 196, 197
Frieden von Pressburg 194
Friedland 197
Friedrich August III. von Sachsen 196
Friedrich Ludwig Fürst zu Hohenlohe-Ingelfingen 196
Friedrich Wilhelm III 19, 141, 195
Frochot, N. T. B. 42, 51

G
Gagel, Dr. 114, 120, 147
Gama, J.-P. 63
Garnier (Chirurg) 9, 10, 75, 76, 77, 78, 119, 203
Gebhardi, Dr. 9, 10, 73, 74, 75, 98, 112, 202
Gilibert, J.-E. 200
Goslar 21, 23, 218
Göttingen 35, 37, 73, 136, 176, 218
Grandidier, Dr. C. 95, 96, 106, 107, 108, 119

Grmek, M. D. 43
Gronau 179
Gudensberg 111, 114, 120

H
Haina 177, 179, 180
Halberstadt 80, 84, 124, 127, 178, 203, 219
Halle 124, 127
Hamburg 193
Hannover 23, 69, 104, 138, 171, 195
Harburg 23
Harcke, W. 140, 144, 145
Hartwig, Dr. 114, 117
Harvey, W. 198
Heiligenstadt 23, 218
Heiliges Römisches Reich Deutscher Nation 192, 193
Helmstedt 23, 173, 176, 218
Hersfeld 23, 114, 115, 116, 117, 121, 129, 146, 154, 219
Hering, Dr. 126, 127
Herz, M. 141
Herzog von Enghien (Bourbon-Condé, L. A. H. de 193
Hessen, Philipp I. von 179
Hessen-Kassel 16, 21, 69, 70, 72, 193, 196, 197
Hessen-Kassel, Kurfürst Wilhelm I. von 32
Hessen-Kassel, Kurprinz Wilhelm von 32
Hessen-Kassel, Landgraf Moritz 69
Hessische Hohe Hospitäler 179, 181, 186
Hildesheim 23, 104, 218
Himly, Prof. C. G. 176
Hippokrates 198
Hoch- und Deutschmeister (Erzherzog K. L. von Österreich) 193
Hoexter 23
Hofheim 179

Hohenlinden 192
Homberg 114, 115, 118
Hospital St. Elisabeth 173, 175
Hôtel Dieu 51
Höxter 107, 108, 147, 150, 156
Hufeland, C. W. 37, 150, 164

I
Inokulation 136

J
Jena 37, 196
Jenner, E. 98, 135, 137, 138, 156
Jollivet, J.-B. 20
Jourdan Lecointe, M. 54
Jühnde 108
Juncker, Prof. J. C. W. 134

K
Kaiser-Wilhelms-Akademie 76
Kassel 83, 104, 107, 108, 109, 126,
    129, 131, 136, 146, 151, 164, 165,
    168, 171, 175, 177, 178, 179, 183,
    185, 187, 188
Königstein 54
Kontinentalsperre 30, 185, 192, 196
Korsika 191
Kugelkirche 175
Kurhessen 72, 112

L
Lady Montagu 135, 136
Laënnec, R. T. H. 42
Lagrange, J. 20
Lamprecht, G. F. 36
Langenbeck, Prof. B. R. K. von 176
Langenbeck, Prof. K. J. M. 176
Langeron, A. L. A. de 60
Larrey, D.-J. 54, 55, 56, 63
Lemaire, J.-F. 49, 57
Lezay-Marnésia, A. de 100
Lichtenthaeler, C. 43

Loi de 29 Ventôse an XI 45
Lübeck 193
Lüneburg 68
Lunéville 192

M
Machiavelli, N. 184
Magdeburg 9, 21, 23, 27, 79, 93, 95,
    96, 97, 122, 123, 128, 146, 152,
    164, 165, 171, 207, 208, 209, 210,
    211, 213, 218
Magendie, F. 42
Maitland, Dr. 136
Mainz 171
Marburg 116, 121, 126, 129,
    130, 174
Marengo 192
Merxhausen 179, 180
Michaeli 110
Minden 67, 219
Molière 200
Montesquieu, C. L. de S. de
    199, 200
Montgelas, M. J. von 195
Montpellier 41
Müller, J. V. 140, 141
Müller, J. von 20
München 54
Munizipalitäten 21, 24

N
Naumburg 111
Nelson, H. 194
Neuhaldensleben 23, 93, 94, 146,
    211, 213, 218
Neustadt 111, 112
Niemann, J. F. 9, 10, 80, 81,
    82, 83, 84, 85, 86, 91, 94, 203,
    205, 206
Nienburg 23
Nordhausen 21, 23, 103, 218
Nürnberg 193

O

Obere Gesundheitsschule 82, 83, 205
Officier de Santé 44, 47
Ohmes 111
Osnabrück 21, 23, 219
Osterode 23, 162, 218
Österreich, J. G. von 138
Österreich, M. J. von 138
Österreich, M. T. von 138, 139

P

Paderborn 107, 147, 150, 155, 156
Papst Pius VII. 193
Paris 45, 201
Pariser Sektionen 191
Pauliner-Kirche 176
Pépinière 76, 205
Percy, P. F. 55, 56, 59, 60, 61, 62
Petri- und Martini-Steuer 72, 105
Physikatsgroschen 72, 105, 110, 115
Poumiès de la Siboutie, F.-L. 43
Prenzlau 196
Preußen 31, 50, 67, 142, 195, 196, 197
Preußisch-Eylau 197
Pultusk 59
Pylarini, J. 135

R

Reichsdeputationshauptschluss 193
Reil, J. C.
Rheinbund 196
Rinteln 21, 97, 136, 173, 174, 176, 219
Rietberg 104
Robespierre, M. de 191
Romanow, A. I. P. (Zar von Russland) 19
Rösebeck 109
Rousseau, J.-J. 199
Ruhlkirchen 111
Ruland, Prof. T. A. 37

S

Sachsen 192, 196, 197
Sachsen-Weimar 196
Säkularisierung 173, 193
Salzwedel 23, 93, 94, 146, 162, 211, 213, 218
Schönbrunn 195
Schomburg, Dr. 110
Schopenhauer, J. 50
Schulenburg-Emden, Grad P. E. A. von der 93
Seeschlacht am Kap Trafalgar 194
Seibelsdorf 111
Senff, Prof. C. F. 178
Shryock, R. H. 44
Siefert, Dr. 114
Siméon, J.-J. 20, 21, 25, 73, 125, 167, 188
Spangenberg 108
Stade 23
Stendal 23, 93, 94, 146, 162, 211, 213, 218
Straßburg 41
Strohmeyer, C. F. 138
Szokalski, V. F. 47, 48

T

Thiébault, P. C. F. A. H. D. 59
Tilsit 19, 183
Tilsiter Frieden 128, 197
Timoni, E. 135
Tirol 194
Toulon 191
Trendelburg 108

U

Uelzen 23
Ulm 194

V

Vakzination 64, 133, 135, 138, 141, 142, 146, 148, 151, 157, 166

van Swieten, G. 138, 139
Variolation 135, 136, 138
Verden 23
Vicq d'Azur, F. 41
Viennet, J.-P.-G. 60, 61
Vockenroth 111
Volkmarsen 108, 109
Vorarlberg 194

W
Warburg 109
Weinschenck, Prof. C. F. 10, 93, 94, 131, 152, 207, 208
Wendelstadt, Dr. 115
Westfalen 13, 19
Westphalen 9, 10, 11, 14, 15, 16, 19, 20, 21, 22, 23, 25, 26, 27, 29, 30, 31, 32, 33, 38, 40, 66, 67, 72, 79, 81, 82, 83, 97, 111, 112, 114, 121, 122, 129, 143, 144, 147, 148, 157, 162, 163, 166, 169, 174, 179, 180, 183, 184, 185, 188, 189, 190, 191, 197, 210, 213, 218, 221, 223
Wien 35, 63, 194
Wilhelm I. 14, 19
Witzenhausen 73
Wolfenbüttel 144
Wolffradt, G. A. von 20, 21, 124, 125
Württemberg 193, 194
Württemberg, Kurfürst F.W.K. von 194

**Beiträge zur Wissenschafts- und Medizingeschichte
Marburger Schriftenreihe**

Herausgegeben von Irmtraut Sahmland

Band 1 Sabine Eckhardt: Die Gefäßchirurgie im Ersten Weltkrieg. 2014.

Band 2 Natascha Noll: Pflege im Hospital. Die Aufwärter und Aufwärterinnen von Merxhausen (16. - Anfang 19. Jh.). 2015.

Band 3 Nina Ulrich: Das Museum Anatomicum am Fachbereich Medizin der Philipps-Universität Marburg. Provenienzforschung zu einer Lehrsammlung des 19. Jahrhunderts. 2017.

Band 4 Gerhard Aumüller / Irmtraut Sahmland (Hrsg.): Karrierestrategien jüdischer Ärzte im 18. und frühen 19. Jahrhundert. Symposium mit Rundtisch-Gespräch zum 200. Todestag von Adalbert Friedrich Marcus (1753-1816). 2018.

Band 5 Annika Platte: Das Ereignis der Geburt. Medizinisches Wissen und Deutung des Geburtsaktes vom ausgehenden 18. bis zur Mitte des 19. Jahrhunderts. 2018.

Band 6 Stephan Heinrich Nolte (Hrsg.): Hahnemanns „Handbuch für Mütter", 1796. 2018.

Band 7 Mali Kallenberger: Geschichte der Appendizitis. Von der Entdeckung des Organs bis hin zur minimalinvasiven Appendektomie. 2019.

Band 8 Nina Lükewille: Georg Wilhelm Stein d. Ä. (1737-1803) in Kassel. Ein früher Repräsentant der akademischen Geburtsmedizin. 2020.

Band 9 Patrick Mayr: Die Impfgegnerschaft in Hessen. Motivationen und Netzwerk (1874-1914). 2020.

Band 10 Daniel B. Weisenstein: Das Medizinalwesen im Königreich Westphalen in Vorstellung und Wirklichkeit. 2020.

www.peterlang.com

www.ingramcontent.com/pod-product-compliance
Ingram Content Group UK Ltd.
Pitfield, Milton Keynes, MK11 3LW, UK
UKHW061921210426
5322IPUK00007B/188